高等医药院校药学主要课程复习指南丛书

药物分析复习指南

主　编　平欲晖

天津出版传媒集团

 天津科技翻译出版有限公司

图书在版编目(CIP)数据

药物分析复习指南 / 平欲晖主编 . —天津:天津科技翻译出版
有限公司,2014.1

(高等医药院校药学主要课程复习指南丛书)

ISBN 978-7-5433-3310-9

Ⅰ.①药… Ⅱ.①平… Ⅲ.①药物分析—医学院校—教学参考
资料 Ⅳ.①R917

中国版本图书馆 CIP 数据核字(2013)第 242734 号

出　　版:天津科技翻译出版有限公司
出 版 人:刘 庆
地　　址:天津市南开区白堤路 244 号
邮政编码:300192
电　　话:022-87894896
传　　真:022-87895650
网　　址:www.tsttpc.com
印　　刷:天津泰宇印务有限公司
发　　行:全国新华书店
版本记录:787×1092　16 开本　15.25 印张　190 千字
　　　　　2014 年 1 月第 1 版　2014 年 1 月第 1 次印刷
　　　　　定价:29.80 元

(如发现印装问题,可与出版社调换)

《高等医药院校药学主要课程复习指南丛书》

编委会名单

《药物分析复习指南》

编 者 名 单

主　编　平欲晖

编　者　（按姓名汉语拼音顺序排序）
邓远雄（湖南师范大学医学院）
廖夫生（江西中医药大学）
平欲晖（江西中医药大学）
戚雪勇（江苏大学药学院）
齐　艳（大连医科大学）
王　静（辽宁中医药大学）
吴　虹（安徽中医药大学）
杨　雪（长治医学院药学系）
杨燕云（辽宁中医药大学）
原红霞（山西中医学院）
张　蕾（广州中医药大学）

前　言

　　药物分析课程是我国高等教育药学类专业的一门主干专业课程,是国家执业药师考试中规定考试的专业课程之一。该课程主要应用有机化学、分析化学、药物化学等相关学科的理论和技术手段,研究药品质量控制规律、建立和发展药品质量控制方法,并进行药品质量监督与管理。药物分析课程综合性强,涉及面广,药物类别、品种多,知识点多而杂,学生学习时往往抓不住要点,学习效果不理想。编者主要参考全国高等学校药学专业教材《药物分析》第7版(航太俊主编,人民卫生出版社),并结合其他药物分析教材,编写了这本《药物分析复习指南》,以满足药学及药学相关专业的学生学习、考研、执业药师考试以及教师教学参考等多方面需求。

　　全书共分21章,按照教材《药物分析》第7版章节顺序编排。每章分为3个模块:知识要点、知识地图和精选习题。知识要点部分主要对各章知识点进行浓缩和精编,采取图表的形式加以归纳、总结,方便学生进行知识梳理;知识地图部分则采用流程图将本章内容串联起来,形成概览,让学生在经过复习之后,加深对各章知识结构和内容的理解;在精选习题部分,精选了涵盖各章节主要知识点的代表性习题并附有答案。习题的类型按不同章节特点进行设置,包括选择题、填空题、中英文对译、名词解释、简答题、计算题、论述题和设计题等多种形式。其中,选择题包括A型题(最佳选择题)、B型题(配伍选择题)、X型题(多项选择题);中英文对译题则精选各章节中相关的专业英语词汇,以帮助学生适应双语教学要求,提高专业英语水平并顺利阅读国外药典。另外,编者参考了近年来国内部分医药院校的期末考试、研究生入学考试和国家执业药师考试试题,在书后编写了五套模拟试卷,以帮助学生进行综合训练,适应各种药物分析考试需要。

　　本书编写过程中,得到不少医药院校教师们的支持帮助,他们贡献了多年来总结的教学经验,另外,编者还参考了若干教材和教学参考书,在此不一一列出,一并表示感谢!

　　由于编者水平有限,编写较仓促,书中难免存在错误和不足,恳请读者批评指正!

编　者

2013 年 10 月

目　录

绪论……………………………………………………………………………………………（1）

第一章　药物分析质量研究的内容与药典概况……………………………………………（6）

第二章　药物的鉴别试验……………………………………………………………………（17）

第三章　药物的杂质检查……………………………………………………………………（26）

第四章　药物的含量测定方法与验证………………………………………………………（42）

第五章　体内药物分析………………………………………………………………………（57）

第六章　芳酸类非甾体抗炎药物的分析……………………………………………………（71）

第七章　苯乙胺类拟肾上腺素药物的分析…………………………………………………（79）

第八章　对氨基苯甲酸酯和酰苯胺类局麻药物的分析……………………………………（84）

第九章　二氢吡啶类钙通道阻滞药物的分析………………………………………………（93）

第十章　巴比妥及苯并二氮杂䓬类镇静催眠药物的分析…………………………………（100）

第十一章　吩噻嗪类抗精神病药物的分析…………………………………………………（110）

第十二章　喹啉与青蒿素类抗疟药物的分析………………………………………………（117）

第十三章　莨菪烷类抗胆碱药物的分析……………………………………………………（125）

第十四章　维生素类药物的分析……………………………………………………………（134）

第十五章　甾体激素类药物的分析…………………………………………………………（148）

第十六章　抗生素类药物的分析……………………………………………………………（158）

第十七章　合成抗菌药物的分析……………………………………………………………（172）

第十八章　药物制剂分析……………………………………………………………………（180）

第十九章　中药及其制剂分析概论…………………………………………………………（194）

第二十章　生物制品分析……………………………………………………………………（202）

第二十一章　药品质量控制中现代分析方法的进展………………………………………（210）

模拟试卷一……………………………………………………………………………………（217）

模拟试卷二……………………………………………………………………………………（220）

模拟试卷三……………………………………………………………………………………（223）

模拟试卷四……………………………………………………………………………………（226）

模拟试卷五……………………………………………………………………………………（230）

绪 论

知 识 要 点

药品是用于治病救人、保护健康的特殊商品,确保药品质量尤为重要。本章主要介绍了药品的定义、药物分析的性质和任务以及药品质量管理规范,同时介绍了药物分析的发展和学习要求。

一、药物分析的性质和任务

1. 相关定义

名称	定义	备注
药物	指用于预防、治疗、诊断人的疾病,有目的地调节人的生理功能并规定有适应证或功能主治、用法和用量的物质	
药品	是指由药物经一定的处方和工艺制备而成的制剂产品,是可供临床使用的商品	药品,是商品,需经 SFDA 注册,但不包括临床试验中的药物(因无买卖关系)
药物分析	利用分析测定手段和发展药物的分析方法,研究药物的质量规律,对药物进行全面检验与控制的科学	在药物研究、生产、经营、使用及药品监督管理中都有运用
药品标准	为保证药品质量,针对药品的安全性、有效性和质量可控性,设置相对适宜的各种检查项目和限度指标,并对检查和测定的方法做出明确的技术性规定	国家药品标准是保证药品质量的法定依据;《中国药典》2010 版收载国家药品标准;药品必须符合国家药品标准

2. 药品的特殊性
①与人的生命相关性,可治病,但不对症或用量不当或可致病②严格的质量要求性③社会公共福利性

3. 药物分析的任务
对药物进行全面的分析研究,确立药物的质量规律,建立合理有效的药物质量控制方法和标准,保证药品的质量稳定和质量可控,保障药品安全、有效和合理地使用。

二、药品质量与管理规范

1. 中国药品质量管理规范

名称	英文	英文缩写
药物非临床研究质量管理规范	Good Laboratory Practice	GLP
药物临床试验质量管理规范	Good Clinical Practice	GCP
药品生产质量管理规范	Good Manufacture Practice	GMP
药品经营质量管理规范	Good Supply Practice	GSP
中药材生产质量管理规范	Good Agricultural Practice for Chinese Crude Drugs	GAP

ICH 的内容	英文	标识代码
药品质量的技术要求	Quality	Q
药品安全性的技术要求	Safety	S
药品有效性的技术要求	Efficacy	E
药品的综合技术要求	Multidisciplinary	M

2. 人用药品注册技术要求国际协调会（ICH） 由欧盟、美国、日本三方的注册管理当局和制药企业协会（管理机构）在 1990 年发起，其内容包括有关药品的质量、安全性、有效性和综合要求的四类技术要求，共 40 多种。其中，有关药品质量的技术要求有 11 种，包括稳定性试验、分析方法验证、杂质研究、药典方法、生物技术产品质量和安全、质量标准、原料药 GMP、药品研发、质量风险管理和药品质量体系等。

三、药物分析课程教学内容与要求

1. 内容

（1）药品质量控制的法典和规范。

（2）药物分析的基本方法和技术。

（3）代表性药物的分析规律。

2. 学生通过学习,应掌握以下几方面的基本内容:

（1）药品质量管理规范与药物分析的作用。

（2）药物质量研究的内容和质量标准的制定。

（3）药典的内容及其在药物分析中的应用。

（4）药物的鉴别、检查和含量测定的共性规律与方法。

（5）典型药物的结构特征、理化性质、质量规律和分析特点。

（6）药物质量研究中的现代分析技术与进展。

❖❖❖❖ 知 识 地 图 ❖❖❖❖

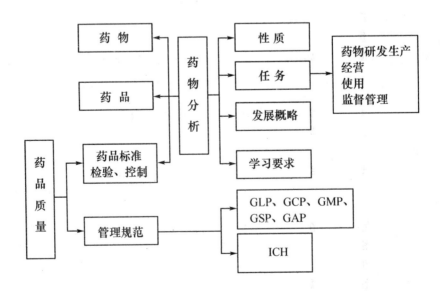

精 选 习 题

一、选择题

A 型题

1. ICH 有关药品质量的技术要求文件的标识代码是（　　）
   A. S　　　　　　　　　　B. Q　　　　　　　　　　C. E
   D. M　　　　　　　　　　E. P

2. （　　）是人用药品注册技术标准国际协会的简称
   A. PIC/S　　　　　　　　B. EMEA　　　　　　　　C. ICH
   D. CHMP　　　　　　　　E. WHO

3. ICH 有关药品质量的技术要求（Quality ,Q）有（　　）种
   A. 9　　　　　　　　　　B. 11　　　　　　　　　　C. 40
   D. 16　　　　　　　　　　E. 8

4. 欧盟 GMP 附录 20《质量风险管理》相当于 ICH 的（　　）
   A. Q7　　　　　　　　　　B. Q8　　　　　　　　　　C. Q9
   D. Q10　　　　　　　　　E. Q11

5. 下列说法不正确的是（　　）
   A. 药物可用于预防、治疗、诊断人的疾病
   B. 药物分析在药物研究、生产、经营、使用及药品监督管理中都有运用
   C. 药品是特殊商品
   D. 药品比药物通常表达更广的内涵
   E. 不合格的药品不得出厂、不得销售、不得使用

B 型题

A. GAP　　　　　　　　　　B. GCP　　　　　　　　　C. SFDA
D. ChP　　　　　　　　　　E. GMP

6. 药品临床试验管理规范（　　）

7. 药品生产质量管理规范（　　）

8. 中药材生产质量管理规范（　　）

A. GLP　　　　　　　　　　B. GSP　　　　　　　　　C. GMP
D. 三者均是　　　　　　　　E. 三者均不是

9. 严格控制药物实验室研制的规范（　　）

10. 全面控制药品质量必须贯彻执行的规范（　　）

X 型题

11. ICH 达成共识,并已制定出有关药品的技术要求的是（　　）
    A. 质量　　　　　　　　　B. 均一性　　　　　　　　C. 安全性
    D. 综合要求　　　　　　　E. 有效性

12. 药品的特殊性主要表现在以下方面（　　）
    A. 与生命的相关性　　　　B. 严格的质量要求　　　　C. 社会公共福利性
    D. 研究创新性　　　　　　E. 科学性

13. 保证药品质量的法定依据是（　　）
    A. 药品标准　　　　　　　B. 国家药品标准　　　　　C.《中国药典》2010 版

D. 食品药品监督管理局颁布的标准

E. 企业标准

14. 药品作为商品,可区分为( )

   A. 一等品 B. 合格品 C. 处理品

   D. 不合格品 E. 次等品

15. 药物分析可应用在以下方面( )

   A. 药物研发 B. 药物生产 C. 药物经营

   D. 药物使用 E. 药物监督管理

16. 中国药品质量管理规范包括( )

   A. GAP B. GCP C. GLP

   D. GSP E. GMP

17. 人用药品注册技术要求国际协调会(ICH)是由以下( )方注册管理当局和制药企业协会(管理机构)在 1990 年发起

   A. 德国 B. 美国 C. 日本

   D. 欧盟 E. 英国

18. 《药品管理法》规定实行药品认证制度,使药品质量控制和保证要求从以下方面来实施( )

   A. 质量设计 B. 过程控制 C. 终端检验

   D. 打击伪药、劣药 E. 以上都是

二、填空题

1. 药物是指用于_____、_____、_____人的疾病,有目的地调节人的生理功能并规定有_____或_____、_____、_____的物质。

2. 国家药品食品监督管理局(SFDA)根据《药品管理法》,制定了相关的质量管理规范,如_____、_____、_____、_____。

三、中英文对译

1. 药物 2. 药品

3. 药物分析 4. 药物非临床研究质量管理规范

5. 药物临床试验质量管理规范 6. 活性药物单体

7. 创新药物 8. Quality by Design

9. Quality by Process 10. Quality by Test

11. ICH 12. Good Manufacture Practice

13. Good Supply Practice 14. Good Agricultural Practice for Chinese Crude Drugs

四、简答题

1. 什么是药物分析? 简述药物分析的性质和任务。

2. 如何全面控制药品质量?

参考答案

一、选择题

A 型题

1. B 2. C 3. B 4. C 5. D

B 型题

6.B　7.E　8.A　9.A　10.E

X 型题

11.ACDE　12.ABC　13.BCD　14.BD　15.ABCDE　16.ABCDE　17.BCD　18.ABC

二、填空题

1. 预防　治疗　诊断　适应证　功能主治　用法　用量

2. GLP　GCP　GMP　GCP　GAP

三、中英文对译

1. drugs

2. medicinal products

3. pharmaceutical analysis

4. Good Laboratory Practice

5. Good Clinical Practice

6. Active Pharmaceutical Ingredient(API)

7. Investigational New Drug（IND）

8. 质量设计

9. 过程控制

10. 终端检验

11. 人用药品注册技术要求国际协调会

12. 药品生产质量管理规范

13. 药品经营质量管理规范

14. 中药材生产质量管理规范

四、简答题

1. 答：药物分析是用分析测定手段和发展药物分析方法,研究药物质量规律,对药物进行全面检验与控制的科学。

药物分析的性质是研究药物的质量规律、发展药物质量控制(保障药品安全)的科学。其任务是对药物进行全面的分析研究,确立药物的质量规律,建立合理有效的药物质量控制方法和标准,从各个环节保证药品的质量稳定与可控,保障药品的使用安全、有效和合理,为人类社会不断增长的对于健康和生命安全的需求服务。

2. 答：药品的质量控制和安全保障不仅要求对药品进行静态的药物分析检验和监督,还要对药品的研制、生产、经营和使用的各个环节进行全面的动态分析研究、监测控制和质量保障,这样才能够实现药品使用的安全、有效和合理的目的。药品质量保障和使用安全、有效和合理必须多方协作并有法可依,国家食品药品监督管理局(SFDA)根据《药品管理法》制定了相关的管理规范(GLP、GCP、GMP、GCP、GAP),须严格遵照执行。

（江西中医药大学　平欲晖）

第一章 药物分析质量研究的内容与药典概况

❖❖❖❖❖ 知 识 要 点 ❖❖❖❖❖

本章主要介绍药品质量和稳定性研究的目的与内容、药品标准制定的方法和原则、中国药典的进展和内容,一些主要国外的药典概况,以及药品检测的基本程序。

药品质量研究的目的

药品质量研究的目的是为了制定药品标准,加强对药品质量的控制及监督管理,保证药品的质量稳定均一并达到用药要求,保障用药的安全、有效和合理。

药品标准只是控制产品质量的有效措施之一。药物的质量还要靠实施《药品生产质量管理规范》及工艺操作规程,进行生产过程的控制加以保证。只有将药品质量的终点控制(按照药品标准进行分析检验)和生产的过程控制结合起来,才能全面地控制产品的质量。

药品质量研究的主要内容

对药品进行全面的分析研究,才能够建立适宜的药品标准,以便对其实施有效的控制。

一、药品质量标准制定的基础

为了保证药品质量,保障药品使用的安全、有效和合理,除需要对药物的结构、理化性质、杂质与纯度及其内在的稳定性特性进行系统的研究和分析,还需要对影响药品质量的生产工艺过程、贮藏运输条件等进行全面的考察,并且还需充分了解药物的生物学特性(药理、毒理和药代动力学),从而制定出有关药品的质量、安全性和有效性的合理指标与限度。所以,药品质量标准制定的基础就是对药物的研发和生产进行全面分析研究的结果。

二、药品质量标准术语

药品标准也是对药品的质量(限度)、规格及检验方法所作的技术规定。一般包括药品的性状、鉴别、检查和含量测定等内容,用以检测药品质量是否达到用药要求,并衡量药品质量是否稳定均一。

《中华人民共和国药典》简称《中国药典》,收载国家药品标准。现行《中国药典》2010版由一部、二部、三部及其增补本组成,内容分别包括凡例、正文、附录。除特别注明版次外,《中国药典》均指现行版。

凡例(general notices)是为正确使用《中国药典》进行药品质量检定的基本原则,是对

《中国药典》正文、附录及与质量检定有关的共性问题的统一规定。

　　这些原则和规定也是药品质量标准研究中必须遵循的要求,常称它们为药品质量标准的术语。主要术语如下(除非特别说明,均为化学药品质量相关的术语)。

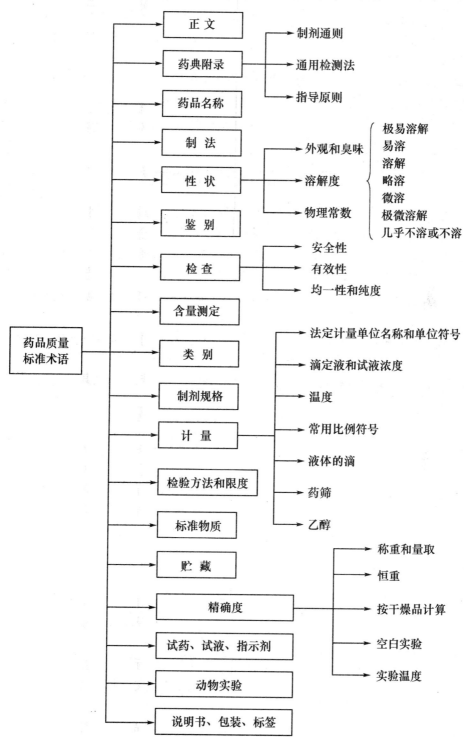

三、药品标准制定的原则

药品质量研究与标准的制定,是药物研发的重要基础内容。建立在系统药学研究基础之上的药品标准,以保证药品的生产质量可控,药品的使用安全有效和合理为目的。药品标准一经制定和批准,即具有法律效力。所以,药品标准的制定必须坚持"科学性、先进性、规范性和权威性"的原则。

药品标准的研究与制定,应着力解决制约药品质量与安全的突出问题,促进药品质量的提高;着力提高药品标准质量控制的水平,充分借鉴国际先进技术和经验,客观反映我国医药工业、临床用药及检验技术的水平;充分发挥保障药品质量与用药安全,维护人民健康的法律作用。

四、药品质量研究的内容

药品的质量受其结构、性质和内在的稳定性特征的制约,又受其生产工艺过程、贮藏运输条件等的影响。所以,药物质量研究的内容是对药物自身的理化与生物学特性进行分析,对来源、处方、生产工艺、贮藏运输条件等影响药物杂质和纯度的因素进行考察,从而确立药物的性状特征,真伪鉴别方法,纯度、安全性、有效性和含量(效价)等的检查或测定项目与指标,以及适宜的贮藏条件,以保障药品质量达到用药要求,并确保其质量稳定均一。

对于原料药和制剂,质量研究的侧重点略有不同。原料药的质量研究在确证化学结构或组分的基础上进行,更注重于自身的理化与生物学特性、稳定性、杂质与纯度控制。制剂的质量研究在原料药研究的基础上进行,综合制剂处方工艺,则更注重其安全性、有效性、均一性和稳定性。

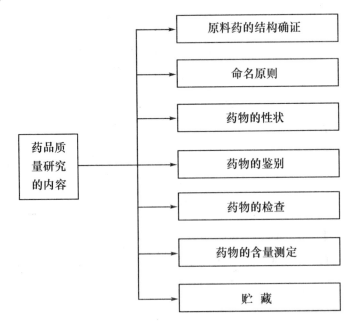

五、药物稳定性原则和内容

药品稳定性特指其保持理化性质和生物学特性不变的能力。若药品的稳定性差,发生分降解而引起质量的变化,则不仅有可能使药效降低,而且生成的杂质还有可能具有明显的毒副作用,而影响药品使用安全性和有效性。所以,药品稳定性试验的目的是考察药物在温度、湿度、光线等因素的影响下随时间变化的规律,为药品的生产、包装、贮存、运输条件提供科学依据,同时通过试验建立药品的有效期,以保障用药的安全有效。

稳定性试验分为影响因素试验、加速试验与长期试验。其中,影响因素试验包括高温试验、高湿度试验和强光照射试验。试验考察时对供试品的批数、生产规模、质量标准、包装及试验条件、取样时间间隔、药物分析方法等均有一定要求。稳定试验研究是药品质量控制研究的基本内容,与药品标准的建立密切相关。稳定性试验研究具有阶段性特点,贯穿药品研究与开发的全过程。

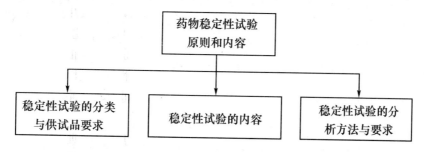

六、药品质量标准的制定与起草说明

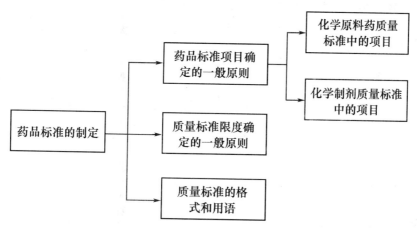

其中质量标准的起草说明主要包括:药品的名称,概况,制法,标准制定的理由,与已有标准的对比,其他内容和起草说明实例。

七、药品质量标准

（一）我国药品标准分类

药品标准是用以检测药品质量是否达到用药要求并衡量其质量是否稳定均一的技术规定。药品标准分为国家药品标准和企业药品标准两种类型。国家药品标准为法定药品标准，企业标准大多必须高于法定标准的要求。

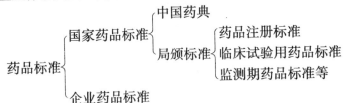

《中国药典》自新中国成立后至 2010 年，已经先后颁布 9 版《中国药典》，分别是：1953、1963、1977、1985、1990、1995、2000、2005、2010 年版。ChP1953 年版，仅 1 部；ChP1933 年版～ChP2000 年版分为 2 部，1 部收载中药类，第 2 部收载化学药品类；ChP2005 年版以后，药典分为 3 部，第 3 部收载生物制品。《中国药典》现行版为 2010 年版。

（二）主要外国药典简介

（1）《美国药典》：1820 年 10 月出版发行了第一版美国药典（The United States Pharmacopeia，USP），1888 年美国药学协会（American Pharmaceutical Association，APA）编制出版了第一部美国国家处方集（National Formulary，NF）。目前版本为 USP35－NF30（2012 年 5 月 1 日实施），简称为 USP(35)。

（2）《英国药典》：由英国药典委员会（British Pharmacopoeia Commission，BPC）编制出版。BP 的最新版本为 2012 年版，缩写为 BP(2012)，自 2012 年 1 月 1 日起生效。

（3）《日本药典》：即《日本药局方》，由日本药局方编集委员会编制，厚生省颁布执行。2011 年版为第十六改正版。即 JP(16)。

八、药物分析基础知识

（1）药品检验工作的基本程序：取样（检品收检）、检验（鉴别、检查、含量测定）、留样、报告。

（2）数据的处理：系统误差和偶然误差；有效数字和运算规则。

（3）药品质量标准分析方法的验证指标：准确度、精密度、专属性、检测限、定量限、线性、范围和耐用性。

知 识 地 图

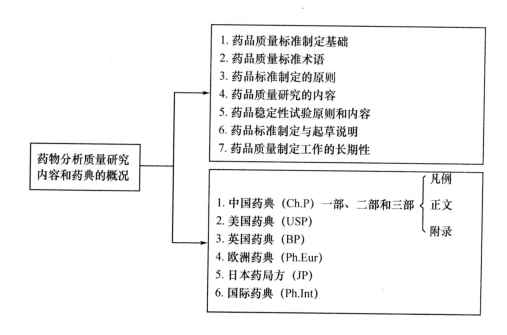

药物分析质量研究内容和药典的概况

1. 药品质量标准制定基础
2. 药品质量标准术语
3. 药品标准制定的原则
4. 药品质量研究的内容
5. 药品稳定性试验原则和内容
6. 药品标准制定与起草说明
7. 药品质量制定工作的长期性

1. 中国药典（Ch.P）一部、二部和三部 { 凡例 正文 附录 }
2. 美国药典（USP）
3. 英国药典（BP）
4. 欧洲药典（Ph.Eur）
5. 日本药局方（JP）
6. 国际药典（Ph.Int）

精 选 习 题

一、选择题

A 型题

1. 药品质量的全面控制是（　　）

A. 药品研究、生产、供应、临床使用和有关技术的管理规范、条例的制度和实践

B. 药品生产和供应的质量标准

C. 真正做到把准确、可靠的药品检验数据作为产品质量评价、科研成果坚实的基础和依据

D. 帮助药品检验机构提高工作质量和信誉

E. 树立全国自上而下的药品检验机构的技术权威性和合法地位

2. 中国药典主要内容分为（　　）

A. 正文、含量测定、索引 　　　　B. 凡例、制剂、原料 　　　　C. 鉴别、检查、含量测定

D. 前言、正文、附录 　　　　E. 凡例、正文、附录

3. 药典所指的"精密称定"，系指称取重量应准确到所取质量的（　　）

A. 百分之一 　　　　B. 千分之一 　　　　C. 万分之一

D. 十万分之一 　　　　E. 百万分之一

4. 按药典规定，精密标定的滴定液（如盐酸及其浓度）正确表示为（　　）

A. 盐酸滴定液（0.1520M） 　　　　B. 盐酸滴定液（0.1524mol/L）

C. 盐酸滴定液（0.1520M/L） 　　　　D. 0.1520M 盐酸滴定液

E. 0.1520mol/L 盐酸滴定液

5. 中国药典规定，称取"2.00g"系指（　　）

A. 称取重量可为 1.5~2.5g　　　　B. 称取重量可为 1.95~2.05g

C. 称取重量可为 1.995~2.005g　　D. 称取重量可为 1.9995~2.0005g

E. 称取重量可为 1~3g

6. 药典规定取用量为"约"若干时,系指取用量不得超过规定量的(　　)

　　A. ±0.1%　　　　　　　　B. ±1%　　　　　　　C. ±5%

　　D. ±10%　　　　　　　　E. ±2%

7. 原料药含量百分数如未规定上限,系指不超过(　　)

　　A. 100.1%　　　　　　　　B. 101.0%　　　　　　C. 100.0%

　　D. 100%　　　　　　　　　E. 110.0%

8. 药典中所用乙醇未指明浓度时系指(　　)

　　A. 95%(ml/ml)　　　　　　B. 95%(g/ml)　　　　C. 95%(g/g)的乙醇

　　D. 无水乙醇　　　　　　　E. 75%(g/g)的乙醇

9. 药品质量标准的基本内容包括(　　)

　　A. 凡例、注释、附录、用法与用途　　　B. 正文、索引、附录

　　C. 取样、鉴别、检查、含量测定　　　　D. 凡例、正文、附录

　　E. 性状、鉴别、检查、含量测定、贮藏

10. 我国现行的法定药品质量标准有(　　)

　　A. 国家药典和地方标准

　　B. 国家药典、部颁标准和国家药监局标准

　　C. 国家药典、国家药监局标准(部标准)和地方标准

　　D. 国家药监局标准和地方标准

　　E. 国家药典和国家药品标准(国家药监局标准)

11. 凡属于药典收载的药品,其质量不符合规定标准的均(　　)

　　A. 不得生产、不得销售、不得使用　　　B. 不得出厂、不得销售、不得供应

　　C. 不得出厂、不得供应、不得实验　　　D. 不得出厂、不得销售、不得使用

　　E. 不得制造、不得销售、不得应用

12. 药典规定的标准是对药品质量的(　　)

　　A. 最低要求　　　　　　　　B. 最高要求　　　　　　C. 一般要求

　　D. 行政要求　　　　　　　　E. 内部要求

B 型题

A. AQC　　　　　　　　　　B. INN　　　　　　　　　C. GSP

D. 标准品　　　　　　　　　E. 对照品

13. 国际非专利药品名称(　　)

14. 用于生化药品中含量测定的标准物质(　　)

A. 溶质 1g(或 1ml)能在 100~不到 1000ml 溶剂中溶解

B. 溶质 1g(或 1ml)能在 30~不到 100ml 溶剂中溶解

C. 溶质 1g(或 1ml)在 10000ml 溶剂中不能完全溶解

D. 溶质 1g(ml)在溶剂 10000ml 中不能完全溶解

E. 溶质 1g(ml)能在溶剂 30~不到 100ml 中溶解

15. "微溶"是指(　　)

16. "几乎不溶"是指(　　)

17. "不溶"是指(　　)

18. "略溶"是指（　　　）

A. 40.40
B. 40.41
C. 40.42
D. 40.43
E. 40.44

19. 40.4249 修约为（　　　）

20. 40.4050 修约为（　　　）

21. 40.4150 修约为（　　　）

A. ChP
B. USP
C. JP
D. BP
E. NF

22. 美国药典（　　　）

23. 英国药典（　　　）

24. 日本药局方（　　　）

25. 美国国家处方集（　　　）

A. 附录
B. 正文
C. 凡例
D. 通则
E. 一般信息

26. 药品质量标准应处在药典的（　　　）

27. 对溶解度的解释应处在药典的（　　　）

28. 通用检测方法应处在药典的（　　　）

29. 制剂通则（　　　）

X 型题

30. 被国家药典收载的药品必须是（　　　）

A. 价格合理
B. 疗效确切
C. 生产稳定
D. 有合理的质量标准
E. 服用方便

31. 评价一个药物的质量的主要方面有（　　　）

A. 鉴别
B. 含量测定
C. 外观
D. 检查
E. 稳定性

32. 物理常数是指（　　　）

A. 熔点
B. 比旋度
C. 相对密度
D. 晶型
E. 吸收系数

33. 对照品是（　　　）

A. 色谱中应用的内标准

B. 由国务院药品监督部门指定的单位制备、标定和供应

C. 按效价单位（或 μg）计

D. 按干燥品（或无水物）进行计算后使用

E. 制剂的原料药物

34. 标准品系指（　　　）

A. 用于生物检定的标准物质

B. 用于抗生素含量或效价测定的标准物质

C. 用于生化药品含量或效价测定的标准物质

D. 用于校正检定仪器性能的标准物质

E. 用于鉴别、杂质检查的标准物质

35. 药品检验原始记录要求（　　　）

A. 完整
B. 真实
C. 不得涂改

D. 检验人签名   E. 送检人签名

36. 现版中国药典书附有下列索引（   ）

    A. 中文索引   B. 英文索引   C. 拉丁文索引

    D. 汉语拼音索引   E. 拼音加汉语索引

37. 药品质量标准内容包括（   ）

    A. 名称   B. 性状   C. 鉴别

    D. 杂质含量   E. 含量测定

38. 药物的性状项下包括（   ）

    A. 比旋度   B. 熔点   C. 溶解度

    D. 晶型   E. 吸收系数

39. 制订药物鉴别方法的原则（   ）

    A. 专属、灵敏   B. 化学方法与仪器法相结合

    C. 快速、定量   D. 尽可能采用药典收载的方法

    E. 原料和片剂首选红外光谱法

二、填空题

1. 我国药品质量标准分为_____和_____，二者均属于国家药品质量标准，具有等同的法律效力。

2. 中国药典的主要内容由_____、_____、_____和_____四部分组成。

3. 目前公认的全面控制药品质量的法规有_____、_____、_____、_____。

4. "精密称定"系指称取重量应准确至所取重量的_____；"称定"系指称重量应准确至所取重量的_____；取用量为"约"若干时，系指取用量不得超过规定量的_____。

5. 药物分析主要是采用_____或_____等方法和技术，研究化学合成药物和结构已知的天然药物及其制剂的组成、理化性质、真伪鉴别、纯度检查以及有效成分的含量测定等。所以，药物分析是一门_____的方法性学科。

6. 药典中规定的杂质检查项目，是指该药品在_____和_____中可能含有并需要控制的杂质。

三、中英文对译

1. General Notices   2. Appendices

3. ChP   4. BP

5. USP   6. JP

7. Ph. Eur.   8. Ph. Int.

9. INN   10. official substance

11. 正文   12. 制剂药物

13. 标准物质   14. 色谱试剂

四、简答题

1. 药品的概念？对药品进行质量控制的意义？

2. 药物分析在药品的质量控制中担任的主要任务是什么？

3. 常见的药品标准主要有哪些，各有何特点？

4. 什么叫恒重，什么叫空白试验，什么叫标准品、对照品？

5. 常用的药物分析方法有哪些？

6. 药品检验工作的基本程序是什么？

参考答案

一、选择题

A型题

1. A　2. E　3. B　4. B　5. C　6. D　7. B　8. A　9. E　10. E　11. D　12. A

B型题

13. B　14. D　15. A　16. C　17. C　18. B　19. C　20. A　21. C　22. B　23. D　24. C　25. E　26. B　27. C　28. A　29. A

X型题

30. BCD　31. ABDE　32. ABCE　33. BD　34. ABC　35. ABCD　36. AB　37. ABCDE　38. ABCDE　39. ABD

二、填空题

1. 中国药典　局颁标准

2. 凡例　正文　附录　索引

3. GLP　GMP　GCP　GSP

4. 千分之一　百分之一　±10%

5. 化学　物理化学或生物化学　研究和发展药品质量控制

6. 生产过程　贮存过程

三、中英文对译

1. 凡例　　　　　　　　2. 附录

3. 中国药典　　　　　　4. 英国药典

5. 美国药典　　　　　　6. 日本药局方

7. 欧洲药典　　　　　　8. 国际药典

9. 国际非专利药名　　　10. 药物原料

11. Monographs　　　　　12. official preparation

13. Reference Standards　　14. Chromatographic Reagents

四、简答题

1. 答：通常是指由药物经一定的处方和工艺制备而成的制剂产品,是可供临床使用的商品。药物通常比药品表达更广的内涵。药品质量直接影响药品的安全有效性,保证药品质量可以保证人民用药的安全、有效和维护人民的身体健康。

2. 答：药物分析的主要任务就是对药物进行全面的分析研究,确立药物的质量规律,建立合理有效的药物质量控制方法和标准,保证药品的质量稳定与可控,保障药品的安全、有效和合理。为人类社会不断增长的对于健康和生命安全的需求服务。

3. 答：国家药品标准和企业药品标准。

国家药品标准是"国务院药品监督管理局部门颁布的《中华人民共和国药典》和药品标准为国家药品标准。其包括药品注册标准、临床试验用药标准和监测期药品标准。

企业药品标准由药品生产企业研究制定并用于其药品质量控制的标准,称为企业药品标准或企业内部标准。它的标准远远高于法定标准,否则其产品的安全性、有效性和质量可控性不能得到有效保障,不得销售和使用。

4. 答:恒重是指供试品连续两次干燥或炽灼后的重量差异在0.3mg以下的重量;空白实验是指在不

加供试品或以等量溶剂替代供试液的情况下,按同法操作所得到的结果;标准品是指用于生物检定、抗生素或生化药品中含量或效价的标准物质,按效价单位(或 ug)计,以国际标准品进行标定;对照品是指用于鉴别、检查、含量测定和校正检定仪器性能的标准物质。

5. 答:容量分析法、重量分析法、光谱法和色谱法等。

6. 答:取样、检验(鉴别、检查、含量测定)、留样、写出检验报告。

(安徽中医药大学　吴　虹)

第二章　药物的鉴别试验

知 识 要 点

　　鉴别是药品质量检验工作中的首项任务,只有在药物鉴别无误的情况下,进行药物的杂质检查、含量测定等分析才有意义。本章主要介绍了药典中关于药品鉴别的内容、目的、项目和方法。

一、药物鉴别试验的定义与目的

(一)定义

　　ChP2010 一部和二部分别对药物鉴别给出如下规定:

　　ChP2010(一部):〔鉴别〕项下包括经验鉴别、显微鉴别和理化鉴别。显微鉴别中的横切面、表面观及粉末鉴别,均指经过一定方法制备后在显微镜下观察的特征。理化鉴别包括物理、化学、光谱、色谱等鉴别方法。

　　ChP2010(二部)凡例中对药物鉴别的定义:鉴别项下规定的试验方法,系根据反映该药品某些物理、化学或生物学等特性所进行的药物鉴别试验,不完全代表对该药品化学结构的确证。

(二)目的

　　用来证实贮藏在有标签容器中的药物是否为其所标示的药物,而不是对未知物进行定性分析。鉴别试验合格是药品合格的必要条件,不是充分条件。

二、鉴 别 试 验

(一)性状

项目	内容	应用
外观	外表感观和色泽,包括药品的聚集状态、晶型、色泽以及臭、味等性质	鉴别、纯度
溶解度	极易溶解、易溶、溶解、略溶、微溶、极微溶解	鉴别、纯度、晶型、粒度
物理常数	相对密度、馏程、熔点、凝点、比旋度、折光率、黏度、吸收系数、碘值、皂化值和酸值等	鉴别、纯度

（二）一般鉴别试验

项目	方法		试剂	现象
有机氧化物	氧瓶燃烧法		茜素氟蓝试剂、硝酸亚铈	蓝紫色
有机酸盐	水杨酸	第一法	三氯化铁	红色（中性） 蓝色（弱酸性）
		第二法	稀盐酸	白色沉淀
	酒石酸	银镜反应	氨制硝酸银	银镜
芳香第一胺		水解（必要时）	盐酸、亚硝酸钠溶液、碱性 β-萘酚	橙黄至猩红沉淀
托烷生物碱		Vitali 反应	发烟硝酸、乙醇、固体氢氧化钾	深紫色
无机金属盐	钠、钾、钙、钡	焰色反应		钠（黄）、钾（紫）、钙（砖红）、钡（黄绿）
	铵盐	分解反应	氢氧化钠	红色石蕊试纸变蓝
无机酸根	氯化物	方法一	硝酸银	白色沉淀
		方法二	二氧化锰、硫酸	碘化钾淀粉纸变蓝
	硫酸盐		氯化钡	白色沉淀
	硝酸盐		硫酸、硫酸亚铁	接界面显棕色

（三）一般鉴别试验和专属鉴别试验的异同

项目	相同点	不同点
一般鉴别试验	鉴别真伪	依据共同化学结构，用于区别不同类别药物
专属鉴别试验	鉴别真伪	在一般鉴别试验基础上，利用结构差异，用于区别同类药物或具有相同化学结构部分的各个药物单体

三、鉴 别 方 法

方法		特性
化学鉴别法	呈色反应	方法简便易行，应用较多，专属性差
	沉淀生成反应	沉淀往往有不同颜色，专属性较好
	荧光反应	专属性好
	气体生成反应	—
	使试剂褪色的反应	—
	测定生成物的熔点	操作烦琐、费时，应用较少

（待续）

续表

方法		特性
光谱鉴别法	紫外光谱	简便易行,专属性差
	红外光谱	专属性最好 原料药:一般情况下红外光谱是必不可少的,兼顾官能团的化学鉴别和光谱及色谱鉴别 制剂:一般收 2-3 个鉴别,以化学反应、色谱和紫外光谱鉴别为主,部分制剂采用了红外光谱鉴别。根据辅料对样品提取结果的影响不同,采用了全谱比较或限定特征波数两种方式。2010 版药典中增加制剂的红外光谱鉴别 73 项 对于具有同质异晶现象的药品,应选用有效晶型的图谱,或分别与同晶型对照品/光谱比较;晶型不一致,需要转晶的,应规定转晶条件,给出处理方法和重结晶所用溶剂
	近红外光谱法	需建立参考谱库
	原子吸收法	仅鉴别金属离子
	核磁共振法	仪器贵、专属性好
	质谱法	用于大分子多肽或蛋白质
	X-射线粉末衍射法	用于晶型鉴别和纯度检查
色谱鉴别法	薄层色谱 HPLC GC	药典一部减少化学鉴别,大幅增加薄层色谱鉴别 以保留时间为依据,肽图谱鉴别 仅挥发性成分采用
显微鉴别法		用于中药及其制剂
生物学法		用于抗生素、生化药物及中药的鉴别
指纹图谱与特征图谱		供试品呈现对应的特征峰,按中药色谱指纹图谱相似度评价系统计算,相似度不得低于 0.90 供试品呈现特征峰,其中若干峰与对应的参照物峰保留时间相同,其他特征峰的相对保留时间(与 S 峰比)在规定值的 ±5% 以内 特征图谱通常是指主要有效成分的特征峰谱图,而指纹图谱除了主要有效成分的特征峰外,还包括更多内容,更具有专一性
电泳	琼脂糖电泳	肝素钠乳膏的鉴别

四、鉴别试验的条件及方法验证

鉴别试验的目的是判断药物的真伪,它以所采用的化学反应或物理特性产生的明显的易于觉察的特征变化为依据。因此,鉴别试验必须在规定条件下完成,否则将会影响结果的判断。影响鉴别反应的因素主要有被测物浓度,试剂的用量,溶液的温度、pH、反应时间和干扰物质等。

鉴别的目的在于判定被分析物是目标化合物,而非其他物质,因此用于鉴别的分析方法要求具有较强的专属性。鉴别试验一般需要对方法的专属性和耐用性进行验证。

知 识 地 图

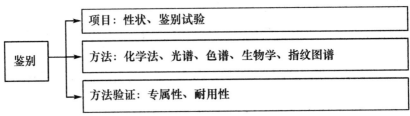

精 选 习 题

一、选择题

A 型题

1. 在药品质量标准中,药品的溶解度等内容归属的项目是(　　)
　　A. 性状　　　　　　　　　　B. 一般鉴别　　　　　　　　C. 物理常数
　　D. 检查　　　　　　　　　　E. 特殊鉴别

2. 鉴别方法:取供试品约 50mg,加稀盐酸 1ml,必要时缓缓煮沸使溶解,放冷,加 0.1mol/L 亚硝酸钠溶液数滴,滴加碱性 β-萘酚试液数滴,视供试品不同,生成由橙黄到猩红色沉淀。下列类别的药品可采用此鉴别试验的是(　　)
　　A. 托烷生物碱类　　　　　　B. 酒石酸盐　　　　　　　　C. 芳香第一胺类
　　D. 有机氟化物　　　　　　　E. 水杨酸盐

3. 显微鉴别主要用于哪类药物(　　)
　　A. 生化药物　　　　　　　　B. 中药饮片　　　　　　　　C. 抗生素
　　D. 中药提取物　　　　　　　E. 化学药品

4. 药典鉴别试验针对的药物是(　　)
　　A. 结构待确证的药物　　　　B. 贮藏在有标签容器中的药物
　　C. 仅限结构类似的药物　　　D. 仅限原料药
　　E. 仅限结构差异大的药物

5. 焰色反应钠的颜色为(　　)
　　A. 黄色　　　　　　　　　　B. 绿色　　　　　　　　　　C. 砖红色
　　D. 紫色　　　　　　　　　　E. 棕色

6. 无机氟化物的鉴别方法中,用茜素氟蓝显色,得到溶液的颜色是(　　)
　　A. 蓝色　　　　　　　　　　B. 紫色　　　　　　　　　　C. 蓝紫色
　　D. 红色　　　　　　　　　　E. 绿色

7. 关于红外光谱表述正确的是(　　)
　　A. 固体、液体、气体样品均适用　　　　　　　　　B. 红外光谱仅适用于原料药鉴别
　　C. ChP、USP 均采用标准图谱对照法　　　　　　　D. 压片时,一般用碘化钾为分散剂
　　E. 化学结构相同的原料药,红外光谱一定相同

8. 关于质谱鉴别法,下列描述正确的是(　　)
　　A. 被测离子按质荷比的大小分离　　　　　　　　　B. 被测离子按化学位移的大小分离

C. 质谱可鉴别药物的晶型　　　　　　　　　　D. 不同物质的质谱图一定不同

E. 质谱图中都能反映药物的分子离子峰

9. 比旋度反映药物（　　）

A. 对紫外光的吸收能力　　B. 手性特性和纯度　　　　C. 对光的折射能力

D. 相对密度　　　　　　　E. 吸收系数

10. 氯化物鉴别一：取供试品溶液，加稀硝酸使成酸性后，滴加（　　）试液，即生成白色凝乳状沉淀；分
离，沉淀加氨试液即溶解，再加稀硝酸酸化后，沉淀复生成

A. 硝酸亚汞　　　　　　　B. 醋酸铅　　　　　　　　C. 氯化钡

D. 硝酸银　　　　　　　　E. 硝酸铜

11. 铵盐鉴别方法：取供试品，加过量的氢氧化钠试液后，加热，即分解，发生氨臭；遇用水湿润的红色
石蕊试纸，能使之变蓝色，并能使（　　）试液湿润的滤纸显黑色

A. 醋酸铅　　　　　　　　B. 硝酸亚汞　　　　　　　C. 三氯化铁

D. 硫酸铜　　　　　　　　E. 氯化钠

12. 硝酸盐鉴别一：取供试品溶液，置试管中，加等量的硫酸，小心混合，冷却后，沿管壁加（　　）试液，
使成两液层，接界面显棕色

A. 氯化钡　　　　　　　　B. 硫酸铁　　　　　　　　C. 硫酸亚铁

D. 硫酸铜　　　　　　　　E. 氯化汞

13. 药物在毛细管内开始局部液化出现明显液滴时的温度为（　　）

A. 初熔　　　　　　　　　B. 终熔　　　　　　　　　C. 全熔

D. 熔点　　　　　　　　　E. 熔距

14. 测定比旋度的药物应具有（　　）

A. 共轭体系　　　　　　　B. 不对称结构　　　　　　C. 顺反异构

D. 羰基　　　　　　　　　E. 构象异构

15. HPLC 法用于鉴别的参数是（　　）

A. 峰面积　　　　　　　　B. 保留时间　　　　　　　C. 比移值

D. 峰宽　　　　　　　　　E. 拖尾因子

B 型题

A. 取供试品的中性溶液，置洁净的试管中，加氨制硝酸银试液数滴，置水浴中加热，银即游离并附在
试管的内壁成银镜

B. 取供试品约 10mg，加发烟硝酸 5 滴，置水浴上蒸干，得黄色的残渣，放冷，加乙醇 2-3 滴湿润，加固
体氢氧化钾一小粒，即显深紫色

C. 取供试品的稀溶液，加三氯化铁试液 1 滴，即显紫色

D. 取供试品约 50mg，加稀盐酸 1ml，必要时缓缓煮沸使溶解，放冷，加 0.1mol/L 亚硝酸钠溶液数滴，
滴加碱性 β-萘酚试液数滴，视供试品不同，生成由橙黄到猩红色沉淀

E. 取供试品溶液，滴加氯化钡试液，即生成白色沉淀；分离，沉淀在盐酸或硝酸中均不溶解

以下各类药物的鉴别试验是

16. 硫酸盐（　　）

17. 托烷生物碱类（　　）

18. 水杨酸盐类（　　）

19. 芳香第一胺（　　）

20. 酒石酸盐（　　）

A. 吸收光谱简单，曲线形状变化不大，用作鉴别的专属性远不如红外光谱

B. 供试品制备时研磨程度的差异或吸水程度不同等原因,均会影响光谱的形状

C. 测定被测物质在 750-2500nm(12 800-4000cm^{-1})光谱区的特征光谱并利用适宜的化学计量学方法提取相关信息对被测物质进行定性、定量分析

D. 衍射极大点(或线)间的距离及其相对强度可用以进行结晶物质的定性或定量分析

E. 利用化学位移鉴别

上述说法中,用来描述下列光谱鉴别法的是

21. 紫外光谱鉴别法(   )

22. 红外光谱鉴别法(   )

23. X 射线鉴别法(   )

24. 近红外光谱(   )

25. NMR 鉴别法(   )

A. 辅料无干扰,待测成分的晶型不变化

B. 辅料无干扰,但待测成分的晶型有变化

C. 待测成分的晶型不变化,而辅料存在不同程度的干扰

D. 若待测成分的晶型有变化,辅料也存在干扰

制剂的红外光谱鉴别

26. 可直接与原料药的标准光谱进行比对(   )

27. 用对照品经同法处理后的光谱比对(   )

28. 可参照原料药的标准光谱,在指纹区内选择 3~5 个不受辅料干扰的待测成分的特征谱带,以这些谱带的位置(波数值)作为鉴别的依据。鉴别时,实测谱带的波数误差应小于规定值的 0.5%(   )

29. 一般不宜采用红外鉴别(   )

A. 具有芳香第一胺结构的药物   B. 具有氨基醇结构的药物

C. 具有酚羟基结构的药物   D. 含有机氟的药物

E. 酒石酸盐药物

以下反应用于鉴别的药物是

30. 氧瓶燃烧-与茜素氟蓝反应(   )

31. 双缩脲反应(   )

32. 重氮化-偶合反应(   )

33. 三氯化铁呈色反应(   )

34. 银镜反应(   )

A. 近红外法   B. 折射   C. 旋光度

D. 原子吸收法   E. X 射线法

下述含义所对应的术语是

35. 平面偏振光旋转的角度(   )

36. 由于介质的密度不同而使光的传播方向发生改变的现象(   )

37. 原子蒸气可以吸收由该元素作为阴极的空心阴极灯发出的特征谱线(   )

38. 波长为 0.01~lnm 的电磁波可以绕过障碍物边缘向前传播的现象(   )

39. 测定被测物质在 750~2500nm(12 800~4000cm^{-1})光谱区的特征光谱并利用适宜的化学计量学方法提取相关信息对被测物质进行定性、定量分析(   )

X 型题

40. 有机氟化物的鉴别试验需要(   )

A. 氧瓶燃烧   B. 茜素氟蓝试液   C. 硝酸亚铈试液

D. 三氯化铁试液　　　　E. 凯氏烧瓶

41. 可供核磁共振(NMR)法鉴别药物结构的参数有(　　)
    A. m/z　　　　　　　B. 化学位移　　　　　　C. 偶合常数
    D. 弛豫时间　　　　　　E. ^{1}H-NMR 的峰面积

42. 可以鉴别药物晶型的方法有(　　)
    A. 红外光谱　　　　　　B. 紫外光谱　　　　　　C. HPLC
    D. MS　　　　　　　　　E. X-ray

43. 下列属于生物学鉴别法的有(　　)
    A. 免疫鉴别法　　　　　B. 生物效价鉴别法　　　C. 细胞生物学鉴别法
    D. DNA 遗传标记鉴别法　E. mRNA 差异鉴别法

44. 溶解度是药品的一种物理性质,在一定程度上反映了药品的(　　)
    A. 纯度　　　　　　　　B. 晶型　　　　　　　　C. 粒度
    D. 相对密度　　　　　　E. 折光率

45. 红外光谱鉴别试验时,试样的制备方法有(　　)
    A. 糊法　　　　　　　　B. 膜法　　　　　　　　C. 氧瓶燃烧法
    D. 溶液法　　　　　　　E. 压片法

46. 为提高紫外光谱的专属性,常用以下方法(　　),可以单个应用,也可几个结合起来使用
    A. 测定最大吸收波长,或同时测定最小吸收波长
    B. 规定一定浓度的供试液在最大吸收波长处的吸收度
    C. 规定吸收波长和吸收系数法
    D. 规定吸收波长和吸收度比值法
    E. 经化学处理后,测定其反应产物的吸收光谱特性

47. TLC 鉴别时,可供鉴别的参数有(　　)
    A. 比移值　　　　　　　B. 斑点颜色　　　　　　C. 化学位移
    D. m/z　　　　　　　　E. 相似度

二、填空题

1. 鉴别试验一般需要对方法的_____和_____进行验证。
2. 百分吸收系数的表示方式为_____。
3. 影响鉴别反应的因素主要有_____、_____、_____和_____。
4. 药物的性状反映了药物特有的物理性质,一般包括_____、_____、_____等。

三、中英文对译

1. 鉴别　　　　　　　　　　2. 性状
3. 外观　　　　　　　　　　4. 一般鉴别试验
5. 专属鉴别试验　　　　　　6. 吸收系数
7. 比旋度　　　　　　　　　8. solubility
9. melting point　　　　　　10. infrared spectrum
11. atomic absorption　　　　12. nuclear magnetic resonance
13. mass spectrometry　　　　14. X-ray diffraction
15. fingerprint

四、简答题

1. 试述一般鉴别试验和专属鉴别试验的异同点。

2. 指纹图谱和特征图谱的异同点是什么?

3. 制剂红外光谱鉴别时,针对辅料和晶型的影响如何处理?

参 考 答 案

一、选择题

A 型题

1. A　2. C　3. B　4. B　5. A　6. C　7. A　8. A　9. B　10. D　11. B　12. C　13. A　14. B　15. B

B 型题

16. E　17. B　18. C　19. D　20. A　21. A　22. B　23. D　24. C　25. E　26. A　27. B　28. C　29. D 30. D　31. B　32. A　33. C　34. E　35. C　36. B　37. D　38. E　39. A

X 型题

40. ABC　41. BCDE　42. AE　43. ABCDE　44. ABC　45. ABDE　46. ABCD　47. AB

二、填空题

1. 专属性　耐用性

2. $E_{1cm}^{1\%}$

3. 溶液的浓度　溶液的温度　溶液的酸碱度　试验时间

4. 外观　溶解度　物理常数

三、中英文对译

1. Identification test

2. Description

3. appearance

4. General identification test

5. Specific identification test

6. absorbance

7. specific rotation

8. 溶解度

9. 熔点

10. 红外光谱

11. 原子吸收

12. 核磁共振法

13. 质谱

14. X 射线粉末衍射法

15. 指纹图谱

四、简答题

1. 答:一般鉴别试验——以某些类别药物的共同化学结构为依据,根据其相同的理化性质进行药物真伪的鉴别,以区别不同类别的药物。

专属鉴别试验——在一般鉴别试验的基础上,利用各种药物的化学结构差异来鉴别药物,以区别同类药物或具有相同化学结构部分的各个药物单体。

2. 答:中药指纹图谱和特征图谱建立的目的是通过对所得到的能够体现中药整体特性的图谱识别,提供一种能够比较全面的控制中药质量的方法,从化学物质基础的角度保证中药及其制剂的稳定和可靠。具体实践是采用指纹图谱和特征图谱模式,将中药内在物质特性转化为常规数据信息,用于中药鉴别和质量评价。

特征图谱通常是指主要有效成分的特征峰谱图,而指纹图谱除了主要有效成分的特征峰外,还包括更多内容,更具有专一性。

指纹图谱:供试品呈现对应的特征峰,按中药色谱指纹图谱相似度评价系统计算,相似度不得低于 0.90。

特征图谱:供试品呈现特征峰,其中若干峰与对应的参照物峰保留时间相同,其他特征峰的相对保留时间(与 S 峰比)在规定值的 ±5% 以内。

3. 答:与原料药的 IR 鉴别法相比,制剂的鉴别一般需采取提取分离、经适当干燥后再压片绘制图谱。提取时应选择适宜的溶剂,以尽可能减少辅料的干扰,并力求避免导致可能的晶型转变。

　　制剂红外光谱鉴别存在如下四种可能：①辅料无干扰，待测成分的晶型不变化，此时可直接与原料药的标准光谱进行比对。②辅料无干扰，但待测成分的晶型有变化，此种情况可用对照品经同法处理后的光谱比对。③待测成分的晶型不变化，而辅料存在不同程度的干扰，此时可参照原料药的标准光谱，在指纹区内选择3～5个不受辅料干扰的待测成分的特征谱带，以这些谱带的位置（波数值）作为鉴别的依据。鉴别时，实测谱带的波数误差应小于规定值的0.5%。④若待测成分的晶型有变化，辅料也存在干扰，此种情况一般不宜采用红外鉴别。

（江苏大学药学院　戚雪勇）

第三章 药物的杂质检查

❖❖❖❖ 知 识 要 点 ❖❖❖❖

《中国药典》将任何影响药物纯度的物质均称为杂质,为了保证药品质量和临床用药安全有效,必须对药物中的杂质进行检查。本章主要介绍药物中杂质的来源、杂质的分类、杂质限量的概念和计算,以及一般杂质和特殊杂质检查方法,特殊杂质的鉴定方法。

一、药物的纯度和杂质

1. 概念 药物的纯度是指药物的纯净程度。

2. 药物的纯度评定 药物的纯度需要从药物的外观性状、物理常数、杂质检查和含量测定等方面作为一个有联系的整体来综合评定。

3. 药物纯度与试剂纯度的不同 药物纯度考虑用药的安全、有效和药物的稳定性,而试剂的纯度主要考虑杂质可能引起的化学变化对使用的影响,不考虑对人体的生理作用。

二、药物杂质的来源

药物中杂质主要有两个来源:生产过程中引入、贮藏过程中引入。

三、药物杂质的分类

分类方法	来源不同、毒性、化学类别和特性
类别	一般杂质、特殊杂质、工艺杂质、降解产物、其他杂质、毒性杂质、信号杂质、无机杂质、有机杂质、残留溶剂

四、杂质的限量

1. 概念 杂质限量是指在不影响药物疗效、稳定性及不发生毒性的前提下,药物中所含杂质的最大允许量。

2. 杂质限量控制方法

项目	分类	检查方法	分析手段
杂质限量控制方法	限量检查	对照法(多用)	化学法、光谱法、色谱法等
		灵敏度法	
		比较法	
	定量测定	—	

3. 计算公式

$$杂质限量 = \frac{允许杂质存在的最大量}{供试品量} \times 100\%$$

$$杂质限量 = \frac{标准溶液的浓度 \times 标准溶液的体积}{供试品量} \times 100\% \qquad (对照法)$$

$$L = \frac{C \times V}{S} \times 100\% \qquad (L\text{-}杂质限量; C\text{-}标准溶液的浓度; V\text{-}体积; S\text{-}供试品量)$$

五、杂质的检查方法

杂质的检查依据是药物与杂质在物理性质和化学性质上的差异。杂质控制要合理,即合理确定杂质检查项目与限度,合理选择杂质的检查方法。杂质检查的分析方法要求专属、灵敏,其检测限度应符合质量标准中对杂质限度的要求。

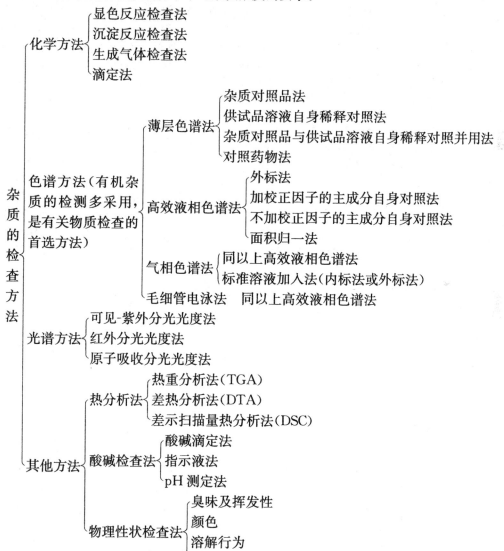

六、药物中一般杂质的检查

1. 氯化物检查法、硫酸盐检查法、铁盐检查法

项目	氯化物的检查	硫酸盐的检查	铁盐的检查
原理	氯化物与硝酸银试液作用,生成氯化银的白色浑浊液,在相同条件下,通过与一定量标准氯化钠溶液生成的氯化银浑浊液比较,判断供试品氯化物是否符合限量规定	硫酸盐与氯化钡在盐酸酸性溶液中生成硫酸钡的白色浑浊液,与一定量标准硫酸钾溶液与氯化钡在相同条件下生成的浑浊比较,判断供试品硫酸盐是否符合限量规定	在酸性溶液中硫氰酸盐与三价铁生成可溶性红色硫氰酸铁的配位离子,比较供试品溶液与标准对照溶液在同一条件下所显硫氰酸铁的颜色深浅,检查供试品中铁盐的限量
条件	1. Cl^-浓度:50ml 供试液中含0.05～0.08mg 的Cl^-,相当于标准氯化钠溶液($10\mu g Cl^-$/ml)5.0～8.0ml 2. 酸度:50ml 供试液含稀硝酸 10ml	1. SO_4^{2-}浓度:50ml 供试液中含 0.1～0.5mg 的SO_4^{2-},相当于标准硫酸钾溶液($100\mu g SO_4^{2-}$/ml)1～5ml 2. 酸度:50ml 供试液含稀盐酸 2ml	1. Fe^{3+}浓度:仪器分析线性范围 5～$90\mu g\ Fe^{3+}$/50ml;目视比色浓度范围 10～$50\mu g Fe^{3+}$/50ml,标准铁溶液浓度为$10\mu g Fe^{3+}$/ml 2. 酸度:50ml 供试液含稀盐酸 4ml
试剂的作用	硝酸的作用:加速氯化银混浊的生成,产生较好的乳浊,避免产生碳酸银、氧化银、磷酸银沉淀	盐酸的作用:防止碳酸钡或磷酸钡等弱酸形成钡盐沉淀	1. 盐酸的作用:防止 Fe^{3+} 水解干扰检查 2. 过硫酸铵的作用:可以氧化供试品中的 Fe^{2+} 成 Fe^{3+},还可以防止光线使硫氰酸铁还原或分解褪色 3. 过量的硫氰酸铵的作用:增加生成配位离子的稳定性,提高反应灵敏度,消除 Cl^-、$PO4^{3-}$、SO_4^2、枸橼酸根离子的干扰
注意事项	1. 供试品溶液不澄清,先用含硝酸的水洗净滤纸上的氯化物,再反复过滤使澄清 2. 供试品溶液有颜色,可用内消色法处理	1. 供试品溶液有颜色,可用内消色法处理 2. 药物如在水中不易溶解,可加入适量有机溶剂使溶解后再检查	1. 检查中若用硝酸处理,则剩余的硝酸须加热煮沸去除 2. 供试管与对照管色调不一致时,或所呈硫氰酸铁的颜色较浅不便比较,可分别移入分液漏斗中,各加正丁醇或异戊醇提取,分取醇层比色

2. 重金属检查法 重金属是指在实验条件下能与硫代乙酰胺或硫化钠作用呈色的金属杂质。如:Ag、Pb、Hg、Cu、Cd、Bi、Sb、Sn、As、Ni、Co、Zn 等。重金属的存在影响药物的稳定性及安全性。因为铅在自然界普遍存在,且易在体内蓄留引起中毒,故检测重金属时常以Pb 为代表。《中国药典》2010 版收载了以下三种重金属检查法。

方法	第一法 硫代乙酰胺法	第二法 炽灼后第一法检查	第三法 硫化钠法
适用范围	适用于溶于水、稀酸、乙醇的药物	适用于含芳环、杂环以及不溶于水、稀酸及乙醇的有机药物	适用于难溶于稀酸但能溶于碱性溶液的药物
原理	硫代乙酰胺在弱酸性（pH3.5 醋酸盐缓冲液）条件下水解，产生 H_2S，与微量重金属离子（以 Pb^{2+} 为代表）生成黄色到棕黑色的硫化物混悬液，与一定量标准铅溶液经同法处理后所呈颜色比较，不得更深	供试品先炽灼破坏后，使有机结合的重金属游离，再按第一法检查	在碱性介质中，以 Na_2S 为显色剂，使 Pb^{2+} 与 S^{2-} 作用生成 PbS 的混悬液，与一定量标准铅溶液经同法处理所呈颜色比较，不得更深
条件	1. Pb^{2+} 浓度：27ml 供试溶液中含 10～20 μg，相当于标准铅溶液（10 μgPb^{2+}/ml）1～2ml 2. 酸度：pH3.0～3.5	1. Pb^{2+} 浓度：27ml 供试溶液中含 10～20 μg，相当于标准铅溶液（10 μgPb^{2+}/ml）1～2ml 2. 酸度：pH3.0～3.5	NaOH 碱性条件下
注意事项	1. 供试品中微量 Fe^{3+} 存在，加入抗坏血酸或盐酸羟胺使 Fe^{3+} 还原为 Fe^{2+}，再检查 2. 供试品溶液有颜色时，滴加稀焦糖溶液或其他无干扰的有色溶液使甲管颜色一致再检查，否则按第二法检查 3. 检查时，采用甲、乙、丙三支比色管，其中丙管与甲管相比较用于判断试样中是否存在干扰重金属测定的现象，若丙管颜色浅于甲管，则改用第二法重新检查	1. HNO_3 处理后，必须蒸干除尽 NO 2. 炽灼温度严格控制：500℃-600℃ 3. 含钠盐或氟的有机药物在炽灼时，改用铂坩埚或硬质玻璃（玛瑙）蒸发皿 4. 为消除盐酸或其他试剂中可能夹杂重金属的影响，对照溶液应取同样量试剂置瓷皿中蒸干后，依法检查	Na_2S 对玻璃有腐蚀性，久置产生絮状物，应临用新配

3. 砷盐的检查方法　《中国药典》2010 版收载的砷盐检查方法有两种：古蔡氏法和二乙基二硫代氨基甲酸银法。其他检测砷盐的方法有白田道夫法和次磷酸法。

方法	古蔡氏法	二乙基二硫代氨基甲酸银法
原理	金属锌与酸作用产生新生态的氢与药物中微量砷盐反应生成具挥发性的砷化氢，遇溴化汞试纸产生黄色至棕色的砷斑，与相同条件下一定量标准砷溶液所生成的砷斑比较，颜色不得更深	第一步：同古蔡氏法生成砷化氢 第二步：砷化氢还原 Ag-DDC 溶液，产生红色的胶态银
条件	1. Zn 粒：应无砷，能通过一号筛，约 2g 2. 标准砷溶液（1 μg/ml）：2.0 ml 3. 盐酸：5ml 4. 反应温度：25℃～40℃ 5. 反应时间：45min	1. Zn 粒：应无砷，能通过一号筛，约 2g 2. 标准砷溶液（1 μg/ml）：5.0 ml 3. 盐酸：5ml 4. 反应温度：25℃～40℃ 5. 反应时间：45min 定量测定：λ 为 510nm

方法	古蔡氏法	二乙基二硫代氨基甲酸银法
试剂作用	a. KI的作用——还原剂,使 $As^{5+} \rightarrow As^{3+}$ b. 酸性 $SnCl_2$ 的作用——还原剂,使 $As^{5+} \rightarrow As^{3+}$,并且将KI被氧化生成的 I_2 再还原为 I^-,$SnCl_2$ 与 Zn 粒表面形成 Zn-Sn 齐,起去极化作用,使氢气均匀而连续地发生;$SnCl_2$ 和 KI 还可抑制锑化氢生成 c. $PbAC_2$ 棉花的作用——排除硫化物的干扰	a. KI的作用——还原剂,使 $As^{5+} \rightarrow As^{3+}$ b. 酸性 $SnCl_2$ 的作用——还原剂,使 $As^{5+} \rightarrow As^{3+}$,并且将KI被氧化生成的 I_2 再还原为 I^-,$SnCl_2$ 与 Zn 粒表面形成 Zn-Sn 齐,起去极化作用,使氢气均匀而连续地发生;$SnCl_2$ 和 KI 还可抑制锑化氢生成 c. $PbAC_2$ 棉花的作用——排除硫化物的干扰 d. 加入的有机碱的作用——吸收反应中产生的 HDDC
注意事项	1. 供试品是铁盐(Fe^{3+}),先加酸性 $SnCl_2$ 试液使 Fe^{3+} 还原为 Fe^{2+} 2. 供试品是硫化物、亚硫酸盐、硫代硫酸盐等,加入浓硝酸处理,使氧化成硫酸盐,排除干扰 3. 共价键结合的砷化物,需进行有机破坏(酸破坏法或碱破坏法),且应取标准砷溶液同法处理 4. 供试品为含锑的药物,采用白田道夫法	1. 目视观察:白色背景,自上到下观察 2. 测定吸收值:以二乙基二硫代氨基甲酸银试液做空白 3. 其他:同左 3. 当砷盐含量在 $1\sim10\mu g$ 范围时,线性关系良好,显色在两小时内稳定,重现性好,并可测得砷盐的含量 4. 吡啶有恶臭,中国药典采用 0.25% Ag-DDC 的三乙胺-三氯甲烷(1.8:98.2)溶液
优缺点	优点:灵敏度高(1 μg As) 缺点:Sb 干扰	a. 灵敏度高 0.5 μgAs/30ml b. 可仪器测定,还可定量 c. Sb 干扰小

4. 干燥失重测定法、水分测定法、炽灼残渣检查法、易碳化物检查法、残留溶剂测定法、溶液颜色检查法、溶液澄清度检查法

七、特殊杂质的研究规范

特殊杂质的研究是药物质量控制的重要部分,该研究可以为药物的工艺研究、质量研究、稳定性研究、药理毒理及临床研究提供重要信息。

新原料药和新制剂中的杂质,表观含量在 0.1% 及其以上的杂质以及表观含量在 0.1% 以下的具有强烈生物作用的杂质或毒性杂质,要求定性或确证其结构。这些杂质包括合成中的有机杂质、稳定性试验中的降解产物。光学异构体检查是手性药物重要的质量控制项目之一。

特殊杂质的鉴定研究有两种方法。一种是合成杂质对照品法:适用于杂质量小,且杂质分离纯化困难的样品;一种是色谱制备杂质对照品:适用于样品中被鉴定的杂质量较大时的情况。

知 识 地 图

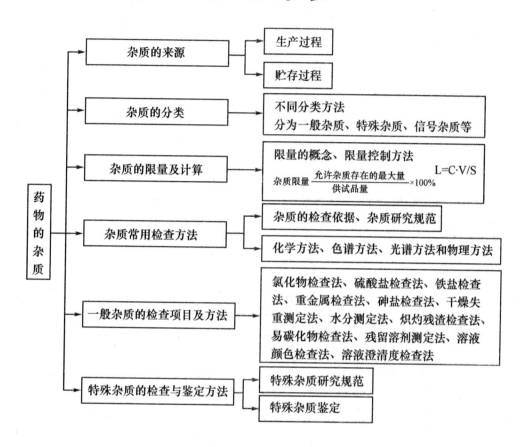

精 选 习 题

一、选择题

A 型题

1. 下列属于信号杂质的是（　　）
   A. 水分　　　　　　　　B. 砷盐　　　　　　　　C. 硫酸盐
   D. 重金属　　　　　　　E. 氰化物

2. 药物的杂质限量是指（　　）
   A. 杂质的指定允许量　　B. 杂质的最小允许量　　C. 杂质的最大允许量
   D. 杂质的合适含量　　　E. 杂质的存在量

3. 杂质限量的表示方法之一是（　　）
   A. g　　　　　　　　　B. 百万分之几　　　　　C. μg
   D. mg　　　　　　　　E. ppb

4. 关于药物中杂质的说法，正确的是（　　）
   A. 药物中绝对不允许存在毒性杂质　　　　B. 药物中不允许存在普通杂质
   C. 药物中的杂质均要求测定含量　　　　　D. 药物中的光学异构体不是杂质

E. 杂质检查多为限量检查

5. 以下不属于一般杂质检查项目的是（　　）

    A. 砷盐检查　　　　　　　　B. 氯化物检查　　　　　　　　C. 游离肼的检查

    D. 炽灼残渣　　　　　　　　E. 水分检查

6. 在酸性溶液中检查重金属常用的显色剂是（　　）

    A. 硫化钠　　　　　　　　　B. 氯化钡　　　　　　　　　C. 硫代乙酰胺

    D. 氯化铝　　　　　　　　　E. 硫酸钠

7. 药物中氯化物检查，适宜的比浊浓度范围是（　　）

    A. $50\sim80\mu g\ Cl^-/50ml$　　　　B. $10\sim50\mu g\ Cl^-/50ml$　　　　C. $0.5\sim0.8mgCl^-/50ml$

    D. $0.1\sim0.5\mu g\ Cl^-/50ml$　　　E. $5\sim8\mu g\ Cl^-/50ml$

8. 在氯化物检查中，加硝酸的目的之一是（　　）

    A. 消除 Br^-、I^- 的影响　　　　　　　　　　　　B. 消除 SCN^- 的影响

    C. 消除 PO_4^{3-}、CO_3^{2-} 等离子的影响　　　　　D. 消除 OH^- 的影响

    E. 消除 SO_4^{2-} 的影响

9. 在氯化物检查中，如供试液不澄明，可用滤纸过滤，但滤纸应事先用含硝酸的水冲洗干净，其目的是（　　）

    A. 除去 Cl^-　　　　　　　　B. 除去 SO_4^{2-}　　　　　　　C. 除去 CO_3^{2-}

    D. 除去纸纤维中的碱性杂质　　E. 除去纸纤维中的酸性杂质

10. 氯化物检查法中，为避免供试品颜色带来的干扰，采取的方法是（　　）

    A. 标准溶液比色　　　　　　B. 活性炭脱色　　　　　　　C. 有机溶剂提取后检查

    D. 内消色法　　　　　　　　E. 改用其他方法

11. 《中国药典》规定，重金属是指（　　）

    A. 比重大于 5 的金属　　　B. Fe^{3+}、Hg^{2+}、Pb^{2+}　　　　C. Pb^{2+}

    D. 实验条件下，能与 S^{2-} 作用而呈色的金属

    E. 比重大于 3 的金属

12. 硫代乙酰胺与重金属反应的最佳 pH 是（　　）

    A. 2.5　　　　　　　　　　B. 2.0　　　　　　　　　　　C. 5.0

    D. 3.5　　　　　　　　　　E. 4.0

13. 一些有机药物重金属检查前通常需先将样品炽灼破坏，炽灼时需控制温度在（　　）

    A. 600℃～700℃　　　　　　B. 500℃～600℃　　　　　　C. 400℃～500℃

    D. 700℃～800℃　　　　　　E. 300℃～400℃

14. 在硫酸盐检查中，为了防止样品中碳酸盐和磷酸盐等弱酸盐的干扰，通常需加入的试剂是（　　）

    A. 硝酸　　　　　　　　　　B. 盐酸　　　　　　　　　　　C. 高氯酸

    D. 硫酸　　　　　　　　　　E. 冰醋酸

15. 用古蔡氏法检查药物中的砷，药典规定某药物取样 1.0g 时，$1\mu g/ml$ 的标准砷溶液需取用 2ml；另一药物规定取用量为 2.0g，$1\mu g/ml$ 的标准砷溶液的取用毫升数是（　　）

    A. 1ml　　　　　　　　　　B. 4ml　　　　　　　　　　　C. 2ml

    D. 0.2ml　　　　　　　　　E. 0.4ml

16. 砷盐限量检查中，醋酸铅棉花的作用是（　　）

    A. 将 As^{5+} 还原为 As^{3+}　　　B. 过滤空气　　　　　　　　C. 去除 H_2S

    D. 除 AsH_3　　　　　　　　E. 吸收水分

17. 杂质检查中,能用于定量测定的方法是(　　)
   A. 重金属检查的硫代乙酰胺法
   B. 古蔡氏砷盐检查法
   C. 重金属炽灼后的硫代乙酰胺法
   D. 二乙基二硫代氨基甲酸银砷盐检查法
   E. 重金属检查的硫化钠法

18. 在砷盐检查中,导气管中醋酸铅棉花不宜过紧,也不宜太松,一般要求是(　　)
   A. 60mg 棉花装管高度 60～80mm
   B. 60mg 棉花装管高度 100～120mm
   C. 100mg 棉花装管高度 50mm
   D. 150mg 棉花装管高度 100mm
   E. 200mg 棉花装管高度 80mm

19. 《中国药典》2010 版检查葡萄糖酸锑钠中的砷盐时,采用的方法是(　　)
   A. 古蔡氏法
   B. 次磷酸法
   C. 白田道夫法
   D. Ag(DDC)法
   E. 次硫酸法

20. 古蔡氏砷盐检查法中,制备砷斑所采用的试纸是(　　)
   A. 氯化汞试纸
   B. 溴化汞试纸
   C. 氯化铅试纸
   D. 碘化汞试纸
   E. 碘化钾试纸

21. 砷盐检查法中,反应温度一般控制在(　　)
   A. 10℃～20℃
   B. 20℃～30℃
   C. 25℃～35℃
   D. 25℃～40℃
   E. 30℃～50℃

22. 采用 Ag-DDC 法进行比色测定时,应采用的参比溶液是(　　)
   A. 甲醇
   B. 稀盐酸
   C. Ag-DDC 试液
   D. 水
   E. 氯仿

23. 关于检查砷盐的二乙基二硫代氨基甲酸银法,下列说法不正确的是(　　)
   A. 金属锌与酸作用,产生新生态的氢
   B. 新生态的氢与药物中微量砷盐反应,生成具有挥发性的砷化氢
   C. 砷化氢还原二乙基二硫代氨基甲酸银,生成胶态银
   D. 生成的胶态银溶液呈红色
   E. 生成的胶态银溶液可于 510nm 的波长处测定吸光度

24. Ag(DDC)法检查砷盐时,加入三乙胺-三氯甲烷试剂的目的是(　　)
   A. 提高反应灵敏度
   B. 吸收反应中产生的二乙基二硫代氨基甲酸
   C. 加快反应速度
   D. 使呈色完全
   E. 中和酸性物质

25. 《中国药典》规定恒重是指供试样 2 次干燥后的重量差异小于(　　)
   A. 0.1mg
   B. 0.2mg
   C. 0.3mg
   D. 0.4mg
   E. 0.5mg

26. 按《中国药典》进行炽灼残渣检查时,所得炽灼残渣的存在形式是(　　)
   A. 有机物
   B. 硝酸盐
   C. 氯化物
   D. 硫酸盐
   E. 碳酸盐

27. 除另有规定外,一般炽灼残渣的温度应控制在(　　)
   A. 400℃～500℃
   B. 500℃～600℃
   C. 600℃～700℃
   D. 700℃～800℃
   E. 300℃～400℃

28. 干燥失重主要检查药物当中的（　　）
    A. 遇硫酸呈色的有机杂质　　　B. 水分及其挥发性物质　　　C. 表面水
    D. 结晶水　　　　　　　　　　E. 挥发油

29. 采用甲苯法测定药物水分时,测定前甲苯需用水饱和,目的是(　　)
    A. 减少甲苯的挥发　　　　　　　　　　　　B. 增加甲苯在水中的溶解度
    C. 增加水的挥发　　　　　　　　　　　　　D. 减少水的挥发
    E. 避免甲苯与微量水混合

30. 费休氏法测定水分时,水与费休氏液作用的摩尔比为(　　)
    A. 水-碘-二氧化硫-甲醇-吡啶(1:1:1:1:3)
    B. 水-碘-二氧化硫-甲醇-吡啶(1:1:1:1:5)
    C. 水-碘-二氧化硫-甲醇-吡啶(1:1:1:1:4)
    D. 水-碘-三氧化硫-甲醇-吡啶(1:1:1:1:3)
    E. 水-碘-三氧化硫-甲醇-吡啶(1:1:1:1:5)

31. ICH 中按毒性程度将有机溶剂进行分类,其中应尽量避免使用的是(　　)
    A. 第一类　　　　　　　　B. 第二类　　　　　　　　C. 第三类
    D. 第四类　　　　　　　　E. 第五类

32. 下列有机溶剂中,属于第二类溶剂的有
    A. 苯　　　　　　　　　　B. 醋酸　　　　　　　　　C. 丙酮
    D. 三氯甲烷　　　　　　　E. 乙醇

33. 中国药典检查药物中对残留有机溶剂采用的方法是(　　)
    A. 干燥失重测定法　　　　B. 比色法　　　　　　　　C. 高效液相色谱法
    D. 薄层色谱法　　　　　　E. 气相色谱法

34. 中国药典中,薄层色谱法在检查中主要应用于(　　)
    A. 一般杂质检查　　　　　B. 水分的测定　　　　　　C. 有机溶剂残留量的测定
    D. 溶液颜色的检查　　　　E. 有关物质的检查

35. 用高效液相色谱法检查药物中的杂质时,将供试品溶液稀释成与杂质限度相当的溶液作为对照溶液,测定杂质的限量。此方法称为(　　)
    A. 内标法　　　　　　　　B. 外标法　　　　　　　　C. 标准加入法
    D. 主成分自身对照法　　　E. 面积归一化法

36. 下列方法中,用于药物中光学异构体杂质检查的是(　　)
    A. 紫外-可见分光光度法　　B. 红外分光光度法　　　　C. 原子吸收分光光度法
    D. 手性高效液相色谱法　　　E. 薄层色谱法

37. 红外光谱法在药物杂质检查中主要用来检查(　　)
    A. 合成反应中间体　　　　B. 无紫外吸收的杂质　　　C. 具有挥发性的杂质
    D. 金属的氧化物和盐　　　E. 无效或低效的晶型

38. 《中国药典》检查维生素 C 中铜与铁的方法是(　　)
    A. 原子吸收分光光度法　　B. 紫外分光光度法　　　　C. 可见分光光度法
    D. TLC　　　　　　　　　E. 荧光分析法

39. 关于热分析法下列说法不正确的是(　　)
    A. 常用的热分析法有热重分析法、差热分析法和差示扫描热分析法
    B. TGA 可以区分药物中所含水分是吸附水还是结晶水
    C. TGA 较适用于贵重的药物或在空气中极易氧化的药物的干燥失重测定

D. DTA 可用来定性鉴别待测物质或其多晶型,不能用来检查待测物质的纯度

E. 根据测量方法,DSC 可分为两种基本类型:功率补偿型和热流型

40. 气相色谱法测定三氯甲烷残留量,为得到较高的灵敏度,宜采用的检测器为(　　)

    A. DAD   B. ECD   C. NPD

    D. UV   E. FID

B 型题

    A. 硝酸银试液   B. 氯化钡试液   C. Ag-DDC 试液

    D. 硫化钠试液   E. 硫氰酸铵试液

41. 药物中铁盐检查所用试液(　　)

42. 药物中砷盐检查所用试液(　　)

43. 药物中硫酸盐检查所用试液(　　)

44. 药物中重金属检查所用试液(　　)

45. 药物中氯化物检查所用试液(　　)

    A. 稀硫酸   B. 稀硝酸   C. 盐酸

    D. 醋酸盐缓冲溶液   E. 稀盐酸

46. 氯化物检查中需加(　　)

47. 砷盐检查中需加(　　)

    A. 在盐酸酸性条件下检查   B. 在硝酸酸性条件下检查

    C. 在醋酸盐缓冲液(pH3.5)中检查   D. 在硫酸酸性条件下检查

    E. 在磷酸盐缓冲液(pH6.8)中检查

以下杂质检查的条件是

48. 氯化物(　　)

49. 硫酸盐(　　)

50. 铁盐(　　)

51. 重金属(　　)

    A. 氯化物   B. 硫酸盐   C. 铁盐

    D. 砷盐   E. 澄清度

以下方法所检查的杂质是

52. 在盐酸溶液中,与硫氰酸铵试液反应,生成红色产物(　　)

53. 在盐酸溶液中,与氯化钡溶液反应,形成白色浑浊液(　　)

    A. 重金属检查第一法   B. 重金属检查第二法   C. 重金属检查第三法

    D. 原子吸收分光光度法   E. 气相色谱法

54. 对需经有机破坏的供试品进行重金属检查应采用(　　)

55. 对不溶于酸只溶于碱的供试品进行重金属检查应采用(　　)

56. 对不需进行有机破坏且溶于酸性溶液的供试品进行重金属检查应采用(　　)

    A. 除去氧化物   B. 供试品带颜色   C. 有机破坏

    D. 加速 AgCl 沉淀   E. 供试品不澄明

57. 进行氯化物检查时,加入硝酸的目的之一是(　　)

58. 进行氯化物检查时,需加稀焦糖调整标准溶液颜色的情况是(　　)

59. 进行氯化物检查时,需用滤纸过滤的情况是(　　)

    A. 产生氢气   B. 去极化   C. 还原 AsO_4^{3-} 为 AsO_3^{3-}

    D. 制备砷斑   E. 除 H_2S

60. 砷盐检查法中,加入锌粒和 HCl 的目的是（　　）

61. 砷盐检查法中,加入 KI 的目的之一是（　　）

62. 砷盐检查法中,$SnCl_2$ 除了起还原剂的作用外还能（　　）

A. 常压干燥法　　　　　　　　B. 甲苯法　　　　　　　　C. 减压干燥法(干燥剂干燥法)

D. 气相色谱法　　　　　　　　E. 费休氏法

63. 对温度稳定的样品检测其干燥失重常采用的方法为（　　）

64. 对于含挥发性成分的样品进行水分测定,常选用的方法为（　　）

65. 熔点低或受热易分解的样品检测其干燥失重常选用的方法为（　　）

66. 可用于准确测定样品中的吸附水、结晶水和游离水的测定方法为（　　）

A. 不溶性杂质　　　　　　　　B. 遇硫酸易炭化的杂质　　　C. 水分及其他挥发性物质

D. 有色杂质　　　　　　　　　E. 硫酸盐杂质

67. 易炭化物检查法是检查（　　）

68. 干燥失重测定法是测定（　　）

69. 澄清度检查法是检查（　　）

70. 溶液颜色检查法是检查（　　）

A. 硫氰酸铵　　　　　　　　　B. 硫酸　　　　　　　　　　C. 硫代乙酰胺

D. 氯化钡　　　　　　　　　　E. 硝酸银

检查以下杂质应使用的试剂是

71. 易炭化物（　　）

72. 炽灼残渣（　　）

A. 以杂质的化学名称作为项目名称　　　　　B. 以某类药物的总称作为项目名称

C. 以检测方法作为项目名称　　　　　　　　D. 以杂质特性作为名称

E. 以杂质和化学性质区别作为项目名称

73. 肾上腺素中的"酮体"（　　）

74. 易炭化合物（　　）

75. 双氢青蒿素的"有关物质"（　　）

X 型题

76. 药物中杂质来源途径包括（　　）

A. 合成中残留的中间体

B. 在高温灭菌过程中某些成分发生了水解

C. 包装、运输及贮存过程中受外界条件的影响而使药物的理化性质发生改变

D. 生产过程中的机器磨损

E. 在合成过程中未反应完全的原料

77. 下列说法正确的是（　　）

A. 原料药和制剂中的杂质检查项目均因根据其起始原料、生产工艺及稳定性情况确定

B. 原料药和制剂中的杂质检查项目确定要注意其降解产物和毒性杂质

C. 除降解杂质和毒性杂质外,在原料药已控制的杂质,在制剂中一般不再控制

D. 对于单一对映体药物,其可能共存的其他对映体应作为杂质进行检查

E. 消旋体药物,当已有其单一对映体药物法定质量标准时,该消旋体药物质量标准中应设旋光度检查项目

78. 新原料药和新制剂中的杂质,需要对其定性或确证其结构的有（　　）

A. 表观含量在 $0.01\%\sim0.1\%$ 的杂质

  B. 表观含量在 0.1% 及其以上的杂质

  C. 表观含量在 0.01% 以下的具强烈生物作用的杂质或毒性杂质

  D. 表观含量在 0.1% 以下的具强烈生物作用的杂质或毒性杂质

  E. 最大日剂量在 ≤2g 的原料药中含量 ≥1.0mg 的杂质

79. 重金属检查中,供试液如带色,可采用的方法是(　　)

  A. 用除去重金属的供试品溶液配制标准溶液   B. 用微孔滤膜过滤

  C. 加稀焦糖液调整标准溶液颜色   D. 稀释供试品溶液

  E. 加指示剂调整标准溶液颜色

80. 砷盐检查法中,影响反应的主要因素有(　　)

  A. 酸碱度   B. 时间   C. 温度

  D. 前处理   E. 锌粒大小

81. 药品干燥失重时所减失的重量,主要包括(　　)

  A. 水分   B. 中性物质   C. 挥发性物质

  D. 碱性物质   E. 酸性物质

82. 《中国药典》2010 年版(二部)收载的水分测定方法有(　　)

  A. 气相色谱法   B. 烘干法   C. 费休法

  D. 甲苯法   E. 减压干燥法

83. 硫氰酸盐法检查铁,加入过硫酸铵的目的是(　　)

  A. 提高灵敏度

  B. 防止由于光线使硫氰酸铁还原或分解褪色

  C. 防止 Fe^{3+} 水解

  D. 使供试品溶液中的 Fe^{2+} 变成 Fe^{3+}

  E. 使供试品溶液中的 Fe^{3+} 变成 Fe^{2+}

84. 下列有机溶剂,属于第一类溶剂的是(　　)

  A. 苯   B. 二氯甲烷   C. 四氯化碳

  D. 三氯甲烷   E. 1,2-二氯乙烷

85. ChP 采用 GC 法测定残留溶剂,可以采用的测定方法有(　　)

  A. 溶液直接进样法 B. 毛细管柱顶空进样等温法

  C. 填充柱顶空进样等温法 D. 毛细管柱顶空进样程序升温法

  E. 填充柱顶空进样程序升温法

二、填空题

1. 药物中的杂质按照其来源可以分为＿＿＿＿和＿＿＿＿。

2. 杂质限量检查时,多数采用＿＿＿＿法,此外还可以采用＿＿＿＿和＿＿＿＿。

3. 在重金属检查中,标准铅液的用量以＿＿＿＿较适宜,小于＿＿＿＿或大于＿＿＿＿,则呈色太浅或太深,不利于目视比色。

4. 《中国药典》规定砷盐检查第一法中制备标准砷斑应取标准砷溶液(1μgAs/ml)的体积是＿＿＿＿ml,砷盐检查第二法中一般应取标准砷溶液(1μgAs/ml)的体积是＿＿＿＿ml。

5. 薄层色谱法检查药物中的杂质时常用的方法有＿＿＿＿、＿＿＿＿、＿＿＿＿和＿＿＿＿。

6. 费休氏水分法指示终点的方法有两种,一种是用＿＿＿＿,一种是＿＿＿＿。

7. ＿＿＿＿可以用于酶类药物中酶类杂质的检查。

8. 在杂质检查中,原子吸收分光光度法主要用于药物中＿＿＿＿杂质的检查,通常采用＿＿＿＿控制该类杂质的限量。

9. 常用的热方法包括_____、_____、_____。

10. 光学异构体的检查方法多选用_____,并与性状项下的_____测定相互补充,以有效控制手性药物质量。

三、中英文对译

1. 杂质限量
2. 一般杂质
3. 特殊杂质
4. 特定杂质
5. 非特定杂质
6. 热分析法
7. 干燥失重
8. 残留溶剂
9. 澄清度检查法
10. 炽灼残渣
11. readily carbonizable substances
12. Headspace sampling, HS
13. limited test
14. report threshold
15. identification threshold
16. qualification threshold
17. Related Substances
18. Thermogravimetric analysis TGA
19. Differential thermal analysis, DTA
20. Differential scanning calorimetry, DSC

四、名词解释

1. 杂质限量 2. 重金属 3. 一般杂质 4. 特殊杂质 5. 信号杂质 6. 干燥失重 7. 易碳化物 8. 炽灼残渣 9. 残留溶剂

五、简答题

1. 药物的纯度需从哪几方面进行综合评定?

2. 药物杂质来源的主要途径是什么?

3. 杂质检查方法有哪些? 杂质检查方法的选择依据是什么?

4. 为什么在重金属检查中常以铅作为代表?《中国药典》收载了哪几种检查方法? 分别适用于哪类药物中的重金属检查?

5. 简述《中国药典》2010 年版(二部)重金属检查第一法中设置丙管的目的。

6. 简述古蔡氏砷盐检查法的原理及所用试剂碘化钾、酸性氯化亚锡、醋酸铅棉花的作用。

7. 简述薄层色谱法在杂质限量检查中的常用方法。

8. 简述高效液相色谱法在杂质检测中的常用方法以及适用条件。

六、计算题

1. 谷氨酸钠中重金属的检查:取谷氨酸钠 1.0g,加水 23ml 溶解后,加醋酸盐缓冲溶液(pH3.5)2ml,依法检查重金属,取标准铅溶液(10μg/ml)2ml,求该谷氨酸钠中重金属的限量。

2. 呋塞米中氯化物的检查:取呋塞米 2.0g,加水 100ml,充分振摇后,滤过;取滤液 25ml,依法检查,规定氯化物不得超过 0.014%,应取标准氯化钠溶液(10μg/ml)多少毫升?

3. 布美他尼中砷盐的检查:取本品适量,加氢氧化钙 1.0g,加水少量,搅拌均匀,干燥后,先用小火炽灼使炭化,再在 500℃~600℃炽灼成灰白色,放冷,加盐酸 8ml 与水 20ml 溶解后,依法检查(附录Ⅷ J 第一法),规定取标准砷溶液 2.0ml(每 1ml 相当于 1g 的 As)制备标准砷斑,要求含砷量不得超过 0.00002%,问应取本品多少克?

4. 盐酸去氧肾上腺素中酮体的检查:取本品 2.0g,置 100ml 量瓶中,加水溶解并稀释至刻度,摇匀,取 10ml 置 50ml 量瓶中,用 0.01mol/L 盐酸溶液稀释至刻度,摇匀。照紫外-可见分光光度法(附录Ⅳ A),在 310nm 的波长处测定吸光度,不得大于 0.20。已知酮体的 $E_{1cm}^{1\%}$ 为 435 ,求酮体的限量。

5. 盐酸硫利达嗪中有关物质的检查:避光操作。取本品,加三氯甲烷制成每 1ml 中含 10mg 的溶液,作为供试品溶液;精密量取适量,加三氯甲烷稀释成每 1ml 中约含 50μg 的溶液,作为对照溶液。照薄层色谱法(附录ⅤB)试验,吸取上述两种溶液各5μl,分别点于同一硅胶G薄层板上,以三氯甲烷-异丙醇-浓氨溶液(74:25:1)为展开剂,展开,晾干,先用碘化铋钾试液-冰醋酸-水(10:20:70)的混合液喷雾,然后喷以过氧化氢试液,立即覆盖同样大小的洁净玻璃板,检视,供试品溶液如显杂质斑点,其颜色与对照溶液所显的主斑点比较,不得更深。求杂质的限量。

参考答案

一、选择题

A 型题

1. C 2. C 3. B 4. E 5. C 6. C 7. A 8. C 9. A 10. D 11. D 12. D 13. B 14. B 15. C 16. C 17. D 18. A 19. C 20. B 21. D 22. C 23. C 24. B 25. C 26. C 27. D 28. B 29. E 30. A 31. A 32. D 33. E 34. E 35. D 36. D 37. E 38. A 39. D 40. B

B 型题

41. E 42. C 43. B 44. D 45. A 46. A 47. C 48. B 49. A 50. A 51. C 52. C 53. B 54. B 55. C 56. A 57. D 58. B 59. E 60. A 61. C 62. B 63. A 64. B 65. C 66. E 67. B 68. C 69. A 70. D 71. B 72. B 73. A 74. D 75. E

X 型题

76. ABCDE 77. ABCDE 78. BD 79. ACE 80. ABCDE 81. AC 82. CD 83. BD 84. ACE 85. ABD

二、填空题

1. 一般杂质　特殊杂质
2. 对照　灵敏度法　对比法
3. 2ml　2ml　2ml
4. 2　5
5. 主成分自身对照法　对照品法　主成分自身对照法和对照品法合并使用　标准药物对照法
6. 碘的颜色指示终点　永停法
7. 毛细管电泳法
8. 金属　标准加入法
9. 热重分析法　差热分析法　差示扫描热分析法
10. 红外光谱法　旋光度

三、中英文对译

1. limit of impurity
2. general impurities
3. special impurities
4. specified impurities
5. unspecified impurities
6. Thermal analysis , TA
7. loss on drying
8. Residual solvents
9. clarity of solution
10. Residue on ignition
11. 易碳化物
12. 静态顶空进样法 Headspace sampling，HS
13. 限量检查法
14. 报告限度
15. 鉴定限度
16. 质控限度
17. 有关物质
18. 热重分析法
19. 差热分析法
20. 差示扫描热分析法

四、名词解释

1. 杂质限量是指在确保药物的安全性、有效性、稳定性和可控性的前提下,药物中所含杂质的最大允许量。

2. 重金属系指在规定的实验条件下,能与硫代乙酰胺或硫化钠作用而显色,生成不溶性硫化物的金属杂质。

3. 一般杂质指在自然界中分布广泛,在多种药物的生产或贮存过程中容易引入的杂质。

4. 特殊杂质指在特定药物的生产和贮存过程中,根据药物的性质、生产方法和工艺条件,有可能引入的杂质。

5. 信号杂质指本身一般无害,但其含量多少可反映药物纯度水平,指示生产工艺是否合理,如氯化物、硫酸盐等。

6. 干燥失重系指药物在规定的条件下,经干燥后所减失的重量。

7. 易碳化物指药物中遇硫酸易炭化或易氧化而呈色的微量有机杂质。

8. 炽灼残渣是指有机药物经炭化或挥发性无机药物加热分解后,再经高温炽灼,所产生的非挥发性无机杂质的硫酸盐。

9. 残留溶剂系指在合成原料药、辅料以及制剂生产中使用的,但在工艺过程中未能完全去除的有机溶剂。

五、简答题

1. 答:药物的纯度需要将药物的外观性状、理化常数、杂质检查和含量测定等方面作为一个有联系的整体进行综合评定。

2. 答:药物中的杂质主要有两个来源:一是由生产过程中引入,在合成或半合成的原料药及其制剂生产过程中,原料或辅料及试剂不纯或未反应完全、反应的中间体与反应副产物在精制时未能完全除去而引入杂质;二是在贮藏过程中受外界条件的影响,引起药物理化特性发生变化而产生,在温度、湿度、日光、空气等外界条件影响下,或因微生物的作用,引起药物发生水解、氧化、分解、异构化、晶型转变、聚合、潮解和发霉等变化,使药物中产生有关的杂质。

3. 答:药物中杂质的检查主要依据药物与杂质在物理性质或化学性质上的差异来进行。常用的检查方法有:化学方法、色谱方法、光谱方法、热分析法、酸碱度检查法和物理性状检查法。其中,化学方法包括显色反应、沉淀反应、生成气体反应和滴定法。色谱方法包括薄层色谱法、高效液相色谱法、气相色谱法、毛细管电泳法,由于色谱法可以利用药物与杂质的色谱性质的差异,能有效地将杂质与药物进行分离和检测,因而色谱法广泛地应用于药物中杂质的检查,是检查药物中有关物质的首选方法;光谱方法包括可见-紫外分光光度法、红外分光光度法、原子吸收分光光度法;常用的热分析法有热重分析法、差热分析法、差示扫描量热法及相关联用技术;酸碱度检查法包括酸碱滴定法、指示液法、pH测定法;物理性状检查法是根据药物与杂质在性状上的不同,如臭味和挥发性的差异、颜色的差异、溶解行为的差异和旋光性等的差异进行检查。

4. 答:由于药品生产中遇到铅的机会最多,而且铅易在体内蓄积中毒,故重金属检查时常以铅为代表。《中国药典》2010版中收载了三种重金属检查方法:硫代乙酰胺法、炽灼后的硫代乙酰胺法、硫化钠法。硫代乙酰胺法,适用于溶于水、稀酸和乙醇的药物,为最常用的方法;炽灼后的硫代乙酰胺法,适用于含芳环、杂环以及难溶于水,稀酸、稀碱及乙醇的有机药物;硫化钠法,适用于溶于碱性水溶液而难溶于稀酸或在稀酸中即生成沉淀的药物。

5. 答:重金属检查第一法,除设立对照管(甲管)和供试品管(乙管)外,另外还设立了丙管(对照溶液+供试品溶液)。如果丙管中显现的颜色较甲管浅,则说明供试品中有干扰重金属与显色剂发生呈色反应的物质,此时应按第二法重新进行检查。丙管的设立是用于验证检查方法的有效性。

6. 答:古蔡氏砷盐检查法原理:金属锌与酸作用产生新生态的氢,与药物中微量砷盐反应,生成具有挥发性的砷化氢气体,遇溴化汞试纸,产生黄色至棕色的砷斑[$AsH(HgBr)_2$ 或 $As(HgBr)_3$],与一定量标准砷溶液在相同条件下所生成的砷斑比较,来判断药物中砷盐的含量。碘化钾、酸性氯化亚锡的作用:将五价的砷还原为三价的砷,使生成砷化氢的速度加快;碘化钾被氧化生成的碘又可被氯化亚锡还原为碘离子,碘离子与反应中产生的锌离子能形成稳定的配位离子,有利于生成砷化氢的反应不断进行;碘化钾、氯化亚锡还可抑制锑化氢的生成;氯化亚锡还可与锌作用,在锌粒表面形成锌锡齐,起去极化作用,从而使氢气均匀而连续地发生。醋酸铅棉花的作用:吸收硫化氢气体,避免其与溴化汞作用生成硫化汞的色斑而干扰检查。

7. 答:(1)杂质对照品法,适用于已知杂质并能制备杂质对照品的情况。供试品溶液除主斑点外的其他斑点与相应的杂质对照品溶液或系列浓度杂质对照品溶液的主斑点进行比较,判断药物中杂质限量是否合格。(2)供试品溶液自身稀释对照法,适用于杂质的结构不能确定,或无杂质对照品的情况。该法仅限于杂质斑点的颜色与主成分斑点颜色相同或相近的情况下使用。先配制一定浓度的供试品溶液,然后将供试品溶液按限量要求稀释至一定浓度作为对照溶液。在薄层上,供试品溶液所显杂质斑点与自身稀释对照溶液或系列自身稀释对照溶液所显主斑点比较,不得更深。(3)杂质对照品法与供试品溶液自身稀释对照法并用,当药物中存在多个杂质时,其中已知杂质有对照品时,采用杂质对照品法检查;共存的未知杂质或没有对照品的杂质,可采用供试品溶液自身稀释对照法检查。(4)对照药物法,当无合适的杂质对照品,或者是供试品显示的杂质斑点颜色与主成分斑点颜色有差异,难以判断限量时,可用与供试品相同的药物作为对照品,此对照药物中所含待检杂质需符合限量要求,且稳定性好。

8. 答:(1)外标法(杂质对照品法),适用于有杂质对照品,而且进样量能够精确控制(以定量环或自动进样器进样)的情况。(2)加校正因子的主成分自身对照测定法,该法仅适用于已知杂质的控制。以主成分为对照,用杂质对照品测定杂质的校正因子,杂质的校正因子和相对保留时间直接载入各品种质量标准中,在常规检验时用相对保留时间定位,以校正该杂质的实测峰面积。(3)不加校正因子的主成分自身对照测定法,适用于在单一杂质含量较少、无法得到杂质对照品进而获得校正因子、杂质结构(吸收情况)与相应主药结构相似的情况下适用。

(4)面积归一化法,适用于粗略测量供试品中杂质的含量,杂质结构(吸收情况)与相应主药结构相似,相对含量较高且限度范围较宽的杂质含量考察。

六、计算题

1. 解:$L = \dfrac{C \times V}{S} \times 100\% = \dfrac{10 \times 2 \times 10^{-6}}{1.0} \times 100\% = 20\text{ppm}$

2. 解:$L = \dfrac{C \times V}{S}$　　$V = \dfrac{L \times S}{C} = \dfrac{0.014\% \times 2.0 \times \frac{25}{100} \times 10^6}{10} = 7\text{ml}$

3. 解:$L = \dfrac{C \times V}{S}$　　$S = \dfrac{C \times C}{L} = \dfrac{1 \times 2.0 \times 10^{-6}}{0.0002\%} = 1\text{g}$

4. 解:$L = \dfrac{\text{杂质允许存在的最大量}}{\text{样品量}} \times 100\%$

$\qquad = \dfrac{0.2}{435 \times 100} \times \dfrac{50}{10} \times 100 = 0.1\%$

5. 解:$L = \dfrac{\text{杂质允许存在的最大量}}{\text{样品量}} \times 100\%$

$\qquad = \dfrac{50 \times 5}{10 \times 10^3 \times 5} \times 100\% = 0.05\%$

第四章 药物的含量测定方法与验证

知 识 要 点

药物的含量系指药物中所含主成分的量,是评价药物质量的重要指标。药物的含量测定可分为两大类:①基于化学或物理学原理的"含量测定";②基于生物学原理的"效价测定"。本章主要探讨"含量测定",介绍了各定量分析方法的分类与特点,样品分析方法的前处理以及分析方法的验证。

第一节 定量分析方法的分类与特点

一、容量分析方法

定义:将已知浓度的滴定液由滴定管滴加到被测药物的溶液中,直至滴定液与被测药物反应完全,然后根据滴定液的浓度和被消耗的体积,按化学计量关系计算出被测药物的含量。

(一)容量分析法的特点与适用范围

1. 容量分析法的特点 简便、准确、快速、耐用性高、专属性差。

2. 容量分析法的适用范围 主成分含量较高的试样分析,如化学原料药的含量测定。

基本术语	解释
化学计量点	当滴入的标准溶液的物质量与待测定组分的物质量恰好符合化学反应的计量关系时,称化学计量点(等当点)
滴定终点	在滴定过程中,指示剂正好发生颜色变化(或电子设备的信号发生变化)的转变点,称滴定终点
滴定误差	滴定终点与滴定反应的化学计量点之差称为滴定误差

(二)容量分析法的有关计算

1. 滴定度 每1ml规定浓度的滴定液所相当的被测药物的质量。通常用毫克(mg)表示。

2. 滴定度的计算 $aA+bB \rightarrow cC+dD$

$$T(mg/ml) = m \times \frac{a}{b} \times M$$

m:滴定液摩尔浓度   a:被测药物摩尔数

b:滴定剂的摩尔数   M:被测药物的毫摩尔质量

3. 含量计算

方法分类		定义及计算
直接滴定法		用滴定液直接滴定被测药物,则被测药物的百分含量计算式为: $$含量(\%)=\frac{V\times T}{W}\times 100\%$$ 式中,W 为供试品的称取量;V 为滴定液的消耗体积;T 为滴定度 浓度校正因数: $$F=\frac{实际摩尔浓度}{规定摩尔浓度}$$ 于是被测药物的百分含量: $$含量(\%)=\frac{V\times T\times F}{W}\times 100\%$$
间接滴定法	生成物滴定法	要考虑被测药物、生成物和滴定剂三者之间的关系
	剩余滴定法	先加入定量过量的滴定液 A,使其与被测药物定量反应,待反应完全后,再用另一滴定液 B 回滴定反应剩余的滴定液 A。不进行空白试验校正时,以下式计算: $$含量(\%)=\frac{(V_A\times F_A-V_B\times F_B)\times T_A}{W}\times 100\%$$ 式中,V_A 为定量加入的滴定液 A 的体积(ml),V_B 为滴定液 B 在回滴中被消耗的体积(ml),F_A 为滴定液 A 的浓度校正因数,F_B 为滴定液 B 的浓度校正因数,T_A 为滴定液 A 的滴定度(mg/ml),W 为供试品的称取量(mg)。 进行空白校正时,采用下式计算: $$含量(\%)=\frac{(V_B^0-V_B^S)\times F_B\times T_A}{W}\times 100\%$$ 式中,V_B^0 为空白试验时消耗滴定液 B 的体积(ml),V_B^S 为样品测定时消耗滴定液 B 的体积(ml),F_B 为滴定液 B 的浓度校正因数,T_A 为滴定液 A 的滴定度(mg/ml),W 是供试品的称取量(mg)

二、光谱分析法

(一)紫外-可见分光光度法

项目	说明
定义	根据物质分子对波长为 200~760nm 这一范围的电磁波的吸收特性所建立起来的一种定性、定量和结构分析方法
基本原理	朗伯-比尔定律:$A=-\lg T=ECl$ 式中,A 为吸收度;T 为透光率;E 为吸收系数;l 为液层厚度。E 通常采用百分吸收系数($E_{1cm}^{1\%}$)表示,其意义为:当待测溶液浓度为每 100ml 中含待测药物 1g(1%,g/ml),液层厚度 1cm 时的吸光度值 当 $E_{1cm}^{1\%}$ 已知时,按下式计算供试品溶液的浓度: $$C(g/100ml)=\frac{A}{E_{1cm}^{1\%}}$$
方法特点	简便易行、准确度较高、灵敏度高、专属性较差
适用范围	较少用于原料药的含量测定,可用于药物制剂的含量测定和制剂的定量检查

1. 测定方法 波长要进行校正,供试品的溶液的吸收度读数以 0.3～0.7 之间为宜。

测定方法分类	计算公式及特点
对照品比较法	$$C_X = \frac{A_X \times C_R}{A_R}$$
	式中,C_X 为供试品溶液的浓度;A_X 为供试品溶液的吸光度;C_R 为对照品溶液的浓度;A_R 为对照品溶液的吸光度
	原料药百分含量的计算公式:
	$$含量(\%) = \frac{C_X \times D}{W} \times 100\%$$
	式中,D 为稀释体积,W 为供试品取样量,其余符合意义同上
	固体制剂含量相当于标示量的百分数可按下式计算:
	$$含量(\%) = \frac{C_X \times D \times \overline{W}}{W \times B} \times 100\%$$
	式中,$\overline{W}$ 为单位制剂的平均重量(或装量),B 为制剂的标示量,其余符合意义同上
吸收系数法	按各品种项下的方法配制供试品溶液,在规定的波长处测定其吸光度,再以该品种在规定条件下的吸收系数计算含量。供试品溶液浓度按下式计算:
	$$C_X(g/ml) = \frac{A_X}{E_{1cm}^{1\%} \times 100}$$
	式中,C_X 为供试品溶液的浓度(g/ml);A_X 为供试品溶液的吸光度;$E_{1cm}^{1\%}$ 为供试品中被测成分的百分吸收系数;100 为浓度换算因数(将 g/100ml 换算成 g/ml)
	用本法测定时,吸收系数通常应大于 100,并注意仪器的校正和检定。供试品的含量,可根据供试品溶液的浓度,按对照品比较法,同法测定,计算,即得
计算分光光度法	计算分光光度法有多种,使用时应按各品种项下规定的方法进行。当吸光度处在吸收曲线的陡然上升或下降的部位测定时,波长的微小变化可能对测定结果造成显著影响,故对照品和供试品的测试条件应尽可能一致。计算分光光度法一般不宜用作含量测定
比色法	供试品本身在紫外-可见光区没有强吸收,或在紫外区虽有吸收,但为了避免干扰或提高灵敏度,可加入适当的显色剂使反应产物的最大吸收波长移至可见光区后测定,这种测定方法称为比色法

(二) 荧光分析法

项目	说明
定义	某些物质受到光照射时,除吸收某种波长的光之外还会发射出比原来所吸收的光的波长更长的光;当激发光停止照射后,这种光线也随之消失,这种光称为荧光
方法特点	高灵敏度、荧光自熄灭、易受干扰
适用范围	由于能产生荧光的物质数量不多,故本法在药物分析中的应用较少
干扰的排除	A 溶剂:测定之前检查空白溶剂的荧光强度,必要时蒸馏处理
	B 溶液:浓度不宜过高;除去溶液中悬浮物;除去溶液中的溶氧;调整溶液的 pH
	C 容器:实验所用容器必须高度洁净
测定方法和计算	$$C_X = \frac{R_X - R_{Xb}}{R_r - R_{rb}} \times C_R$$
	式中:C_X 为供试品溶液的浓度;C_R 为对照品溶液的浓度;R_X 为供试品溶液的荧光强度;R_{Xb} 为供试品溶液试剂空白的荧光强度;R_r 为对照品溶液的荧光强度;R_{rb} 为对照品溶液试剂空白的荧光强度

三、色谱分析法

（一）高效液相色谱法

1. 定义 采用高压输液泵将规定的流动相泵入装有填充剂的色谱柱，对供试品进行分离测定的色谱法。

2. 系统适用性试验

系统适用性试验项目	计算公式和要求
色谱柱的理论板数	$n=5.54(t_R/W_{h/2})$ t_R：保留时间(min)，$W_{h/2}$：半峰宽(cm)
色谱峰的分离度	$R=2(t_{R2}-t_{R1})/(W_1+W_2)$　$R>1.5$
色谱系统的重复性	取对照品或样品溶液，连续进样 5 次，测得峰面积相对标准差 RSD 应≤2.0%
色谱峰的拖尾因子	$T=W_{0.05h}/2d_1$　$T=0.95\sim1.05$

3. 测定方法

测定方法	计算公式
内标法	校正因子$(f)=\dfrac{A_S/C_S}{A_R/C_R}$ 式中，A_S为内标物质的峰面积（或峰高）；A_R为对照品的峰面积（或峰高）；C_S为内标物质的浓度；C_R为对照品的浓度 含量$(C_X)=f\dfrac{A_X}{A'_S/C'_S}$ 式中，A_X为供试品的峰面积（或峰高）；C_X为供试品的浓度；f为校正因子，A'_S和C'_S分别为内标物质的峰面积（或峰高）和浓度
外标法	含量$(C_X)=C_R\dfrac{A_X}{A_R}$ 式中，A_X为供试品的峰面积（或峰高）；A_R为对照品的峰面积（或峰高）；C_X为供试品的浓度；C_R为对照品的浓度

（二）气相色谱法

定义	采用气体为流动相流经装有填充剂的色谱柱进行分离测定的色谱方法
系统适应性	系统适应性实验同高效液相色谱法
测定法	除高效液相色谱法中的内标法和外标法外，亦可以采用标准溶液加入法 $\dfrac{A_{is}}{A_X}=\dfrac{C_X+\Delta C_X}{C_X}$ 其中 C_X 为供试品中组分 X 的浓度，A_X 为供试品中组分 X 的色谱峰面积；ΔC_X 为所加入的已知浓度的待测组分对照品的浓度；A_{is} 为加入对照品后组分 X 的色谱峰面积

第二节 样品分析的前处理方法

含金属或含卤素、氮、硫、磷等特殊元素药物的定量分析需进行样品前处理,其方法通常可分为两大类:①不经有机破坏的前处理方法;②经有机破坏的前处理方法。

一、不经有机破坏的前处理方法

本类前处理方法不对药物分子中的有机结构部分进行完全破坏,仅在不同条件下进行简单的回流处理使有机结合的待测元素原子离解而转化为无机盐(离子)后测定。

方法分类		适用对象	定义
还原法		含碘有机药物	将药物置于碱性溶液中加还原剂锌粉回流,使其碳-碘键断裂而转化为无机碘化物
水解法	酸水解法	水难溶的含金属的有机药物	将药物与适当的无机酸(如盐酸)共热,使不溶性金属盐类水解置换为可溶性盐
	碱水解法	卤素原子结合不牢固的含卤素有机药物	将药物溶解于适当的溶剂中,加氢氧化钠溶液回流使其水解,将有机结合的卤素转变为无机形式的卤素离子

二、经有机破坏的前处理方法

本类前处理方法对药物分子中的有机结构部分进行完全破坏,使有机结合形式的待测原子转变为可测定的无机离子(或氧化物、无氧酸等)后测定。

分类	适用对象	备注
湿法破坏	(1)含氮有机药物分析 (2)氮(包括蛋白质)、磷、硫柳汞及氯化钠测定法 (3)生物样品中金属元素测定时生物基质的去除	本法主要使用硫酸作为分解剂(消解剂或消化剂),常加入氧化剂(如硝酸、高氯酸、过氧化氢等)作为辅助分解剂
干法破坏	含卤素、硫、磷等有机药物定量分析	根据破坏方式的不同,可分为高温炽灼法和氧瓶燃烧法

(一) 湿法破坏

湿法破坏可分为若干种:硫酸-硝酸法、硫酸-高氯酸法、硫酸-硫酸盐法、硝酸-高锰酸钾法等。这里介绍基于硫酸-硫酸盐法的凯氏定氮法。

凯氏定氮法(kjeldahl nitrogen determination),ChP 以"氮测定法"收载于附录,分为第一法(常量法)和第二法(半微量法)。

1. 定义　将含氮药物与硫酸在凯氏烧瓶中共热,药物分子中有机结构被氧化分解(亦称"消解"或"消化")成二氧化碳和水,有机结合的氮则转变为无机氨,并与过量的硫酸结合为硫酸氢铵,经氢氧化钠碱化后释放出氨气,并随水蒸气馏出,用硼酸溶液或定量的酸滴定液吸收后,再用酸或碱滴定液滴定。

2. 适用对象　有氨基或酰氨(胺)结构的药物。

(二)干法破坏

本法主要适用于含卤素、硫、磷等有机药物定量分析的前处理。根据破坏方式的不同,可分为高温炽灼法和氧瓶燃烧法。

分类	高温炽灼法	氧瓶燃烧法
定义	将含待测元素的有机药物经高温灼烧灰化,使有机结构分解而待测元素转化为无机元素或可溶性无机盐的前处理方法	将分子中含有待测元素的有机药物在充满氧气的密闭燃烧瓶中充分燃烧,使有机结构部分彻底分解为二氧化碳和水,而待测元素根据电负性的不同转化为不同价态的氧化物(或无氧酸),被吸收于适当的吸收液中(多以酸根离子形式存在),以供待测元素的检查或定量测定用
适用对象	(1)含卤素药物的鉴别 (2)含磷药物的含量测定	含卤素或硫、磷等元素的有机药物分析
备注	根据分析对象与目的不同,常加无水碳酸钠、硝酸镁、氢氧化钙、氧化锌等辅助灰化	本法是快速分解有机结构的最简单方法,被各国药典所收载,《中国药典》以同名收载于附录

第三节　药品质量标准分析方法验证

药品质量标准分析方法验证的目的是证明采用的方法适合于相应检测要求。需验证的分析项目有:鉴别试验,杂质定量或限度检查,原料药或制剂中有效成分含量测定,以及制剂中其他成分(如防腐剂等)的测定。

验证内容有:准确度、精密度(包括重复性、中间精密度和重现性)、专属性、检测限、定量限、线性、范围和耐用性。

一、准　确　度

准确度系指用该方法测定的结果与真实值或参考值接近的程度,一般用回收率(%)表示。准确度应在规定的范围内测试。

分类		说明	数据要求
含量测定方法的准确度	原料药	可用已知纯度的对照品或供试品进行测定,并按下式计算回收率;或用本法所得的结果与已知准确度的另一方法测定的结果进行比较 $$回收率(\%)=\frac{测得量}{加入量}\times100\%$$	规定范围内,至少用 9 个测定结果进行评价
	制剂	主要测试制剂中其他组分及辅料对含量测定方法的影响。可用含已知量被测物的制剂各组分混合物(包括制剂辅料)进行测定。如不能获得制剂的全部组分,则可向制剂中加入已知量的被测物进行测定,回收率则应按下式计算;或用本法所得的结果与已知准确度的另一方法测定的结果进行比较 $$回收率(\%)=\frac{测得量-本底量}{加入量}\times100\%$$	
杂质定量测定方法的准确度		多采用色谱法,其准确度可通过向原料药或制剂中加入已知量杂质进行测试。如不能获得杂质或降解产物,可用本法测定结果与另一成熟的方法进行比较。在不能测得杂质或降解产物的响应因子或不能测得其对原料药的相对响应因子的情况下,可用原料药的响应因子。同时,应明确表示单个杂质和杂质总量相当于主成分的重量比(%)或面积比(%)	

二、精 密 度

精密度系指在规定的测试条件下,同一个均匀供试品,经多次取样测定所得结果之间的接近程度。精密度一般用标准偏差(standard deviation,s 或 SD)或相对标准偏差(relative standard deviation,RSD)表示,其计算式如下。

$$SD=\sqrt{\frac{\sum(X_i-\overline{X})}{n-1}} \qquad RSD=\frac{SD}{\overline{X}}\times100\%$$

精密度	说明	适用对象	数据要求
重复性	在较短的时间间隔内,在相同的操作条件下,由同一分析人员连续测定所得结果的精密度称为重复性,也称批内精密度或日内精密度	涉及定量测定的项目,如含量测定和杂质定量测定	精密度验证中所测数据应报告标准偏差,相对标准偏差和可信限
中间精密度	在同一个实验室,由于实验室内部条件的改变测定所得的精密度,称为中间精密度。其中,由同一分析人员用同一设备在不同时间测定所得结果的中间精密度通常被称为批间精密度或日间精密度		
重现性	在不同实验室由不同分析人员测定结果之间的精密度,称为重现性		

三、专 属 性

专属性系指在其他成分（如杂质、降解产物、辅料等）可能存在的情况下，采用的方法能正确测定出被测物的特性。鉴别反应、杂质检查和含量测定方法均应考察其专属性。

分析项目	说明
鉴别反应	应能与可能共存的物质或结构相似化合物区分，不含被测成分的供试品，以及结构相似或组分中的有关化合物，均应呈负反应
含量测定和杂质测定	(1)色谱法和其他分离方法，应附代表性图谱，以说明方法的专属性，并应标明诸成分在图中的位置，色谱法中的分离度应符合要求
	(2)在杂质可获得的情况下：对于含量测定，试样中可加入杂质或辅料，考察测定结果是否受干扰，并可与未加杂质和辅料的试样比较测定结果
	(3)在杂质或降解产物不能获得的情况下：可将含有杂质或降解产物的试样进行测定，与另一个经验证了的方法或药典方法比较结果

四、检 测 限

检测限（limit of detection，LOD）是指试样中被测物能被检测出的最低浓度或量。药品的鉴别试验和杂质检查方法，均应通过测试确定方法的检测限。

常用方法	说 明	数据要求
目视法	用已知浓度的被测物，通过目视法试验出能被可靠地检测出的最低浓度或量，适用于可用目视法直接评价结果的分析方法，通常为非仪器分析法	应用一定数量的试样，其浓度为近于或等于检测限目标值，进行分析，以可靠地测定检测限。检测限的数据应附测试图谱
信噪比法	用已知低浓度试样测出的信号与空白样品测出的信号（基线噪声）进行比较，计算出能被可靠地检测出的最低浓度或量。一般以信噪比 $S/N=3$（或 2）时的相应浓度或注入仪器的量确定。适用于能直观显示信号与基线噪声水平（强度）的仪器分析方法	
标准偏差法	用空白样品进行分析，求得方法背景响应值的标准偏差 $S_空$，再将 3 倍空白标准偏差作为检测限的估算值，适用于不能直观比较信噪比的仪器分析方法	

五、定 量 限

定量限（limit of quantitation，LOQ）系指试样中被测物能被定量测定的最低量，其测定结果应具有一定准确度和精密度。杂质和降解产物用定量测定方法研究时，应确定方法的 LOQ。

数据要求：附测试图谱，并说明测试过程和定量限，以及测试结果的准确度与精密度。

六、线　性

线性系指在设计的"范围"内,测试结果(响应值)与试样中被测物浓度直接呈正比关系的程度。线性是定量测定的基础,涉及定量测定的项目均需要验证线性。

数据要求:应列出回归方程、相关系数和线形图。

七、范　围

范围系指能达到一定精密度、准确度和线性、测试方法适用的高低限浓度或量的区间。涉及定量测定的检测项目均需要对范围进行验证。

范围应根据分析方法的具体应用和线性、准确度、精密度结果和要求确定。

检测项目	范围要求
原料药和制剂含量测定	测试浓度的80%～120%
制剂含量均匀度检查	测试浓度的70%～130%
溶出度或释放度中的溶出量测定	限度值的±20%
特殊元素含量测定	限度值的±20%
杂质测定	规定限度的±20%

八、耐　用　性

耐用性系指在测定条件有小的变动时,测定结果不受影响的承受程度。典型的变动因素有:被测溶液的稳定性,样品提取次数、时间等。

九、验证内容的选择

药品质量标准分析方法验证内容选择的一般原则如下:

方法分类	分析项目	验证内容
非定量分析方法	(1)鉴别试验 (2)杂质的限度检查	①专属性 ②检测限 ③耐用性
定量分析方法	(1)原料或制剂的含量测定 (2)含量均匀度的测定 (3)溶出度或释放度的测定	①准确度 ②精密度 ③线性 ④范围 ⑤耐用性 ⑥专属性
微量定量分析方法	杂质的定量测定方法	①准确度 ②精密度 ③线性 ④范围 ⑤耐用性 ⑥专属性 ⑦定量限 ⑧检测限(视情况定)

知 识 地 图

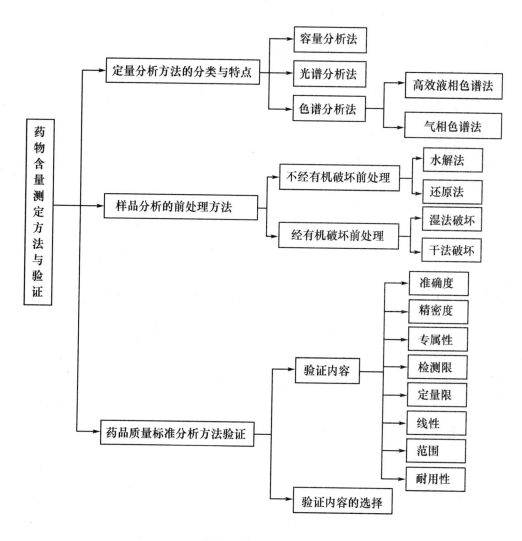

精 选 习 题

一、选择题

A 型题

1. 下列分析方法属于药物"含量测定"的是(　　)

　　A. 生物检定法　　　　　　B. 色谱分析法　　　　　　C. 微生物检定法

　　D. 酶法　　　　　　　　　E. 双层平板法

2. 滴定度系指每 1ml 规定浓度的滴定液所相当的被测药物的(　　)

　　A. 质量　　　　　　　　　B. 体积　　　　　　　　　C. 摩尔质量

　　D. 纯度　　　　　　　　　E. 浓度

3. 紫外-可见分光光度法的相对误差约为（　　）
   A. 0.5%～1%　　　　　　　　B. 2%～5%　　　　　　　　C. 6%～7%
   D. 8%～9%　　　　　　　　　E. 10%～12%

4. 下列对荧光分析法描述错误的是（　　）
   A. 自熄灭　　　　　　　　　B. 高灵敏度　　　　　　　　C. 易受干扰
   D. 可用于定性分析　　　　　E. 不能用于定量分析

5. 依据分离原理,色谱分析法可以分为吸附色谱法、分配色谱法、离子交换色谱法和（　　）
   A. 分子排阻色谱法　　　　　B. 纸色谱法　　　　　　　　C. 薄层色谱法
   D. 柱色谱法　　　　　　　　E. 气相色谱法

6. 在高效液相色谱中,最常用的检测器是（　　）
   A. 荧光检测器　　　　　　　B. 示差折光检测器　　　　　C. 紫外检测器
   D. 质谱检测器　　　　　　　E. 电化学检测器

7. 在气相色谱中,最常用的载气是（　　）
   A. 氧气　　　　　　　　　　B. 氢气　　　　　　　　　　C. 氦气
   D. 氮气　　　　　　　　　　E. 氩气

8. 凯氏定氮法中,第一法使用的凯氏烧瓶规格为（　　）
   A. 30ml　　　　　　　　　　B. 250ml　　　　　　　　　C. 500ml
   D. 100ml　　　　　　　　　E. 50ml

9. 在药品质量标准分析方法的验证内容中,指所用方法测定的结果与真实值或参考值接近的程度的是（　　）
   A. 精密度　　　　　　　　　B. 定量限　　　　　　　　　C. 检测限
   D. 专属性　　　　　　　　　E. 准确度

10. 在溶出度或释放度中的溶出量测定中,范围应为限度值的（　　）
    A. ±20%　　　　　　　　　B. ±10%　　　　　　　　　C. ±5%
    D. ±15%　　　　　　　　　E. ±25%

11. 在特殊元素的含量测定中,范围应为限度值的（　　）
    A. ±15%　　　　　　　　　B. ±10%　　　　　　　　　C. ±20%
    D. ±5%　　　　　　　　　E. ±25%

12. 验证精密度中的"重复性"时,在规定"范围"内,至少应用（　　）个测定结果进行评价
    A. 5　　　　　　　　　　　B. 6　　　　　　　　　　　C. 7
    D. 8　　　　　　　　　　　E. 9

13. 验证分析方法的"准确度"时,在规定"范围"内,至少应用（　　）个测定结果进行评价
    A. 3　　　　　　　　　　　B. 5　　　　　　　　　　　C. 7
    D. 9　　　　　　　　　　　E. 4

B 型题

A. 扑米酮　　　　　　　　　B. 盐酸胺碘酮　　　　　　　C. 三氯叔丁醇
D. 碘他拉酸　　　　　　　　E. 十一烯酸锌

样品分析的前处理方法很多,上述药物常用的前处理方法分别为

14. 还原法（　　）

15. 凯氏定氮法（　　）

16. 氧瓶燃烧法（　　）
    A. $R=2(t_{R2}-t_{R1})/(W_1+W_2)$　　　B. $T(mg/ml)=mMa/b$　　　C. $A=-\lg T=ECl$

D. $T = W_{0.05h} / 2d_1$ E. $C_X = C_R A_X / A_R$

下列项目分别对应的公式

17. 拖尾因子（   ）

18. 滴定度（   ）

19. 朗伯—比耳定律（   ）

20. 分离度（   ）

A. 普鲁卡因胺   B. 硫酸亚铁片   C. 盐酸克伦特罗

D. 维生素 C   E. 盐酸去氧肾上腺素

下列药物常用的定量分析方法分别为

21. 碘量法（   ）

22. 溴量法（   ）

23. 亚硝酸钠法（   ）

24. 铈量法（   ）

X 型题

25. 高效液相色谱中，响应值与供试品溶液的浓度在一定范围内呈线性关系的是（   ）

A. 紫外检测器   B. 荧光检测器   C. 电化学检测器

D. 蒸发光散射检测器   E. 示差折光检测器

26. 紫外-可见分光光度法的主要特点有（   ）

A. 简便易行   B. 专属性好   C. 准确度较高

D. 灵敏度低   E. 用于原料药的含量测定

27. 下列属于色谱分析法的特点的有（   ）

A. 高灵敏度   B. 高专属性   C. 高效能

D. 高速度   E. 很少用于复方制剂的含量测定

28. 下列属于检测限验证方法的有（   ）

A. 目视法   B. 高温炽灼法   C. 银量法

D. 信噪比法   E. 标准偏差法

29. 在杂质的定量测定中，必须验证的内容有（   ）

A. 准确度   B. 精密度   C. 专属性

D. 定量限   E. 耐用性

30. 下列检测项目需对"范围"验证的是（   ）

A. 含量测定   B. 含量均匀度检查   C. 溶出度或释放度测定

D. 特殊元素的定量检查   E. 特殊杂质的定量检查

31. 在原料药或制剂的含量测定中，必须验证的内容有（   ）

A. 准确度   B. 线性   C. 范围

D. 精密度   E. 耐用性

32. 在含量均匀度的测定中，必须验证的内容有（   ）

A. 准确度   B. 线性   C. 范围

D. 精密度   E. 耐用性

33. 在溶出或释放度的测定中，必须验证的内容有（   ）

A. 准确度   B. 线性   C. 范围

D. 精密度   E. 耐用性

二、填空题

1. 可供药物含量测定的分析方法主要包括光谱分析法、_____和色谱分析法。

2. 容量分析法中,指示剂的_____或检测设备的_____通常被称为滴定终点。

3. 使用高效液相色谱时,除另有规定外,分析分子量小于 2000 的化合物应选择孔径在_____以下的填充剂,分析分子量大于 2000 的高分子化合物则应选择孔径在_____以上的填充剂。

4. 色谱系统适用性试验通常包括_____、分离度、_____和拖尾因子等四个指标。

5. 色谱分析中,以硅胶为载体的键合填充剂的使用温度通常不超过_____,为改善分离效果可适当提高色谱柱的使用温度,但应不超过_____。

6. 根据破坏方式的不同,干法破坏可分为_____和_____。

7. 酸水解法常用于水难溶的含_____的有机药物,碱水解法适用于_____原子结合不牢固的含_____有机药物。

8. 药品质量标准分析方法的验证内容包括准确度、精密度、_____、检测限、范围、_____、线性和_____。

三、中英文对译

1. HPLC
2. GC
3. SD
4. RSD
5. 凯氏定氮法
6. 氧瓶燃烧法
7. 检测限
8. 定量限

四、问答题

1. 简述氧瓶燃烧法。

2. 简述凯氏定氮法。

3. 高效液相色谱的色谱系统适用性试验包括哪些指标?

4. 简述药品质量标准分析方法的验证内容。

五、计算题

1. 盐酸胺碘酮胶囊含量测定:精密称取内容物 0.0226g,用水 10ml 与 1mol/L 氢氧化钠液 2ml 作吸收液,用氧瓶燃烧法进行有机破坏,充分振摇、吸收完全后,打开瓶塞,用少量蒸馏水洗瓶塞及铂丝,加溴醋酸溶液 10ml(取醋酸钾 10g,加冰醋酸适量使溶解,加溴 0.4ml,再加冰醋酸使成 100ml),密塞,振摇,放置数分钟,滴加甲酸约 1ml(至无色),用水洗涤瓶口并通入空气流 3～5 分钟以除去过量的溴,加碘化钾 2g,密塞,摇匀,用硫代硫酸钠滴定液(0.1034mol/L)滴定消耗硫代硫酸钠体积为 1.30ml,至近终点时,加淀粉指示液 1ml,继续滴定至蓝色消失,并将滴定的结果用空白试验校正(空白消耗硫代硫酸钠体积为 0.10ml)。每 1ml 的硫代硫酸钠滴定液(0.02mol/L)相当于 0.423mg 的 I。计算硫酸胺碘酮中碘的百分含量。

2. 维生素 B_1 片含量的测定:精密称取粉末 0.3124g,置 50ml 量瓶中,加水溶解并稀释至刻度,摇匀,滤过,弃去初滤液,精密量取续滤液 2.0ml 两份,分别置 100ml 量瓶中,分别用缓冲液和盐酸液稀释至刻度,摇匀。将前者置参比池,后者置样品池中,在 247nm 处测定吸收度 $A=0.41580$ ($\triangle E_{1cm}^{1\%}=22$)。计算本品相当于标示量的百分含量(规格 10mg,20 片的片重为 1.2439g)?

3. 安钠咖注射液中苯甲酸钠含量的测定:精密量取安钠咖注射液(0.13g/ml)5ml,置 50ml 量瓶中,加水稀释至刻度,摇匀。精密量取上述溶液 10ml,置 250ml 锥形瓶中,加水 15ml,稀释,加乙醚 25ml 与甲基橙指示液 1 滴,用盐酸滴定液(0.1002mol/L)滴定,消耗盐酸滴定液体积为 8.67ml,随滴随用强力振摇,至水层显持续的橙红色。每 1ml 盐酸滴定液(0.1mol/L)相当于 14.41mg 的 $C_7H_5NaO_2$。计算安钠咖注射液中苯甲酸钠相当于标示量的百分含量。若同时取三份样品溶液,最后消耗滴定液的体积分别为 8.67、8.77 和 8.81ml,计算其精密度(RSD)。

参 考 答 案

一、选择题

A 型题

1. B　2. A　3. B　4. E　5. A　6. C　7. D　8. C　9. E　10. A　11. C　12. E　13. D

B 型题

14. D　15. A　16. B　17. D　18. B　19. C　20. A　21. D　22. E 23. C　24. B

X 型题

25. ABCE　26. AC　27. ABCD　28. ADE　29. ABCDE　30. ABCDE　31. ABCDE　32. ABCDE

33. ABCDE

二、填空题

1. 容量分析法

2. 颜色　电信号的突变点

3. 15nm　30nm

4. 理论塔板数　重复性

5. 40℃　60℃

6. 高温炽灼法　氧瓶燃烧法

7. 金属　卤素　卤素

8. 专属性　定量限 耐用性

三、中英文对译

1. 高效液相色谱法

2. 气相色谱法

3. 标准偏差

4. 相对标准偏差

5. kjeldahl nitrogen determination

6. oxygen flask combustion method

7. limit of detection, LOD

8. limit of quantitation, LOQ

四、问答题

1. 答:氧瓶燃烧法系将分子中含有待测元素的有机药物在充满氧气的密闭燃烧瓶中充分燃烧,使有机结构部分彻底分解为二氧化碳和水,而待测元素根据电负性的不同转化为不同价态的氧化物,被吸收于适当的吸收液中,以供待测元素的检查或定量测定用。

2. 答:本法系将含氮药物与硫酸在凯氏烧瓶中共热,药物分子中有机结构被氧化分解成二氧化碳和水,有机结合的氮则转变为无机氨,并与过量的硫酸结合为硫酸氢铵,经氢氧化钠碱化后释放出氨气,并随水蒸气馏出,用硼酸溶液或定量的酸滴定液吸收后,再用酸或碱滴定液滴定。

3. 答:高效液相色谱系统适用性试验通常包括理论塔板数、分离度、重复性和拖尾因子等四个指标。

色谱柱的理论塔板数用于评价色谱柱的分离效能。色谱峰的分离度用于评价待测组分与相邻共存物或难分离物质之间的分离程度,是衡量色谱系统效能的关键指标。色谱系统的重复性用于评价连续进样中,色谱系统响应值的重复性。色谱峰的拖尾因子用于评价色谱峰的对称性。

4. 答:药品质量分析方法的验证内容有:准确度、精密度(包括重复性、中间精密度和重现性)、专属性、检测限、定量限、线性、范围和耐用性。

五、计算题

1. 解:

$$\text{碘的百分含量} = \frac{(V_2 - V_1) \times T \times F}{W} \times 100\% = \frac{(1.30 - 0.10) \times 0.423 \times \dfrac{0.1034}{0.02}}{0.0226 \times 1000} \times 100\% = 11.6\%$$

2. 解：

$$标示量(\%)=\frac{A\times D\times W_{平均片重}}{E_{1cm}^{1\%}\times W\times B}\times100\%=\frac{0.41580\times2500\times0.0622}{22\times0.3124\times10}\times100\%=94.2\%$$

3. 解：

$$标示量(\%)=\frac{V\times T\times F}{B}\times100\%=\frac{14.41\times8.67\times\frac{0.1002}{0.1}\times10^{-3}}{0.13}\times100\%=96.3\%$$

同法,计算出 3 份样品中苯甲酸钠相当于标示量的百分含量分别为:96.3%、97.4%、97.85%。

$$SD=\sqrt{\frac{\sum(X_i-\overline{X})}{n-1}}=0.797\%$$

$$RSD=\frac{SD}{\overline{X}}\times100\%=\frac{0.797}{97.18}\times100\%=0.82\%$$

（湖南师范大学　邓远雄）

第五章　体内药物分析

━━━━━ 知 识 要 点 ━━━━━

体内药物分析是指体内样品(生物体液、器官或组织)中药物及其代谢物或内源性生物活性物质的定量分析。药物研制及临床试验、药物动力学研究、治疗药物监测(therapeutic drug monitoring,TDM)、药品滥用及违禁药物监测等均离不开体内药物分析为其提供方法学及技术的支持。本章主要介绍体内药物分析的特点、常用体内样品的采集与制备方法、常用体内样品的前处理方法、体内样品分析方法验证过程与技术要求。

第一节　常用体内样品的制备与贮藏

一、体内样品的种类

体内药物分析采用的样品种类包括:血液、尿液、唾液、头发、脏器组织、乳汁、精液、脑脊液、泪液、胆汁、胃液、胰液、淋巴液、粪便等。

二、体内样品的采集与制备

样品种类		采集	制备	应用	备注
血样	1. 血浆	人体静脉(1～5ml/次),手指、耳垂、脚趾毛细血管(临床化验),以及动物(≤1/10 全血量)	血样于涂抗凝剂离心试管内,离心,得上清液	用于药物动力学、生物利用度、临床治疗药物监测等研究与实际工作	1. 其测定方法大多是测定原形药物的总量
	2. 血清		血样置离心试管内,放置30～60分钟后离心,得上清液		2. 测定血药浓度时,血浆和血清可以任意选用,但血浆制取快且多,更常用
					3. 抗凝剂常用肝素或钙结合剂,应注意是否和药物发生相互作用
	3. 全血		血样置含抗凝剂的试管内,不离心,即得		4. 血样采集为损伤式获得,须由专业人员操作
尿样	随时尿晨尿白天尿夜间尿时间尿	采集一定时间段内的自然排尿,用量筒准确测量总体积,置于储尿瓶中,留取适量,以供分析,其余弃去	为防止尿样析出盐类、繁殖细菌、固体成分崩解而变浑浊,须加入防腐剂保存	用于药物剂量回收、尿清除率研究,药物制剂生物利用度研究,预测药物代谢过程及确认药物代谢类型	1. 体内药物主要是通过尿液以原形、代谢物及缀合物形式排出
					2. 常用防腐剂:甲苯、二甲苯、三氯甲烷、醋酸、盐酸等
					3. 尿样为无损式采集,但尿药浓度影响因素较多

(待续)

续表

样品种类	采集	制备	应用	备注
唾液	1. 无刺激采集:漱口后15分,自然流出 2. 刺激采集:物理刺激(嚼石蜡片等)或化学刺激(舌尖上放柠檬酸等)	唾液样品采集后,立即测量其除去泡沫部分体积,放置分层后,离心,取上清液	用于极少数唾液药物浓度(S)与血药浓度(P)密切相关的药物的 TDM,也可用于药代动力学研究	1. 唾液是无损伤取样 2. 刺激采集可在短时间内得到大量唾液,但若化学物质对药物测定有干扰,应弃去开始时的唾液后再取样
组织	动物实验或临床上过量服药中毒死亡时,采集脏器(胃、肝、肾、肺、心、脑等脏器及其他组织)	将组织样品中加入一定量的水或缓冲液,在刀片式匀浆机中匀浆,制成水性基质匀浆溶液,使待测药物释放、溶解,分取上清液备用	适用于动物试验及临床上由于过量服用药物而引起的中毒死亡时药物动力学研究	1. 组织样品的处理方法:沉淀蛋白法、酸水解或碱水解法、酶水解法 2. 酶水解法最常用的酶是枯草菌溶素,该法可避免药物在酸及高温下降解、改善与蛋白质结合牢固药物的回收率、避免有机溶剂提取酶解液时产生的乳化现象,但不适于碱性下易水解药物
头发	采集枕部发根部头发或理发后随机收集的短发(0.5~1g)	头发样品测定前应洗净(常用丙酮-水-丙酮方式洗涤),提取处理(四种方法:直接用甲醇提取、酸水解、碱水解、酶水解)后测定	适用于体内微量元素的含量测定;用药史的估计、临床用药物和非法滥用药物的甄别以及毒性药物检测	1. 洗涤方式:头发样品→丙酮浸泡、搅拌(10min)→自来水漂洗(3 次)→丙酮浸泡、搅拌(10min)→自来水、蒸馏水(各洗 3 次) 2. 酶水解(β-葡萄糖苷酸酶/芳基硫酸酯酶)是头发样品处理最常用方法

三、体内样品的贮存与处理

体内样品样本量大,分析时间长,要保证药物不变质,须贮存与处理。

	方法	备注
冷藏与冷冻	短期保存:于冰箱(4℃)存放 长期保存:置冷柜(−20℃或−80℃~−70℃)中	1. 应小体积分装贮存。分装量以一次测定量为宜; 2. 不可反复冻融。为避免药物浓度下降,冷冻样品测定时,需临时解冻,且一次性测定完毕
去活性	常用方法为:液氮中快速冷冻、微波照射、匀浆及沉淀、加入酶活性阻断剂或抗氧化剂、煮沸等	为防止含酶样品在采样后对待测组分进一步代谢,采样后应立即终止酶的活性

第二节　体内样品分析的前处理

一、样品预处理的目的

样品预处理的目的主要是使待测药物游离,以测定药物或代谢物的总浓度;满足测定方法的要求,使待测药物分离并富集;改善分析环境,提高测定灵敏度和选择性。

二、常用体内样品预处理方法

方法名称		具体方法	原理	备注
去除蛋白质法	1. 溶剂沉淀法	加入与水相混溶的有机溶剂(乙腈、甲醇、丙酮、四氢呋喃等)	有机溶剂使蛋白质分子内的氢键发生变化而凝聚、沉淀	1. 测定血样时,首先应去除蛋白质
	2. 中性盐析法	加入中性盐(饱和硫酸铵、硫酸钠、硫酸镁、氯化钠、磷酸钠等)	加入中性盐,改变溶液离子强度,使蛋白质发生凝聚而沉降	2. 该法可使结合型药物释放出来,以测定药物总浓度
	3. 强酸沉淀法	加入强酸(10%三氯醋酸或6%高氯酸溶液)	蛋白质在低于其等电点的溶液中以阳离子形式存在,可与酸根阴离子形成不溶性盐而沉淀	3. 前三法均可去除90%以上的蛋白质
	4. 热凝固法	血液样品可加热至90℃	热变性蛋白加热后即生成沉淀	
缀合物的水解	1. 酸水解法	加入适量的盐酸溶液	强酸可以使药物与内源性物质之间形成的化学键发生断裂,从而释放出待测药物	1. 尿中的药物多数呈缀合状态,故测定尿药总量时,需进行水解
	2. 酶水解法	加入葡萄糖醛酸苷酶或硫酸酯酶或两者的混合酶,在pH4.5~5.5,37℃培育数小时,水解	酶可选择性的水解尿液中的葡萄糖醛酸苷缀合物和硫酸酯缀合物	2. 酶水解法为缀合物水解的首选方法
	3. 溶剂解法	加入一定有机溶剂	硫酸酯缀合物往往可被萃取过程中的溶剂所分解	

注:去除蛋白质法中"混合后离心分离,取上清液作为供试液"

(待续)

	方法名称	具体方法	原理	备注
分离与浓集	1. 液相萃取法（liquid-liquid extraction，LLE）	在体内样品中加入另一相与水不相混溶的有机溶剂，提含有药有机相，然后挥去有机溶剂，残渣复溶于小体积溶剂，得供试品溶液	利用待测药物（亲脂性）与内源性干扰物质（亲水性）在体内样品水性基质与有机溶剂油性基质中的分配系数不同进行分离	1. LLE 是经典的分离、浓集方法。影响 LLE 提取回收率的因素：①有机溶剂特性；②溶剂用量；③水相 pH；④提取次数
	2. 固相萃取法（solid-phase extraction，SPE）	使用亲脂性键合硅胶相 SPE 柱的一般操作步骤如下：①柱活化——用有机溶剂（甲醇）冲洗小柱；②去甲醇——用水或缓冲液冲洗小柱；③加样——体内样品注入；④除杂质——用水或缓冲液冲洗，洗去内源性物质；⑤样品洗脱——有机溶剂洗脱待测物	含有药物的体内样品溶液通过装有不同填料的固相小柱，由于受到吸附、分配、离子交换或其他亲和力作用时，药物及内源性物质同时被保留在固定相上，用适当溶剂洗除干扰物质后，再用适当溶剂洗脱药物	2. 不同性质的药物应选择不同类型的 SPE 微型柱填料 3. 超滤法简便、快捷、可靠，已成为游离药物分析的首选
	3. 超滤法（ultrafiltration）	通过选用不同孔径的不对称性微孔膜，按照截留分子量大小，分离 30～1000kD 的可溶性大分子物质	膜分离技术	
化学衍生化	1. 在线衍生化与离线衍生化 2. 柱前衍生化与柱后衍生化	含活泼氢的药物分子 $\xrightarrow{\text{衍生化试剂}}$ 衍生化产物 $\longrightarrow$ 分析（—COOH，—OH，—NH₂，—NH—，—SH） 1. 在气相色谱中的应用：①硅烷化（三甲基氯硅烷、双-三甲基硅烷乙酰胺、双-三甲基硅烷三氟乙酰胺、三甲基硅咪唑等）；②酰化（三氟乙酸酐、五氟丙酸酐、五氟苯甲酰氯等）；③烷基化（碘庚烷、叠氮甲烷、氢氧化三甲苯胺等）；④不对称衍生化〔（S)-N-三氟乙酰脯氨酰氯、(S)-N-五氟乙酰脯氨酰氯〕 2. 在液相色谱中的应用：①紫外衍生反应；②荧光衍生化反应（邻苯二醛、丹酰氯、荧胺等）；③非对映衍生化反应		衍生化目的：①使药物具有能被分离的性质；②提高检测的灵敏度；③增强药物的稳定性；④提高分离光学异构体的能力

第三节 体内样品分析方法与分析方法验证

一、分析方法的建立

（一）分析方法的选择

以下是几种常用的分析方法：

检测方法	适用范围	备注
色谱分析法 HPLC GC HPCE	用于大多数小分子药物的药代动力学及代谢产物研究、临床药学或临床药理学研究	应用最广,集分离、分析与一体,具有高灵敏度、高选择性等优点
免疫分析法 RIA EIA FIA	应用于临床 TDM 及生物大分子的药物动力学及其相关研究	RIA 法需用到放射性同位素,对人体有害,应用受限;FIA法现为医疗单位 TDM 的重要手段
微生物学方法	适用于体内样品中抗生素类药物的测定	测定结果直观,但操作繁琐,重现性差
联用技术 LC-MS/MS GC-MS	适用于大多数药物的检测	体内样品中药物及其代谢产物分析及检测的首选方法

（二）分析方法建立的一般程序

以色谱法为例介绍如下：

条件筛选——用待测物或其标准物质,调整色谱条件

↓

条件优化 ┌①试剂与溶剂试验┐—— 确保试剂、内源性
　　　　 │②生物介质试验│　　　物质对待测药
　　　　 └③质控样品试验┘　　　物、内标应无干
　　　　　　　　　　　　　　　　　扰

↓

样品测试——考察代谢产物对药物、内标物质的干扰情况

↓

建立方法

二、分析方法验证

为了保证所建立方法的可行性与可靠性,分析方法在用于实际分析之前,必须对方法进行充分的方法学验证(validation)。

（一）验证用样品

通常采用模拟生物样品和用药后的实际生物样品进行。

（二）确证步骤

①首先为分析方法的确证(包括特异性、精密度、准确度、标准曲线和定量范围、定量下

限);②其次为生物基质中待测药物的稳定性及提取回收率的确证。

（三）分类

分为全面验证和部分验证。

（四）适用对象

①首次建立体内样品分析方法、新的药物或新增代谢物定量分析应进行全面的方法验证;②其余视具体情况而定,选择部分验证即可。

（五）内容

效能指标	含义	测定方法	限度要求	备注
特异性(specificity)	指在体内样品中存在干扰成分的情况下,分析方法能够专一的测定分析物的能力	至少6个空白生物介质、QC样品、实际体内样品、伍用药物样品考察色谱峰的单纯性与同一性	内源性物质、未知代谢物、伍用样品对待测物应无干扰	还可用参比方法对照法测定
标准曲线（standard curve）与定量范围（quantification range）	标准曲线反映了体内样品中所测定体内药物的浓度与仪器响应值的关系,一般用回归方程评价。标准曲线的高低浓度范围为定量范围,应达到试验要求的精密度和准确度	制备系列标准样品(n≥6)分别加入一定浓度的内标溶液,绘制标准曲线 $y=a+bx$,其中 y 代表响应值,x 代表药物浓度	相关系数(r)接近于1,截距(a)接近于0,斜率(b)应接近或大于1。定量上限(upper limit of quantification, ULOQ)≥C_{max},定量下限≤10%～5% C_{max},RSD≤±15%～±20%	标准样品的配制应使用待测体内样品相同的生物基质;药物浓度呈现非线性相关时,需要更多的点
定量下限(lower limit of quantification, LLOQ)	测定样品中符合准确度与精密度要求的最低浓度	至少5个独立的标准样品	S/N>5时,准确度为标示浓度的80%～120%,$RSD<20\%$	表示方法的灵敏度
精密度(precision)	在确定的分析条件下相同生物介质中相同浓度样品的一系列测量值的分散程度	高、中、低3个浓度的QC样品,各5份进行考察,至少连续3个批	RSD≤±15%～±20%	用QC样品的相对标准偏差表示,包括批内精密度与批间精密度
准确度(accuracty)	在确定的分析条件下测得的内内样品浓度与真实浓度的接近程度,用相对回收率（relative recovery, RR）或相对偏差（relative error, RE）表示	同精密度测定	相对回收率(通常用QC样品的实测浓度与标示浓度的比率表示)为85%～115%,相对偏差≤±15%	可通过重复测定QC样品或已知浓度的待测样品得到

（待续）

效能指标	含义	测定方法	限度要求	备注
样品稳定性(stabiliy)	体内样品在贮存、处理、试验过程中保持理化性质和生物性质稳定的能力	高、低2个浓度的QC样品,不同条件、不同时间,分别重复测定3次以上	偏差应在零时测定值的±5%以内	包括短期稳定性与长期稳定性
提取回收率(extraction recovery)	指从生物样本介质中回收得到待测物的响应值与标准物质响应值的比值,通常以%表示	①制备高、中、低3个浓度QC样品,各5份,分别测定;②另取等量相同的标准溶液,用溶解QC样品经提取处理后的残渣的溶剂稀释至同体积,同法操作	提取回收率应≥70%,$RSD \leqslant \pm 15\% \sim \pm 20\%$	也称绝对回收率,与方法回收率不同,用于评价样品处理方法将体内样品中待测物从生物介质中提取出来的能力

(六)分析过程的质量控制

未知体内样品的分析应在分析方法验证完成以后开始。同时,在未知样品分析过程中应进行分析方法的质量控制,以保证所建立方法在实际应用中的可靠性。整个分析过程应遵从预先制定的实验室 SOP 以及 GLP 原则。

测定法	限度	备注
QC样品应以低到高浓度或高到低浓度的顺序以一定间隔均匀的穿插于整个分析批,与生物样品同时测定,并用随行标准曲线计算	QC样品测定结果的相对误差一般应小于15% 低浓度点相对误差一般应小于20% 最多允许1/3的QC样品结果超限,但不能出现在同一浓度QC样品中	1. 推荐由独立人员配制高、中、低三个浓度的QC样品,每个浓度至少双样品 2. 每个未知样品一般测定一次,必要时可进行重复 3. 每一分析批中应使QC样品数大于未知样品总数的5%

(七)未知样品浓度超出定量范围的处理

浓度高于 ULOQ	浓度低于 LLOQ
1. 重新测定:分取部分样品用相应的空白生物介质稀释至方法规定的体积 2. 确保稀释的有效性:制备浓度高于 ULOQ 的QC样品,同法稀释测定(并确保稀释后浓度不低于 LLOQ)	1. 制备浓度高于 LLOQ 的样品:可通过增加未知样品的体积达到 2. 保证方法准确度和精密度符合要求:在相同条件下制备 QC 样品进行验证 3. 确认方法的特异性:增加体积后的空白介质实验 4. 药代动力学分析时,低于 LLOQ 的样品,在 C_{max} 以前出现应以零值记,在 C_{max} 以后出现应记为无法定量(not detectable, ND)

(八)作为外源性药物使用的内源性物质的测定

可通过以下方法制备空白生物介质:

方法	具体操作
1. 对生物介质进行处理	将生物介质通过活性炭滤过、透析等技术去除所含的该内源性物质后,作为空白介质使用
2. 使用不含内源性物质的生物介质	对生物参数随周期性变化的内源性物质(如雌性激素),可在特定的生物周期阶段采取不含该物质的生物介质作为空白介质
3. 使用替代介质	对某些内源性物质可使用其他介质替代空白生物介质,如兔血浆、人血清蛋白、缓冲液、0.9%氯化钠溶液等
4. 采用标准加入法	$C_{真实} = C_{测得} - C_{本底}$ 内源性物质含量较低时,可使用混合生物介质,采用标准加入法,测定本底浓度,并在此基础上,再制备系列标准样品,并用于实际样品测定

(九) 微生物学和免疫学方法的验证

微生物学和免疫学分析法的标准曲线本质上是非线性的,应尽可能多的采用比化学方法更多的浓度点来建立标准曲线。微生物学和免疫学分析法验证试验应包括在几天内进行的 6 个分析批,每个分析批应包括 4 个浓度(LLOQ、低、中、高浓度)的质控双样本。

◆◆◆◆◆◆ 知 识 地 图 ◆◆◆◆◆◆

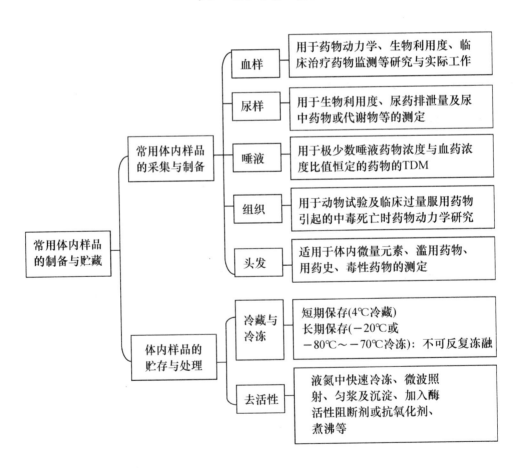

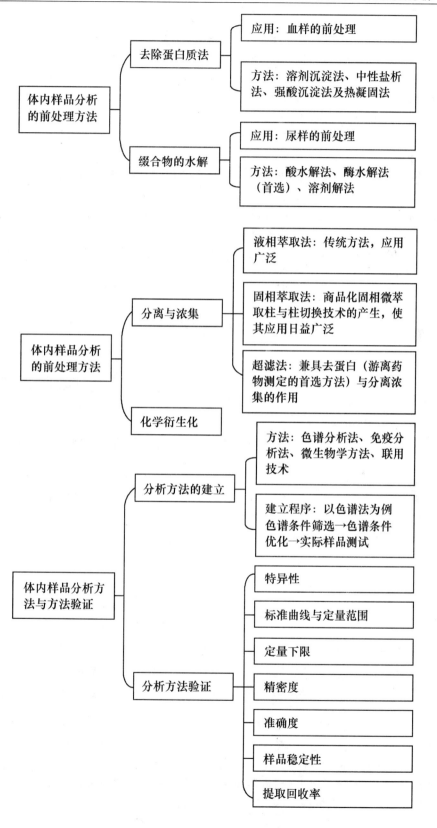

精 选 习 题

一、选择题

A 型题

1. 进行体内分析时最常用的体内样品是（　　）
   A. 血液样品　　　　　　　　B. 尿液样品　　　　　　　C. 唾液样品
   D. 组织样品　　　　　　　　E. 头发样品

2. 将采集的静脉血液置含有抗凝剂的试管中,混合后,以约 1000×g 离心力,离心 5～10 分钟,所得黄色上清液即为（　　）
   A. 血浆　　　　　　　　　　B. 血清　　　　　　　　　C. 全血
   D. 红细胞　　　　　　　　　E. 纤维蛋白

3. 确认某药物代谢类型时通常会用的体内样品为（　　）
   A. 血液样品　　　　　　　　B. 尿液样品　　　　　　　C. 唾液样品
   D. 组织样品　　　　　　　　E. 头发样品

4. 使用唾液作为治疗药物监测样本时应满足的条件是（　　）
   A. 血浆中药物浓度足够大　　B. 唾液中药物浓度足够大　　C. S/P 足够大
   D. P/S 足够大　　　　　　　E. S/P 恒定

5. 下列研究使用毛发样品进行分析的是（　　）
   A. 生物利用度研究　　　　　B. 药物代谢类型研究　　　C. 过量用药中毒死亡分析
   D. 体内微量元素测定　　　　E. 动物试验

6. 体内样品短期贮存的条件是（　　）
   A. 室温　　　　　　　　　　B. 冰箱 0℃ 以下　　　　　C. 冰箱 4℃
   D. 冰冻 −20℃　　　　　　　E. 冰冻 −80～−70℃

7. 血样在分析前通常要进行的前处理是（　　）
   A. 溶解　　　　　　　　　　B. 去除蛋白质　　　　　　C. 缀合物的水解
   D. 化学衍生化　　　　　　　E. 有机破坏

8. 当采用液相萃取法萃取血浆中碱性药物($pKa=8$)时,血浆最佳 pH 是（　　）
   A. 4　　　　　　　　　　　　B. 6　　　　　　　　　　　C. 8
   D. 10　　　　　　　　　　　E. 12

9. 不属于 SPE 操作流程的是（　　）
   A. 样品干燥　　　　　　　　B. 柱活化　　　　　　　　C. 加样
   D. 除杂质　　　　　　　　　E. 样品洗脱

10. 下列体内分析方法验证指标中,需用空白生物基质试验进行验证的是（　　）
    A. 定量限　　　　　　　　　B. 准确度　　　　　　　　C. 定量范围
    D. 精密度　　　　　　　　　E. 特异性

B 型题

   A. 血浆　　　　　　　　　　B. 尿液　　　　　　　　　C. 唾液
   D. 组织　　　　　　　　　　E. 头发

下列研究可选用的样品是

11. 可用于动物试验或临床上由于过量服用药物而引起的中毒死亡的研究（　　）

12. 用于微量元素的含量测定（　　）

13. 当药物在体内达稳态时,可反映出药物在体内作用部位的状况,其浓度与药物治疗作用密切相关( )

14. 用于药物的剂量回收,预测药物代谢过程及测定代谢类型( )

    A. 葡萄糖醛酸苷酶和硫酸酯酶　　B. 枯草菌溶素　　　　　　C. 液氮中快速冷冻

    D. 洗涤　　　　　　　　　　　　E. 超滤膜

与下列样品处理有关的是

15. 血样( )

16. 尿样( )

    A. 特异性　　　　　　　　　　　B. 准确度　　　　　　　　C. 精密度

    D. 样品稳定性　　　　　　　　　E. 提取回收率

与下列描述内容一致的是

17. 在确定的分析条件下,相同生物介质中相同浓度样品的一系列测量值的分散程度( )

18. 从生物样本介质中回收得到待测物的响应值与标准物质响应值的比值,通常以%表示( )

19. 在确定的分析条件下测得的体内样品浓度与真实浓度的接近程度,用 QC 样品的实测浓度与标示浓度的比率( )

20. 在体内样品中存在干扰成分的情况下,分析方法能够专一地测定分析物的能力( )

X 型题

21. 常用的去除蛋白质的方法有( )

    A. 溶剂沉淀法　　　　　　　　　B. 中性盐析法　　　　　　C. 强酸沉淀法

    D. 超滤法　　　　　　　　　　　E. 热凝固法

22. 常用的缀合物水解的方法有( )

    A. 有机破坏　　　　　　　　　　B. 酸水解　　　　　　　　C. 酶水解

    D. 溶剂解　　　　　　　　　　　E. 电解

23. 用液相萃取法提取分离体内样品时,影响回收率的因素有( )

    A. 有机溶剂的种类　　　　　　　B. 提取温度　　　　　　　C. 提取溶剂的用量

    D. 水相 pH　　　　　　　　　　E. 提取次数

24. 首次建立体内样品分析方法,需验证的方法学效能指标有( )

    A. 特异性　　　　　　　　　　　B. 准确度与精密度　　　　C. 工作曲线与定量范围

    D. 定量下限　　　　　　　　　　E. 样品稳定性与提取回收率

25. 在体内药物分析方法建立过程中,用 QC 样品进行验证的项目有( )

    A. 准确度　　　　　　　　　　　B. 定量下限　　　　　　　C. 提取回收率

    D. 特异性　　　　　　　　　　　E. HPLC 检测波长

26. 生物样品预处理的目的有( )

    A. 使药物从结合物中释放　　　　B. 使药物从缀合物中释放　C. 提高检测灵敏度

    D. 防止仪器被污染　　　　　　　E. 改善方法特异性

27. 血样分析应用的目的有( )

    A. 生物利用度评价　　　　　　　B. 有关物质检查　　　　　C. 药物动力学研究

    D. 治疗药物监测　　　　　　　　E. 内源性活性物质的测定

28. 在体内药物分析方法验证中,可用于表示方法精密度的项目有( )

    A. 日内精密度　　　　　　　　　B. 日间精密度　　　　　　C. 批内精密度

    D. 批间精密度　　　　　　　　　E. 相对标准偏差

29. 体内样品分析,对待测物进行化学衍生化的目的是( )

    A. 使药物具有能被分离的性质　　　　　　　　　　　　　　B. 提高检测的灵敏度

C. 改变共存干扰物的性质   D. 增强药物的稳定性

E. 提高分离光学异构体的能力

30. 与血清的制备有关的操作是(   )

A. 肝素   B. 离心   C. 搅拌

D. 取上清液   E. 静置

二、填空题

1. 尿液的主要成分是水、含氮化合物和盐类,放置后会析出盐类,因伴有细菌繁殖、固体成分的崩解而使其变浑浊,故必须加入_____。

2. LLE利用待测药物与内源性干扰物质在体内样品与有机溶剂中的_____不同而进行分离。

3. 用SPE处理药物时,亲脂性药物适用_____为填料的SPE,碱性亲脂性药物适用_____为填料的SPE,较亲水且具有酸碱性、可解离的药物,可采用_____型SPE,较亲水但又不能解离的药物,可沉淀蛋白后直接进样。

4. 提取回收率指从生物样本介质中回收得到待测物的响应值与_____响应值的比值,通常以%表示。

5. 测定血浆中游离药物的首选分离富集方法是_____。

三、中英文对译

1. 质控样品   2. 标准样品

3. 分析批   4. conjugate

5. extraction recovery

四、名词解释

1. 缀合物   2. 提取回收率   3. QC样品   4. 标准样品   5. 分析批   6. 介质效应   7. 未知样品
8. 制备样品   9. 标准物质   10. 生物介质

五、问答题

1. 与常规药物分析相比,体内药物分析有哪些特点(分析对象、分析方法)?

2. 简述血液样品的贮存方法。

3. 简述SPE方法的原理及特点。

4. 以色谱法为例,简述体内药物分析方法建立的一般程序。

5. 进行体内药物分析时,如何根据待测物的理化性质、所取样本种类设计分析方法?

⋯⋯⋯⋯⋯ 参 考 答 案 ⋯⋯⋯⋯⋯

一、选择题

A型题

1. A   2. A   3. B   4. E   5. D   6. C   7. B   8. D   9. A   10. E

B型题

11. D   12. E   13. A   14. B   15. E   16. A   17. C   18. E   19. B   20. A

X型题

21. ABCDE   22. BCD   23. ACDE   24. ABCDE   25. ABCD   26. ABCDE   27. ACDE   28. ABCDE
29. ABDE   30. BDE

二、填空题

1. 防腐剂   2. 分配系数   3. 亲脂性键合硅胶   大孔吸附树脂   离子交换   4. 标准物质   5. 超滤法

三、中英文对译

1. quality control sample
2. standard sample
3. analytical run/batch
4. 缀合物
5. 提取回收率

四、名词解释

1. 缀合物:是指药物或其代谢产物与体内的内源性物质结合生成的产物。

2. 提取回收率:系指从生物样本介质中回收得到待测物的响应值与标准物质响应值的比值,通常以%表示,用于评价样品处理方法将体内样品中待测物从生物介质中提取出来的能力。

3. QC样品:即质控样品,系指在空白生物介质中加入已知量待测物标准物质制成的样品,用于监测生物分析方法的效能和评价每一分析批中未知样品分析结果的完整性和正确性。

4. 标准样品:在空白生物介质中加入已知量待测物标准物质制成的样品,用于建立标准曲线,计算质控样品和未知样品的待测物浓度。

5. 分析批:包括未知样品、适当数目的标准样品和QC样品的完整系列。由于仪器性能的改善和自动进样器的使用,一天可能完成几个分析批,一个分析批也可以持续几天完成,但连续测量不宜超过3天。

6. 介质效应:由于样品中存在除待测物以外的其他干扰物质(包括配伍给药的其他药物)对相应造成的直接或间接的影响(改变或干扰)。

7. 未知样品:亦称研究样品,是作为分析对象的体内样品。

8. 制备样品:待测样品经过各步骤(如提取、纯化、浓缩等)处理制成的、直接用于仪器分析的试样。

9. 标准物质:用于制备标准样品和QC样品的待测物的参比标准,在结构上可以是待测物本身、也可以是其游离碱或酸、盐或酯。

10. 生物介质:一种生物来源的物质,能够以可重复的方式采集和处理。例如全血、血浆、血清、尿、粪、各种组织等。

五、问答题

1. 答:体内药物分析是指体内样品(生物体液、器官或组织)中药物及其代谢物或内源性生物活性物质的定量分析。体内药物分析的对象不仅是人体,也包括试验动物。体内药物分析所使用的样品称为体内样品,与常规药物分析相比,具有以下特点:①采样量少;②待测物浓度低;③干扰物质多。因此其分析方法也不同,特点为:①体内样品需经分离、富集、纯化或经衍生化处理后再进行分析;②分析方法需具有较高的灵敏度与专属性以满足分析需求;③工作量大,测定数据的处理和结果的阐明有时不太容易。

2. 答:血浆和血清都需要在采血后,即时进行红细胞的分离,一般最迟不超过2小时,分离后再置冰箱或冷冻柜中保存。血浆和血清样品应置硬质玻璃瓶或聚乙烯塑料离心管中密塞保存。短期保存可置冰箱(4℃)存放,长期保存需置冷柜(−20℃或−80℃～−70℃)中。

3. 答:SPE法原理:含有药物的体内样品溶液通过装有不同填料的固相小柱时,由于受到吸附、分配、离子交换或其他亲和力作用,药物及内源性物质同时被保留在固定相,用适当溶剂洗除干扰物质后,再用适当溶剂洗脱药物。SPE法特点:样品处理时间短,不发生乳化,所需样品量少,易于实现与色谱技术的联用,但合适的洗脱系统需摸索。

4. 答:(1)色谱条件筛选:用待测物或其标准物质,调整色谱分析条件;(2)色谱条件优化:分别采用①试剂与溶剂试验、②生物介质试验、③质控样品试验,确保试剂、内源性物质对待侧药物、内标应无干扰;(3)实际样品的测试:考察代谢产物对药物、内标物质的干扰情况。通过以上试验,确认方法可靠、可行,即可用于体内样品分析。

5. 答:(1)药物的理化性质和存在形式。首先是药物的酸碱性质(pKa)、极性、挥发性等物理参数,这些涉及药物的提取性质、是否会有挥发损失以及能否采用气相色谱法分析测定。其次,药物的光谱特性及官能团性质涉及分析仪器的选择以及是否需要进行化学衍生化和是否需要应用特殊检测器。再次,药物的化学稳定性也涉及样品处理条件的选择。最后,应注意药物在体内的存在形式,游离型抑或蛋白结合型,以便采取适宜的预处理方法。(2)选用的生物样品预处理方法应根据所选用的待测生物样品的类型不同而变化。如血浆、血清常需去除蛋白质然后提取,而唾液样品则主要采用离心沉淀除去黏蛋白,取上清液测定药物浓度,要测定尿液中的缀合物常需采用酶水解法、酸水解法或溶剂解法使缀合物水解。

(长治医学院　杨　雪)

第六章 芳酸类非甾体抗炎药物的分析

················· **知 识 要 点** ·················

芳酸类非甾体抗炎药物是目前临床使用最多的药物种类之一。本类药物具有不同的化学结构,但多数具有芳酸基本结构。因结构特点为同时具有游离羧基和苯环,因而药物具有弱酸性和特征紫外吸收。其酸性特征可作为酸碱滴定法测定其含量的基础,苯环的紫外吸收光谱特征常被用于本类药物的鉴别、定量检查及部分制剂的含量测定。本章主要介绍该类药物的分析。

一、药物的结构和性质

官能团及取代基	性质
游离羧基	弱酸性:酸性强度受苯环的取代位置及苯环上其他取代基的影响
酯键或酰胺键	水解性:可用于鉴别和含量测定
吸收光谱特征	UV 和 IR
基团或元素特性	酚羟基、羰基、硫元素、卤素

二、鉴别试验

鉴别项目	原理	备注
三氯化铁反应	酚羟基和烯醇式羟基的特征反应	中性或弱酸(pH4~6)条件下进行
缩合反应	羰基的缩合反应	
重氮化-偶合反应	芳伯氨基或潜在芳伯氨基的特征反应	
水解反应	含有的酯键或酰胺键均易水解,利用水解产物的理化性质鉴别	
特征元素的反应	—S—:有机破坏后与醋酸铅反应 —Cl—:有机破环后氯化物的反应,如硝酸酸性条件下与 $AgNO_3$ 的沉淀反应	
紫外和红外光谱法	特定的化合物具有特定的吸收光谱,如:吸收光谱形状,吸收峰数目、位置、强度等。结构完全相同的化合物,在相同的测定条件下,有完全相同的吸收光谱	标准谱图对照法或特征值比较法进行鉴别
色谱法	相同的化合物在相同的色谱条件下,其保留值相同	TLC 和 HPLC 为常用技术,多采用标准对照法,通过比较保留值进行鉴别

三、特殊杂质及检查方法

ChP2010 年版收载的部分芳酸类非甾体抗炎药物原料药的特殊杂质及检查法。

特殊杂质	要求检查的药物	检查方法	技术
有关物质	水杨酸、阿司匹林、二氟尼柳、甲芬那酸、双氯芬酸钠、布洛芬、酮洛芬、萘普生、吲哚美辛、吡罗昔康、美洛昔康、尼美舒利、对乙酰氨基酚	自身对照法	HPLC 或 TLC
游离水杨酸	阿司匹林、双水杨酯	标准对照法	HPLC、UV
2,3-二甲基苯胺	甲芬那酸	标准对照法	GC
氨基酚 \ 对氯苯乙酰胺 }	对乙酰氨基酚	标准对照法	HPLC

四、含量测定

方法		测试条件	备注
酸碱滴定法	直接滴定法	溶剂:中性乙醇或乙醇或甲醇或中性丙酮 指示剂:酚酞或酚红或酚磺酞或电位法 滴定剂:氢氧化钠溶液(0.1mol/L)	水杨酸、阿司匹林、双水杨酯、二氟尼柳、甲芬那酸、布洛芬、酮洛芬、萘普生、吲哚美辛、尼美舒利、酮洛芬原料药的测定方法
	剩余量滴定法	溶剂:中性乙醇 指示剂:麝香草酚蓝 滴定剂 A:氢氧化钠溶液(0.1mol/L) 滴定剂 B:盐酸溶液(0.1mol/L) 空白试验校正	美洛昔康原料药的测定方法
	水解后剩余量滴定法	溶剂:定过量的滴定剂 A 指示剂:酚酞 滴定剂 A:氢氧化钠溶液(0.5mol/L) 滴定剂 B:硫酸溶液(0.25mol/L) 空白试验校正	USP32-NF27、BP2009、JP15 采用的测定法 阿司匹林与氢氧化钠的摩尔比为 1:2
	两步滴定法	第一步:中和 溶剂:中性乙醇;指示剂:酚酞; 滴定剂:氢氧化钠溶液(0.1mol/L) 第二步:水解与滴定 指示剂:第一步中的酚酞 滴定剂 A:氢氧化钠溶液(0.1mol/L) 滴定剂 B:硫酸溶液(0.05mol/L) 空白试验校正	中和了供试品中存在的游离酸,阿司匹林同时也成为钠盐 阿司匹林与氢氧化钠的摩尔比为 1:1
非水滴定法		溶剂:冰醋酸 指示剂:结晶紫或电位法 滴定剂:高氯酸溶液(0.1mol/L) 空白试验校正	双氯芬酸钠、吡罗昔康原料药测定方法

（待续）

方法	测试条件	备注
UV法	可采用直接紫外-可见分光光度法，或采用柱分配色谱-紫外分光光度法	ChP2010收载二氟尼柳、美洛昔康、尼美舒利制剂，对乙酰氨基酚及其部分制剂的含量测定方法
HPLC法	大多采用离子抑制-反相高效液相色谱法	本章药物大部分制剂的含量测定方法

知 识 地 图

性质　共性：酸性；水解性；紫外特征吸收；特性：基团或元素特性

芳酸类药物

鉴别

　化学法
　　(1) Ar-OH→三氯化铁反应：水杨酸、阿司匹林、双水杨酯、二氟尼柳、吡罗昔康、美洛昔康、对乙酰氨基酚）
　　(2) 羧基→缩合反应：酮洛芬
　　(3) 芳伯氨基或潜在芳伯氨基→重氮化-偶合反应：对乙酰氨基酚
　　(4) 酯键→水解反应：阿司匹林
　　(5) 硫元素→硫化氢反应：美洛昔康
　　(6) 氯元素→有机破坏后氯化物的反应：双氯芬酸钠

　物理法　IR（标准谱图对照法）、UV（特征值比较法）

检查

　有关物质　方法→自身对照法；手段→HPLC或TLC

　水杨酸　方法→标准对照法；
　　手段→HPLC（阿司匹林）或UV（双水杨酯）

含量测定

　酸碱滴定法
　　(1) 直接滴定法
　　(2) 剩余量滴定法
　　(3) 水解后剩余量滴定法
　　(4) 两步滴定法

　UV法
　　(1) 直接紫外-可见分光光度法
　　(2) 柱分配色谱-紫外分光光度法

　HPLC法　外标法/峰面积

精选习题

一、选择题

A 型题

1. 对于两步滴定法测定阿司匹林片剂含量下列叙述不正确的是( )
   A. 适用于片剂的测定
   B. 以消耗总的氢氧化钠滴定液的体积计算含量
   C. 不受水杨酸等杂质的影响
   D. 以水解时消耗氢氧化钠滴定液的体积计算含量
   E. 以酚酞做指示剂

2. 下列药物不能用三氯化铁进行鉴别的是( )
   A. 阿司匹林
   B. 二氟尼柳
   C. 对乙酰氨基酚
   D. 双水杨酯
   E. 双氯芬酸钠

3. 下列药物中,在水溶液中加入碳酸钠试液共热后,再加入过量的稀硫酸酸化,可生成白色沉淀并产生醋酸的臭气的是( )
   A. 阿司匹林
   B. 对乙酰氨基酚
   C. 水杨酸
   D. 苯甲酸钠
   E. 苯酚

4. 下列药物中,可高温分解后用湿润的醋酸铅试纸进行鉴别的是( )
   A. 阿司匹林
   B. 双水杨酯
   C. 酮洛芬
   D. 布洛芬
   E. 美罗昔康

5. 直接滴定法测定阿司匹林的含量时,每 1ml 氢氧化钠溶液(0.1mol/L)相对于阿司匹林(分子量 180.16)的量是( )
   A. 18.02 mg
   B. 180.2 mg
   C. 90.08 mg
   D. 45.04 mg
   E. 450.0 mg

6. 色谱法定量分析时采用内标法的优点是( )
   A. 可以缩短分析时间
   B. 消除和减轻拖尾因子
   C. 内标物易寻找
   D. 消除仪器、操作等影响,优化测定的精密度
   E. 优化共存组分的分离效果

7. 下列药物中,能采用重氮化-偶合反应进行鉴别的是( )
   A. 阿司匹林
   B. 对乙酰氨基酚
   C. 美洛昔康
   D. 酮洛芬
   E. 奈普生

8. 水杨酸与三氯化铁试液生成紫堇色产物的反应,要求溶液的 pH 是( )
   A. pH10.0
   B. pH2.0
   C. pH7～8
   D. pH4～6
   E. pH2.0±0.1

9. 柱分配色谱-紫外分光光度法测定阿司匹林胶囊含量时,以加有碳酸氢钠的硅藻土为固定相,用大量的冰醋酸三氯甲烷溶液洗脱的是( )
   A. 阿司匹林
   B. 水杨酸
   C. 中性或碱性杂质
   D. 水杨酸和阿司匹林
   E. 酸性杂质

10. 对甲芬那酸中特殊杂质 2,3-二甲基苯胺的检查,ChP2010 采用的方法是( )
    A. HPLC
    B. TLC
    C. GC
    D. UV
    E. IR

11. 阿司匹林片剂可采用的测定方法为 ( )
    A. 非水滴定法或直接酸碱滴定法
    B. 水解后剩余量滴定法或两步滴定法

C. 直接滴定法和水解后剩余量滴定法　　　　　　D. 两步滴定法或直接酸碱滴定法

E. 两步滴定法或高效液相色谱法

B型题

A. 与三氯化铁反应　　　　B. 缩合反应　　　　C. 重氮化-偶合反应

D. 氧化反应　　　　E. 酸碱中和反应

下列鉴别试验适用的药物是

12. 水杨酸（　　）

13. 酮洛芬（　　）

14. 吲哚美辛（　　）

A. 紫外分光光度法　　　　B. 滴定法　　　　C. 高效液相色谱法

D. 薄层色谱法　　　　E. 气相色谱法

下列药物分析所采用的方法是

15. 阿司匹林中有关物质检查（　　）

16. 双水杨酯中游离水杨酸的检查（　　）

17. 对乙酰氨基酚中氨基酚的检查（　　）

A. 1∶1　　　　B. 1∶2　　　　C. 2∶1

D. 1∶3　　　　E. 3∶1

酸碱滴定法测定阿司匹林的含量,药物与氢氧化钠反应的摩尔比是

18. 直接滴定法（　　）

19. 水解后剩余滴定法（　　）

20. 两步滴定法（　　）

X型题

21. 采用两步酸碱滴定法测定阿司匹林片剂含量的目的是（　　）

A. 消除所加稳定剂（枸橼酸或酒石酸酸)的干扰

B. 消除空气中二氧化碳的干扰

C. 消除水解产物(水杨酸、醋酸)的干扰

D. 消除空气中氧气的干扰

E. 便于操作

22. 两步滴定法测定阿司匹林片剂含量时,第一步消耗的氢氧化钠的作用有（　　）

A. 中和游离水杨酸　　　　B. 中和酸性杂质　　　　C. 中和辅料中的酸

D. 测定辅料中酸的含量　　　　E. 中和阿司匹林分子中的羧基

23. 关于直接滴定法测定阿司匹林含量的说法中,正确的有（　　）

A. 以中性乙醇为溶剂　　　　　　　　B. 以甲基橙为指示剂

C. 滴定应在不断振摇下稍快进行　　　　D. 用氢氧化钠滴定液滴定

E. 以酚酞为指示剂

24. 关于阿司匹林的描述,下列正确的是（　　）

A. 白色结晶或结晶性粉末　　　　　　B. 在乙醇中易溶解

C. 在氢氧化钠或碳酸钠溶液中溶解　　　　D. 药物显酸性

E. 易水解

25. 关于柱分配色谱-紫外分光光度法测定阿司匹林胶囊剂含量,下列叙述正确的是（　　）

A. 先用三氯甲烷洗脱除去的是中性或碱性杂质

B. 上样后,阿司匹林及水杨酸以其游离体的形式保留与色谱柱上

C. 用大量的冰醋酸三氯甲烷溶液洗脱的是阿司匹林

D. 用少量的冰醋酸三氯甲烷溶液洗脱的是水杨酸

E. 测定中所用氯仿应在临用前用水饱和

二、填空题

1. 阿司匹林在生产过程中因乙酰化不完全或在精制过程及贮藏期间的水解而产生的杂质是_____，中国药典 2010 年版是以标准对照法,采用_____技术手段来进行该杂质的检查。

2. 采用水解后剩余量滴定法测定阿司匹林含量时,其结果要用空白试验校正,其目的是为了_____
_____。

3. 阿司匹林原料药及其制剂的含量测定方法主要有_____、_____、_____。

4. 中国药典 2010 年版测定阿司匹林栓剂的含量采用的是 HPLC 法,制备供试品溶液时加入了 1% 的醋酸,其目的是_____。

三、中英文对译

1. 水杨酸   2. 阿司匹林

3. 对乙酰氨基酚   4. Aspirin Suppositories

四、简答题

1. 简述阿司匹林片两步滴定法的原理、操作要点。

2. 依据阿司匹林和对乙酰胺基酚的药物结构,简述可采用的化学鉴别法的过程和现象(每种药物至少写出两种化学鉴别方法)。

3. 简述芳酸类非甾体激素类药物的主要理化性质及依据这些性质可建立的分析方法。

五、计算题

1. 取本品 10 片,精密称定,研细,精密称取适量(约相当于阿司匹林 0.3 g),置锥形瓶中,加中性乙醇 20ml,振摇使阿司匹林溶解,加酚酞指示液 3 滴,滴加氢氧化钠滴定液(0.1mol/L)至溶液显粉红色,再精密加氢氧化钠滴定液(0.1mol/L)40ml,置水浴上加热 15 分钟并时时振摇,迅速放冷至室温,用硫酸滴定液(0.05mol/L)滴定,并将滴定的结果用空白实验校正。本品含阿司匹林($C_9H_8O_4$)应为标示量的 95.0%～105.0%。

已知:规格为 0.3g/片;10 片的总重为 4.6593g;硫酸滴定液浓度为 0.05023mol/L;称取片粉量为 0.4678g;样品消耗硫酸滴定液的体积为 24.20ml;空白试验消耗硫酸滴定液的体积为 41.50ml;阿司匹林的分子量为 180.16。

计算:(1)0.1mol/L 氢氧化钠滴定液对阿司匹林的滴定度;

(2)本品中阿司匹林的标示百分含量,并判断本品含量是否合格。

2. 取对乙酰氨基酚片(规格:0.3g/片)10 片,精密称定,重量为 3.3243g,研细,紧密称取细粉 0.0458g,置 250ml 量瓶中,加 0.4% 氢氧化钠溶液 50ml 与水 50ml,振摇 15 分钟,加水至刻度,摇匀,滤过。精密量取续滤液 5ml,置 100ml 量瓶中,加 0.4% 氢氧化钠溶液 10ml,加水至刻度,摇匀,照分光光度法在 257 nm 波长处测得吸光度为 0.573,按 $C_8H_9O_2$ 的百分吸收系数为 715 计算对乙酰氨基酚的标示百分含量。

3. 取吡罗昔康 0.2523g,精密称定,加冰醋酸 20ml,加结晶紫 1 滴,用 $HClO_4$ 滴定至溶液显蓝绿色,用去 0.1012mol/L 的高氯酸滴定液 7.58 ml,并将滴定结果用空白试验校正,消耗高氯酸滴定液 0.08ml。已知每 1ml 高氯酸滴定液(0.1mol/L)当于 33.14 mg 的 $C_{15}H_{13}N_3O_4S$。请计算吡罗昔康的百分含量 。

参考答案

一、单选题

A 型题

1. B　2. D　3. A　4. E　5. A　6. D　7. B　8. D　9. A　10. C　11. E

B 型题

12. A　13. B　14. D　15. C　16. C　17. C　18. A　19. B　20. A

X 型题

21. AC　22. ABCE　23. ACDE　24. ABCDE　25. ACE

二、填空题

1. 水杨酸　HPLC
2. 减少二氧化碳的影响
3. 酸碱滴定法　紫外-可见分光光度法　HPLC 法
4. 抑制阿司匹林的水解,增加溶液的稳定性

三、中英文对译

1. Salicylic Acid
2. Aspirin
3. Paracetamol
4. 阿司匹林栓

四、简答题

1. 原理:因阿司匹林片剂中除存在其水解产物外,在制剂工艺中添加了抑制水杨酸水解的稳定剂酒石酸或枸橼酸。为消除片剂中酸性降解产物及稳定剂的干扰,可采用两步滴定法测定阿司匹林片的含量。

第一步:中和。中和制剂中的酸性水解产物和酸性稳定剂,同时中和阿司匹林的游离羧基。

$$\left.\begin{array}{c}\text{酒石酸、枸橼酸}\\ \text{水杨酸、醋酸}\end{array}\right\}+NaOH \longrightarrow 钠盐+H_2O$$

第二步:水解后剩余量滴定法。

$$NaOH(剩余) + H_2SO_4 \rightarrow Na_2SO_4 + H_2O$$

操作要点:用中性乙醇(对酚酞指示液显中性)溶解样品,加酚酞指示液,用氢氧化钠滴定至溶液显粉红色。中和后的供试品溶液中,精密加入定量过量的氢氧化钠滴定液,加热水解后,用硫酸滴定液回滴。结果用空白实验校正。

2. 答:阿司匹林:(1)水解后有酚羟基,在中性或弱酸性(pH4～6)条件下,可与三氯化铁反应呈紫堇色。(2)有酯键——水解性:与碳酸钠试液加热水解后,加过量稀硫酸酸化后,则有白色沉淀,并有醋酸臭气。

对乙酰氨基酚:(1)有酚羟基,在中性或弱酸性(pH4～6)条件下,可与三氯化铁反应呈紫堇色。(2)有

潜在芳伯氨基:在稀盐酸中加热水解后,可与亚硝酸钠试液和 β-萘酚发生重氮化-偶合反应呈红色。

3. 答:(1)酸性:可以建立酸碱滴定法(直接滴定法、剩余量滴定法、水解后剩余量滴定法、两步滴定法)进行含量测定。

(2)水解性:水解产物及其产物的理化特性反应可用于鉴别。

(3)吸收光谱特性:均具有紫外和红外特征光谱,可用于本类药物及其制剂的鉴别和含量测定。

(4)基团或元素特性:酚羟基与三氯化铁反应、酮基与苯肼缩合反应、硫元素及卤素的反应等,可用于鉴别本类药物。

五、计算题

1. $T = \dfrac{b}{a} \times C_0 \times M_x = \dfrac{1}{1} \times 0.1 \times 180.16 = 18.02 mg/mL$

$$\text{标示量}\% = \dfrac{TF(V_0 - V_1)}{W} \times \dfrac{\overline{W}}{\text{标示量}} \times 100\%$$

$$= \dfrac{18.02 \times \dfrac{0.05023}{0.05} \times (41.50 - 24.20)}{0.4678 \times 1000} \times \dfrac{\dfrac{4.6593}{10}}{0.3} \times 100\%$$

$$= 104.0\%$$

含量符合规定。

2. $\text{标示量}\% = \dfrac{\dfrac{A}{E_{1cm}^{1\%} \times l \times 100} \times D}{W} \times \dfrac{\overline{W}}{\text{标示量}} \times 100\%$

$$= \dfrac{\dfrac{0.573}{715 \times 100} \times \dfrac{250 \times 100}{5}}{0.0458} \times \dfrac{10}{0.3} \times 100\%$$

$$= 96.9\%$$

3. $\text{标示量}\% = \dfrac{TF(V_1 - V_0)}{W} \times 100\% = \dfrac{33.14 \times \dfrac{0.1012}{0.1} \times (7.58 - 0.08)}{252.3} \times 100\% = 99.7\%$

(广州中医药大学 张 蕾)

第七章 苯乙胺类拟肾上腺素药物的分析

知 识 要 点

拟肾上腺素药物大多含有苯乙胺的基本结构和碱性的脂肪乙胺侧链,具有收缩血管、升高血压等药理作用,本章主要介绍该类药物的结构、性质、检查和含量测定分析。

一、结构与性质

基本结构为苯乙胺,且被活泼的酚羟基取代,并含有碱性的脂肪乙胺侧链,易氧化变质。

1. 酚羟基特性:易氧化而颜色变深,可与重金属配位显色
2. 弱碱性:侧链含有烃氨基,具有弱碱性,游离碱难溶于水,其盐可溶于水
3. 旋光性:多数药物结构中有手性碳原子,具有旋光性
4. 紫外吸收特性:结构中有苯环,具有共轭系统

二、鉴 别 试 验

项目	原理	备注
与铁盐反应	具有酚羟基,可与 Fe^{3+} 离子配位显色	不同的苯乙胺类药物反应颜色不尽相同,可用于区分某些苯乙胺类药物
与甲醛-硫酸反应	可与甲醛在硫酸中反应,形成具有醌式结构的有色化合物	ChP2010 中苯巴比妥的鉴别反应
还原性反应	具有酚羟基,易被碘、过氧化氢等氧化而显不同的颜色	酒石酸去甲肾上腺素在酸性条件下稳定,不被碘氧化,可与肾上腺素和盐酸异丙肾上腺素区别
氨基醇的双缩脲反应	芳环侧链具有氨基醇结构,可显双缩脲特征反应	盐酸去氧肾上腺素与盐酸麻黄碱
脂肪伯胺的 Rimini 试验	具有脂肪伯氨基,显脂肪伯胺专属 Rimini 反应	丙酮中不能含有甲醛成分
紫外吸收光谱	结构中有苯环,具有共轭系统	药典中 UV 鉴别方法

苯乙胺类拟肾上腺素药物与铁盐反应的鉴别方法及现象:

药物	与铁盐反应的鉴别方法
肾上腺素	加 $FeCl_3$,显翠绿色,再加氨试液,即变紫色,最后变成紫红色
盐酸异丙肾上腺素	加 $FeCl_3$,显深绿色,再加 5% $NaHCO_3$,即变紫色,最后变成紫红色
重酒石酸去甲肾上腺素	加 $FeCl_3$,显翠绿色,再加 $NaHCO_3$ 溶液,即变蓝色,最后变成红色

（待续）

续表

药物	与铁盐反应的鉴别方法
盐酸去氧肾上腺素	加 $FeCl_3$,显紫色
盐酸多巴胺	加 $FeCl_3$,显墨绿色,再加 1% 氨试液,即变成紫红色
硫酸沙丁胺醇	加 $FeCl_3$,显紫色,再加 $NaHCO_3$ 溶液,即变橙黄色浑浊液

三、特殊杂质与检查

项目	原理或运用
酮体的检查	本类药物在生产过程中多采用酮体氢化制得,若氢化不完全,易引入酮体杂质,利用酮体在 310nm 有吸收,本类药物无吸收,ChP2010 版采用紫外分光度法检测
光学纯度检查	ChP2010 版采用测定比旋度进行光学纯度检查
有关物质检查	盐酸去氧肾上腺素采用薄层色谱法,盐酸苯乙双胍采用纸色谱,其他药物均采用高效液相色谱

四、含量测定

方法	原理
非水溶液滴定法	肾上腺素等为游离碱,直接与高氯酸反应,盐酸去氧肾上腺素等盐类药物的高氯酸滴定过程,实质上是置换反应
溴量法	具有苯酚结构,能与溴发生溴代反应,ChP2010 版规定盐酸去氧肾上腺素及其注射液、重酒石酸间羟胺采用溴量法
亚硝酸钠法	盐酸克伦特罗又称瘦肉精,分子中具有芳伯氨基,可用亚硝酸钠法滴定
紫外光谱法	ChP2010 版采用紫外光谱法测定该类药物制剂的含量,如盐酸甲氧明注射液、重酒石酸间羟胺注射液

❖━━━❖ 知 识 地 图 ❖━━━❖

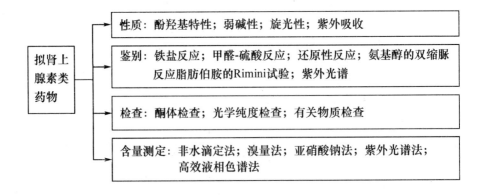

精 选 习 题

一、选择题

A 型题

1. 肾上腺素中酮体的检查,所采用的方法为( )
   A. HPLC 法   B. TLC 法   C. UV 法
   D. GC 法   E. IR

2. 异丙肾上腺素易氧化变色是因为其分子中含有( )
   A. 仲醇羟基   B. 仲胺基   C. 儿茶酚结构
   D. 酚羟基   E. 苯乙醇胺结构

3. 含有苯乙胺类结构特征的药物大多具有( )
   A. 拟肾上腺素作用   B. 抗哮喘作用   C. 升压作用
   D. 降压作用   E. 肾上腺素受体阻断作用

4. 临床上使用的盐酸伪麻黄碱的构型为( )
   A. 1R,2R   B. 1S,2S   C. 1S,2R
   D. 1R,2S   E. 1S

5. 以下拟肾上腺素药物中含有 2 个手性碳原子的药物是( )
   A. 盐酸多巴胺   B. 肾上腺素   C. 盐酸克仑特罗
   D. 盐酸氯丙那林   E. 盐酸麻黄碱

6. 盐酸麻黄碱的立体结构为( )
   A. (1R,2S)-(—)   B. (1S,2S)-(+)   C. (1R,2R)-(—)
   D. (1S,2R)-(+)   E. (1R,2R)-(+)

7. 结构中含有二氯苯胺结构部分的药物为( )
   A. 克仑特罗   B. 氯丙那林   C. 盐酸麻黄碱
   D. 肾上腺素   E. 间羟胺

8. 肾上腺素中肾上腺酮的检查是利用( )
   A. 旋光性的差异   B. 对光吸收性质的差异   C. 溶解行为的差异
   D. 颜色的差异   E. 吸附或分配性质的差异

B 型题

A. 4-[(2-异丙氨基-1-羟基) 乙基]-1,2-苯二酚盐酸盐
B. (1R,2S)-2-甲氨基-苯丙烷-1-醇盐酸盐
C. 1-异丙氨基-3-(1-萘氧基)-2-丙醇盐酸盐
D. (R)-4-[2-(甲氨基)-1-羟基乙基]-1,2-苯二酚
E. 2-[(2,6-二氯苯基)亚氨基]咪唑烷盐酸盐

9. 盐酸麻黄碱( )

10. 盐酸普萘洛尔( )

11. 盐酸异丙肾上腺素( )

X 型题

12. 以下哪些与异丙肾上腺素相符( )
   A. 为 α 受体激动剂,有较强血管收缩作用,用于抗休克
   B. 为 β 受体激动剂,作为支气管扩张剂,用于呼吸道疾患
   C. 具儿茶酚胺结构,易被氧化,制备注射剂应加抗氧剂

D. 含有异丙氨基和邻苯二酚结构

E. 结构中含有一个手性碳原子,左旋体作用强于右旋体

13. 具有儿茶酚结构的药物是(　　　)

A. 甲基多巴胺　　　　　B. 盐酸多巴酚丁胺　　　　　C. 盐酸伪麻黄碱

D. 盐酸克仑特罗　　　　E. 盐酸异丙肾上腺素

14. 以下对拟肾上腺素药物的论述正确的是(　　　)

A. 大部分具有 β-苯乙胺基本结构

B. β-苯乙胺苯环 3,4 位上有羟基,称为儿茶酚胺

C. 去掉苯环二个酚羟基,中枢作用增强,例如麻黄碱

D. β-苯乙胺 α-碳上有羟基时,为手性碳原子,一般 R-构型左旋体活性较强,例如肾上腺素、去甲肾上腺素

E. β-苯乙胺类氨基上取代基,将甲基换成异丙基或叔丁基时,对 β 受体的激动作用增强,对 α 受体的作用减弱,例如异丙肾上腺素

15. 用双缩脲反应鉴别盐酸麻黄碱时,所用的试剂有(　　　)

A. 氢氧化钠试液　　　　B. 硫酸铜试液　　　　　C. 硝酸

D. 硝酸银试液　　　　　E. 碱性酒石酸铜试液

二、填空题

1. 苯乙胺类药物结构中多含有＿＿＿＿＿＿＿的结构,显＿＿＿＿＿＿＿基性质,可与重金属离子络合呈色,露置空气中或遇光易＿＿＿＿＿＿＿,色渐变深,在＿＿＿＿＿性溶液中更易变色。

2. 肾上腺素中肾上腺酮的检查是采用＿＿＿＿＿＿＿法。

3. 肾上腺素中的特殊杂质是＿＿＿＿＿＿＿。该杂质来源于生产过程中＿＿＿＿＿＿＿反应不完全。

4. 在 ChP2010 中,盐酸去氧肾上腺素的有关物质检查采用＿＿＿＿＿＿＿,盐酸苯乙双胍采用的有关物质检查采用＿＿＿＿＿＿＿,肾上腺素的有关物质检查采用＿＿＿＿＿＿＿。

5. 对手性药物光学纯度检查,目前常用的方法是＿＿＿＿＿＿＿和＿＿＿＿＿＿＿。

6. ChP2010 中溴量法测定盐酸去氧肾上腺素含量时,盐酸去氧肾上腺素与溴的比例是＿＿＿＿＿＿＿。

三、中英文对译

1. 肾上腺素　　　　　　　　　　2. 盐酸异丙肾上腺素

3. 重酒石酸去甲肾上腺素　　　　4. 盐酸多巴胺

5. Methoxamine Hydrochloride　　6. Clenbuterol Hydrochloride

7. Ephedrine Hydrochloride

四、简答题

1. 苯乙胺类药物中酮体检查的原理是什么?

2. 请用化学方法区别药物盐酸普鲁卡因与肾上腺素。

3. 简述采用双缩脲反应鉴别盐酸去氧肾上腺素和盐酸麻黄碱的方法及现象。

五、计算题

1. 取盐酸麻黄碱 0.1532g,精密称定,加冰醋酸 10ml 溶解后,加醋酸汞试液 2ml 与结晶紫指示液 1 滴,用 $HClO_4$ 滴定至绿色,用去 0.1022mol/L 的高氯酸滴定液 7.50ml,空白试验消耗高氯酸滴定液 0.08ml。已知每 1ml 高氯酸滴定液(0.1mol/L)相当于 20.17mg 的 $C_{10}H_{15}ON \cdot HCl$。试计算盐酸麻黄碱的百分含量?

2. 盐酸去氧肾上腺素注射液(规格:10mg/ml)的含量测定:精密量取本品 5ml,置碘量瓶中,加稀盐酸 1ml,小心煮沸至近干,放冷,加水 20ml,精密加溴滴定液(0.05mol/L)25ml,再加盐酸 2ml,立即密塞,摇匀,放置 15 分钟并振摇,再加 KI 试液 7ml,密塞,振摇后,用硫代硫酸钠滴定液(0.1034mol/L)滴定至近终点,加淀粉指示液,滴至蓝色消失,消耗体积为 8.56ml,空白时消耗同浓度硫代硫酸钠滴定液 23.08ml。每 1ml

硫代硫酸钠滴定液(0.1 mol/L)相当于3.395mg的$C_9H_{13}NO_2 \cdot HCl$,计算本品的标示量百分含量。

参考答案

一、选择题

A型题

1. C   2. D   3. A   4. B   5. E   6. A   7. A   8. B

B型题

9. B   10. C   11. A

X型题

12. BCDE   13. ABE   14. ABCDE   15. AB

二、填空题

1. 邻苯二酚   酚羟   氧化   碱

2. 紫外分光光度

3. 肾上腺酮   氢化

4. 薄层色谱法   纸色谱法   高效液相色谱法

5. 色谱法   电泳法

6. 1:3

三、中英文对译

1. Epinephrine

2. Isoprenaline Hydrochloride

3. Norepinephrine Bitartrate

4. Dopamine Hydrochloride

5. 盐酸甲氧明

6. 盐酸氯丙那林

7. 盐酸麻黄碱

四、简答题

1. 答:UV吸收不同。酮体在310nm有最大吸收而苯乙胺无此吸收,限制310nm波长处吸收值即可限定酮体含量。

2. 答:盐酸普鲁卡因具芳伯氨基,可发生重氮化-偶合反应,产生橙黄至猩红色沉淀;肾上腺素与三氯化铁发生显色反应,呈翠绿色,再加氨水即变紫色最后变成紫红色。

3. 答:盐酸去氧肾上腺素的鉴别:取本品10mg,加水1ml溶解后,加硫酸铜试液1滴与氢氧化钠试液1ml,摇匀,即显紫色;加乙醚1ml振摇,乙醚层不显色。

盐酸麻黄碱的鉴别:取本品10mg,加水1ml溶解后,加硫酸铜试液2滴与20%氢氧化钠试液1ml,摇匀,即显蓝紫色;加乙醚1ml振摇,乙醚层显紫红色。

五、计算题

1. 解:含量% $= \dfrac{(V_0-V) \times T \times F}{W} \times 100\% = \dfrac{(7.50-0.08) \times 20.17 \times 10^{-3} \times \frac{0.1022}{0.1}}{0.1532} \times 100\% = 99.84\%$

2. 标示量% $= \dfrac{(V_0-V) \times T \times F}{V_s \times B} \times 100\%$

$= \dfrac{(23.08-8.56) \times 3.395 \times 10^{-3} \times \frac{0.1034}{0.1}}{5.0 \times 10 \times 10^{-3}} \times 100\%$

$= 101.9\%$

(江西中医药大学   廖夫生)

第八章　对氨基苯甲酸酯和酰苯胺类局麻药物的分析

---------◆------- **知 识 要 点** -------◆---------

本章主要介绍对氨基苯甲酸酯类和酰苯胺类药物的结构和性质,以及代表性药物的鉴别、检查和含量测定的基本原理和方法。

对氨基苯甲酸酯类和酰苯胺类药物具有芳伯氨基或潜在的芳伯氨基,可发生重氮化-偶合反应;对氨基苯甲酸酯类药物分子结构中含有酯键可发生水解;酰苯胺类中的酰氨基可与铜离子、钴离子生成配位化合物,可用于鉴别。亚硝酸钠滴定法是本类药物的主要含量测定方法,本章对其基本原理、操作中的主要影响因素、操作方法进行了介绍。

第一节　对氨基苯甲酸酯和酰苯胺类药物的结构和性质

一、基本结构和典型药物

药物	基本结构	典型药物
对氨基苯甲酸酯类	$H_2N-\!\!\!\!\bigcirc\!\!\!\!-\overset{O}{\underset{\parallel}{C}}-OR$	苯佐卡因、盐酸普鲁卡因、盐酸丁卡因、盐酸氯普鲁卡因等
酰苯胺类	$R_1-\!\!\!\!\bigcirc\!\!\!\!-NH-\overset{O}{\underset{\parallel}{C}}-R_2$ (带 R_3, R_4 取代)	盐酸利多卡因、盐酸布比卡因、盐酸罗哌卡因等

二、理 化 性 质

芳伯氨基特性	重氮化-偶合反应、与芳醛缩合反应、易氧化变色
水解性	对氨基苯甲酸酯类药物中的酯键易水解
弱碱性	脂烃胺侧链中的叔胺氮原子具有一定碱性
与重金属离子反应	酰苯胺类药物中酰氨基上的氮能与铜离子或钴离子络合
紫外吸收	苯环及相应取代基的特征紫外吸收

第二节　鉴别试验

鉴别项目	原理或特征	备注
重氮化-偶合反应	凡具有芳伯氨基或潜在芳伯氨基的药物,都可以在酸性溶液中与 $NaNO_2$ 发生重氮化反应,再与碱性 β-萘酚偶合产生红色偶氮化合物	可用于苯佐卡因、盐酸普鲁卡因、盐酸氯普鲁卡因、盐酸普鲁卡因胺的鉴别
与铜离子的反应	盐酸利多卡因与铜离子在碱性溶液中生成蓝紫色配位化合物	ChP2010 采用该法鉴别
与钴离子的反应	盐酸利多卡因与钴离子在酸性溶液中生成亮绿色钴盐	
羟肟酸铁反应	盐酸普鲁卡因胺可被浓过氧化氢氧化成羟肟酸,再与三氯化铁反应形成配位化合物羟肟酸铁	ChP2010 采用该法鉴别
水解反应	①苯佐卡因在氢氧化钠试液中加热,水解产生对氨基苯甲酸钠和乙醇。乙醇可与碘试液反应生成碘仿 ②盐酸普鲁卡因具有酯键结构,在碱性条件下可水解生成二乙氨基乙醇,能使湿润的红色石蕊试纸变蓝,对氨基苯甲酸钠加盐酸酸化后,析出白色沉淀,盐酸过量时,沉淀溶解	ChP2010 采用该法鉴别

第三节　特殊杂质检查

药物	特殊杂质	产生原因	检查方法
盐酸普鲁卡因及其注射液	对氨基苯甲酸	分子结构中有酯键,易发生水解反应而生成	高效液相色谱法(杂质对照品法)
盐酸氯普鲁卡因注射液	4-氨基-2-氯苯甲酸	分子结构中有酯键,易发生水解反应而产生	高效液相色谱法(杂质对照品法)
盐酸利多卡因注射液	2,6-二甲基苯胺	生产和贮存过程中产生	高效液相色谱法(自身溶液对照法)

第四节　含量测定

一、含量测定方法

方法	基本原理	备注
亚硝酸滴定法	具有芳伯氨基的药物,在酸性条件下可与 $NaNO_2$ 反应生成重氮盐,根据消耗 $NaNO_2$ 的量,可以计算出药品的含量。对于具有潜在芳伯氨基的药物,如芳酰氨基、硝基等,可先进行水解或还原,得到芳伯氨基后,再进行测定	ChP2010 采用该法测定苯佐卡因、盐酸普鲁卡因、盐酸普鲁卡因胺的含量
非水溶液滴定法	对氨基苯甲酸酯类和酰苯胺类药物的侧链含有烃胺结构,具有弱碱性,可以采用非水滴定法测定含量	ChP2010 采用该法测定盐酸丁卡因、盐酸布比卡因的含量
紫外分光光度法	对氨基苯甲酸酯类和酰苯胺类药物含有苯环结构,具有特征紫外吸收,可以采用紫外分光光度法测定含量	ChP2010 采用该法测定注射用盐酸丁卡因的含量
高效液相色谱法	该法具有较强的分离能力和较高的灵敏度	ChP2010 采用该法测定盐酸利多卡因的含量

二、亚硝酸滴定法操作中的主要条件

影响因素	与重氮化反应的关系
药物结构	苯环氨基的邻对位有吸电子基团能增加反应速度;苯环上有供电子基团能降低反应速度
酸的种类	重氮化反应速度:HBr>HCl>H₂SO₄,常用 HCl,加入适量 KBr 能增加反应速度
盐酸的用量	芳胺:盐酸=1:2.5～6
滴定方式	滴定管尖端插入液面下 2/3 处,一次将大部分亚硝酸钠滴定液在搅拌条件下迅速加入,使其尽快反应。然后将滴定管尖端提出液面,用少量水淋洗尖端,再缓缓滴定
滴定温度	10℃～30℃
滴定速度	重氮化反应是分子反应,滴定速度不能太快,快接近终点时,更要慢慢滴定
指示终点方法	电位法、永停滴定法、外指示剂法(如淀粉-KI 溶液)、内指示剂法,ChP2010 采用永停滴定法

知 识 地 图

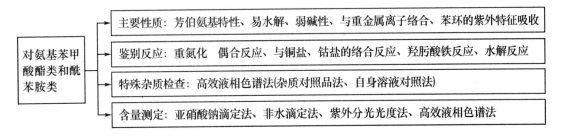

对氨基苯甲酸酯类和酰苯胺类
- 主要性质: 芳伯氨基特性、易水解、弱碱性、与重金属离子络合、苯环的紫外特征吸收
- 鉴别反应: 重氮化 偶合反应、与铜盐、钴盐的络合反应、羟肟酸铁反应、水解反应
- 特殊杂质检查: 高效液相色谱法(杂质对照品法、自身溶液对照法)
- 含量测定: 亚硝酸钠滴定法、非水滴定法、紫外分光光度法、高效液相色谱法

精 选 习 题

一、选择题

A 型题

1. 盐酸普鲁卡因属于(　　)
   - A. 酰胺类药物
   - B. 杂环类药物
   - C. 生物碱类药物
   - D. 对氨基苯甲酸酯类药物
   - E. 芳酸类药物

2. 盐酸普鲁卡因常采用鉴别反应有(　　)
   - A. 重氮化-偶合反应
   - B. 氧化反应
   - C. 磺化反应
   - D. 碘化反应
   - E. 还原反应

3. 对于盐酸利多卡因的含量测定,如果用高氯酸滴定产生氢卤酸,不利于反应的定量进行。为消除这种干扰,可加入(　　)
   - A. 硫酸汞
   - B. 氢氧化钠
   - C. 高氯酸汞
   - D. 硝酸汞
   - E. 醋酸汞

4. 亚硝酸钠滴定法测定时,加入溴化钾,其目的是(　　)
   - A. 使终点变色明显
   - B. 使氨基游离
   - C. 增加 NO⁺ 的浓度
   - D. 增强药物碱性
   - E. 增加离子强度

5. 亚硝酸钠滴定指示终点的方法有若干,我国药典采用的方法为(　　)

  A. 电位法　　　　　　　　　B. 外指示剂法　　　　　　　C. 内指示剂法

  D. 永停滴定法　　　　　　　E. 碱量法

6. 用外指示剂法指示亚硝酸钠滴定法的终点,所用的外指示剂为(　　)

  A. 甲基红-溴甲酚绿指示剂　　B. KI-淀粉指示剂　　　　　C. 酚酞

  D. 甲基橙　　　　　　　　　E. 以上都不对

7. 《中国药典》(2005年版)规定盐酸普鲁卡因注射液应检查的特殊杂质是(　　)

  A. 二乙氨基乙醇　　　　　　B. 对氨基苯甲酸　　　　　　C. 对氨基水杨酸

  D. 水解产物　　　　　　　　E. 氯化物

8. 对氨基酚是下列药物中存在的特殊杂质(　　)

  A. 对氨基水杨酸钠　　　　　B. 乙酰水杨酸　　　　　　　C. 对乙酰氨基酚

  D. 普鲁卡因　　　　　　　　E. 利多卡因

9. 在亚硝酸钠滴定法中,将滴定尖端插入液面下约2/3处滴定被测样品。其原因是(　　)

  A. 避免亚硝酸挥发和分解　　B. 防止被测样品分解　　　　C. 防止重氮盐分解

  D. 防止样品吸收CO_2　　　　E. 避免样品被氧化

10. 盐酸普鲁卡因注射液易水解产生的特殊杂质是(　　)

  A. 对氨基苯甲酸　　　　　　B. 水杨酸　　　　　　　　　C. 4-氨基-2-氯苯甲酸

  D. 氨基酚　　　　　　　　　E. 以上都不对

11. 《中国药典》规定亚硝酸钠滴定法进行滴定的温度是(　　)

  A. 0℃～5℃　　　　　　　　B. 5℃～10℃　　　　　　　C. 0℃～10℃

  D. 10℃～20℃　　　　　　　E. 10℃～30℃

12. 永停法采用的电极是(　　)

  A. 玻璃电极-甘汞电极　　　　B. 两根铂电极　　　　　　　C. 铂电极-甘汞电极

  D. 玻璃电极-铂电极　　　　　E. 银电极-甘汞电极

13. 药物分子中具有下列哪一基团才能在酸性溶液中直接用亚硝酸钠滴定(　　)

  A. 芳伯氨基　　　　　　　　B. 硝基　　　　　　　　　　C. 芳酰胺基

  D. 酚羟基　　　　　　　　　E. 三甲胺基

14. 不属于对氨基苯甲酸酯类药物的是(　　)

  A. 盐酸普鲁卡因　　　　　　B. 对氨基苯甲酸酯　　　　　C. 盐酸普鲁卡因胺

  D. 苯佐卡因　　　　　　　　E. 盐酸利多卡因

15. 盐酸普鲁卡因在碱性条件下加热分解,生成一种能使红色石蕊试纸变蓝的气体,此气体是(　　)

  A. NH_3　　　　　　　　　　B. $NH(C_2H_3)_2$　　　　　　C. $NH(CH_3)_2$

  D. $HOCH_2CH_2N(C_2H_5)_2$　　E. 以上都不是

16. 亚硝酸钠滴定法用于测定具有芳伯氨基药物的含量,加酸可使反应速度加快,所用的酸为(　　)

  A. HAc　　　　　　　　　　B. $HClO_4$　　　　　　　　C. HCl

  D. HNO_3　　　　　　　　　E. H_2SO_4

17. 重氮化-偶合反应所用的偶合试剂为(　　)

  A. 碱性-萘酚　　　　　　　　B. 酚酞　　　　　　　　　　C. 碱性酒石酸铜

  D. 三硝基酚　　　　　　　　E. 溴酚

18. 不能采用非水滴定法的药物是(　　)

  A. 盐酸丁卡因　　　　　　　B. 盐酸利多卡因　　　　　　C. 盐酸普鲁卡因胺

  D. 生物碱　　　　　　　　　E. 以上均不对

19. 重氮化反应的速度受多种因素的影响,测定中的主要条件有以下几种,其中不正确的条件是(　　)

A. 加入适当的溴化钾加快反应速度　　　　B. 加过量的盐酸加速反应

C. 室温(10℃～30℃)条件下滴定　　　　D. 滴定管尖端插入液面下滴定

E. 滴定管尖端不插入液面下滴定

20. 下列药物不具有重氮化偶合反应的是(　　)

A. 盐酸丁卡因　　　　B. 对乙酰氨基酚　　　　C. 盐酸普鲁卡因

D. 对氨基水杨酸钠　　　　E. 苯佐卡因

21. 某药物加水溶解,加10%氢氧化钠溶液,生成白色沉淀,加热,变成油状物,继续加热产生可使红色石蕊试纸变蓝的气体,并油状物消失;放冷,加盐酸酸化,白色沉淀又析出,加过量的盐酸沉淀可溶解。该药是(　　)

A. 对氨基水杨酸钠　　　　B. 肾上腺素　　　　C. 盐酸普鲁卡因

D. 对乙酰氨基酚　　　　E. 盐酸利多卡因

22. 重氮化反应速度与酸的种类及酸度的关系,以下正确的是(　　)

A. $HBr>HCl>H_2SO_4$　　　　B. $HCl>HBr>H_2SO_4$　　　　C. $HBr>H_2SO_4>HCl$

D. $H_2SO_4>HCl>HBr$　　　　E. $H_2SO_4>HBr>HCl$

23. 重氮化反应中酸度的规定为芳伯氨基:酸的摩尔比应为(　　)

A. 1:2.5～1:6　　　　B. 1:1.5～1:6　　　　C. 1:3.5～1:6

D. 1:2.5～1:5　　　　E. 1:2.5～1:7

24. 可与亚硝基铁氰化钠反应的药物应具有的官能团是(　　)

A. 偶氮氨基　　　　B. 酚羟基　　　　C. 芳伯氨基

D. 脂肪族伯胺基　　　　E. 芳氧丙醇胺基

25. 盐酸丁卡因可在酸溶性溶液中与亚硝酸钠反应,最终生成的产物是(　　)

A. 偶氮氨基化合物　　　　B. 重氮盐　　　　C. N-亚硝基化合物

D. 硝基化合物　　　　E. 偶氮染料

26. 《中国药典》中检查盐酸普鲁卡因注射液中对氨基苯甲酸杂质的方法是(　　)

A. 紫外分光光度法　　　　B. 红外分光光度法　　　　C. 双相滴定法

D. 薄层色谱法　　　　E. 高效液相色谱法

B型题

A. 对乙酰氨基酚　　　　B. 盐酸普鲁卡因　　　　C. 盐酸利多卡因

D. 诺氟沙星　　　　E. 盐酸氯丙嗪

以下方法鉴别的药物是

27. 取供试品约0.1g,加稀盐酸5ml,在水浴上加热40分钟,取0.5ml,加亚硝酸钠试液5滴和碱性β-萘酚试液2ml,摇匀,即显红色(　　)

28. 取供试品约50mg,加稀盐酸1ml使溶解,加亚硝酸钠试液数滴和碱性β-萘酚试液数滴,生成橙色或猩红色沉淀(　　)

29. 取供试品0.2g,加水20ml使溶解,分取10ml,加三硝基苯酚试液10ml,即生成沉淀,滤过,沉淀用水洗涤,在105℃干燥后,测定熔点为228℃～232℃(　　)

A. 高氯酸滴定液　　　　B. 亚硝酸钠滴定液　　　　C. 氢氧化钠滴定液

D. 盐酸滴定液　　　　E. 硝酸银滴定液

以下药物含量测定所使用的滴定液是

30. 阿司匹林(　　)

31. 盐酸普鲁卡因(　　)

32. 苯巴比妥(　　)

33. 地西泮（　　）

A. 在酸性条件下,和亚硝酸钠与β-萘酚反应,显橙红色

B. 在碳酸钠试液中,与硫酸铜反应,生成蓝紫色配合物

C. 与硝酸反应,显黄色

D. 加入三氯化铁试液,显紫红色

E. 加入三氯化铁试液,生成赭色沉淀

以下药物的鉴别反应是

34. 盐酸普鲁卡因（　　）

35. 盐酸利多卡因（　　）

36. 苯甲酸（　　）

A. 非水滴定法 　　　　　 B. 双相滴定法 　　　　　 C. 溴量法

D. 亚硝酸钠滴定法 　　　 E. 沉淀滴定法

以下药物的含量测定方法为

37. 肾上腺素（　　）

38. 盐酸去氧肾上腺素（　　）

39. 对氨基水杨酸钠（　　）

40. 苯甲酸钠（　　）

X型题

41. 下列药物中可发生重氮化-偶合反应的药物是（　　）

A. 对乙酰氨基酚 　　　　 B. 盐酸普鲁卡因 　　　　 C. 盐酸丁卡因

D. 盐酸利多卡因 　　　　 E. 对氨基水杨酸钠

42. 影响重氮化反应的因素有（　　）

A. 反应温度 　　　　　　 B. 滴定速度 　　　　　　 C. 药物的结构

D. 盐酸的用量 　　　　　 E. 芳伯氨基的碱性强弱

43. 盐酸利卡因含量测定中,测定前在供试品溶液中加入适量的醋酐,其作用是（　　）

A. 使滴定终点突越敏锐 　 B. 加速反应进行 　　　　 C. 可增强盐酸利多卡因的碱性

D. 避免杂质影响测定 　　 E. 增溶作用

44. 不可以发生重氮化-偶合反应的药物有（　　）

A. 盐酸丁卡因 　　　　　 B. 盐酸普鲁卡因 　　　　 C. 扑热息痛

D. 盐酸去氧肾上腺素 　　 E. 肾上腺素

45. 下列不可能是盐酸普鲁卡因注射液杂质的是（　　）

A. 二乙氨基乙醇 　　　　 B. 苯甲酸 　　　　　　　 C. 普鲁卡因

D. 对氨基苯甲酸 　　　　 E. 苯酚

46. 采用亚硝酸钠滴定法时加入过量盐酸的目的是（　　）

A. 加快反应速度 　　　　　　 B. 生成的重氮盐在酸性溶液中较稳定

C. 防止亚硝酸挥发 　　　　　 D. 防止生成偶氮氨基化合物

E. 使反应稳定进行

47. 中国药典中盐酸普鲁卡因的鉴别试验有（　　）

A. 水解反应 　　　　　　 B. 红外光谱法 　　　　　 C. 重氮化-偶合反应

D. 氯化物反应 　　　　　 E. 与芳醛缩合的反应

48. 关于重氮化滴定法中外指示剂指示终点的原理,说法正确的是（　　）

A. 常用碘化钾-淀粉糊剂或指示液

B. 滴定到达终点时,稍过量的亚硝酸钠氧化碘化钾

C. 碘遇淀粉即显蓝色   D. 滴定在酸性溶液中进行

E. 滴定到达终点时,等待 30 秒钟不退色即达指示终点

49. 亚硝酸钠滴定法适合下列哪些药物测定(　　)

A. 盐酸普鲁卡因   B. 扑热息痛   C. 盐酸丁卡因

D. 对硝基苯酚   E. 对氨基水杨酸钠

二、填空题

1. 芳胺类药物根据基本结构不同,可分为_____和_____。

2. 对氨基苯甲酸酯类药物因分子结构中有_____结构,能发生重氮化-偶合反应;有_____结构,易发生水解。

3. 利多卡因在酰氨基邻位存在两个甲基,由于_____影响,较_____水解,故其盐的水溶液比较_____。

4. 盐酸普鲁卡因遇氢氧化钠试液即析出白色沉淀,加热变为油状物_____,因其具有_____的结构,继续加热则水解,产生挥发性_____,能使湿润的红色石蕊试纸变为蓝色,同时生成可溶于水的_____,放冷,加盐酸酸化,即生成_____的白色沉淀。

5. 盐酸普鲁卡因注射液易水解产生_____。

6. 重氮化反应为_____,反应速度较慢,所以滴定不宜过快。为了避免滴定过程中亚硝酸挥发和分解,滴定时将滴定管尖端_____,一次将大部分亚硝酸钠滴定液在搅拌条件下迅速加入使其尽快反应。然后将滴定管尖端_____,用少量水淋洗尖端,再缓缓滴定。尤其是在近终点时,因尚未反应的芳伯氨基药物的浓度极稀,须在最后一滴加入后,搅拌_____分钟,再确定终点是否真正到达。

三、中英文对译

1. 盐酸普鲁卡因   2. 苯佐卡因

3. 盐酸普鲁卡因胺   4. Diazotization and coupling reaction

5. Sodium nitrite titration

四、名词解释

1. 重氮化-偶合反应   2. 羟肟酸铁盐反应   3. 亚硝酸钠滴定法   4. 永停滴定法

五、鉴别题

用化学方法区别下列药物

1. 盐酸普鲁卡因与盐酸普鲁卡因胺

2. 盐酸丁卡因、对乙酰氨基酚与肾上腺素

六、判断题

1. 苯佐卡因、盐酸普鲁卡因、盐酸丁卡因均可以发生重氮化反应。(　　)

2. 重氮化反应速度与芳伯氨基的碱性强弱有关。碱性弱反应速度就快。(　　)

3. 对于结构中含有芳伯氨基的药物进行鉴别时,可采用不加偶合试剂直接进行重氮化反应。(　　)

4. 重氮化反应中加入 KBr 的目的是增加样品的溶解度。(　　)

5. 重氮化反应中加入 KBr 是为了加快反应速度。(　　)

七、简答题

1. 在亚硝酸钠滴定法中,一般向供试品溶液中加入适量溴化钾。加入溴化钾的目的是什么?并说明其原理。

2. 区别盐酸利多卡因和盐酸普鲁卡因的鉴别反应是什么反应?

3. 试述亚硝酸钠滴定法的原理,测定的主要条件及指示终点的方法。

4. 盐酸普鲁卡因注射液为什么会变黄？如何检查其特殊杂质？

八、计算题

1. 盐酸普鲁卡因注射液中检查对氨基苯甲酸杂质：精密量取本品，加乙醇稀释成每毫升中含盐酸普鲁卡因 2.5mg 的溶液，作为供试液。取对氨基苯甲酸对照品，加乙醇制成每毫升中含有 30μg 对氨基苯甲酸溶液，作为对照液。取上述两种溶液各 10μl，分别点于硅胶 H 薄层板上，用苯-冰醋酸-丙酮-甲醇(14：1：1：4)为展开剂展开，晒干后用对二甲氨基苯甲醛溶液显色。供试液所显的与对照品液相应的杂质斑点，其颜色与对照品溶液主斑比较，不得更深，试计算供试品的杂质限度。

2. 盐酸普鲁卡因胺片的含量测定：取本品 10 片，置 100ml 容量瓶中，加水 50ml，振摇，使普鲁卡因胺溶解，加水稀释至刻度，摇匀，静置，精密吸取上清液 20ml，照永停滴定法，用亚硝酸钠滴定液(0.1mol/L)滴定。每 1ml 亚硝酸钠滴定液(0.1mol/L)相当于 27.18mg 的 $C_{13}H_{21}N_3O \cdot HCl$。已知：消耗亚硝酸钠滴定液 18.20ml，亚硝酸钠滴定液的实际浓度为 0.1003mol/L，盐酸普鲁卡因胺片 10 片总重量为 2.7354g，盐酸普鲁卡因的标示量为 0.25g。求：盐酸普鲁卡因胺相当于标示量的百分含量。

参 考 答 案

一、选择题

A 型题

1. D　2. A　3. E　4. C　5. D　6. B　7. B　8. C　9. A　10. A　11. E　12. B　13. A　14. E　15. D　16. C　17. A　18. E　19. E　20. A　21. C　22. A　23. A　24. D　25. C　26. E

B 型题

27. A　28. B　29. C　30. C　31. B　32. E　33. A　34. A　35. B　36. E　37. A　38. C　39. D　40. B

X 型题

41. ABE　42. ABCDE　43. AC　44. DE　45. BCE　46. ABE　47. ABCD　48. ABCDE　49. ABDE

二、填空题

1. 对氨基苯甲酸酯类　酰苯胺类

2. 芳伯氨基　酯键

3. 空间位阻　难　稳定

4. 普鲁卡因　酯键　二乙氨基乙醇　对氨基苯甲酸钠　对氨基苯甲酸

5. 对氨基苯甲酸

6. 分子反应　插入液面下　提出液面　1～5

三、中英文对译

1. Procaine Hydrochloride
2. Benzocaine
3. Procainamide Hydrochloride
4. 重氮化-偶合反应
5. 亚硝酸钠滴定法

四、名词解释

1. 重氮化-偶合反应：含有芳伯氨基或潜在芳伯氨基的药物，可在酸性溶液中与亚硝酸钠发生反应，生成的重氮盐与碱性 β-萘酚生成橙红色沉淀，此反应为重氮化-偶合反应。

2. 羟肟酸铁盐反应：盐酸普鲁卡因胺分子结构中具有芳酰胺，可在浓过氧化氢溶液中加热后，先被氧化成羟肟酸，再与三氯化铁作用生成羟肟酸铁盐，其溶液显紫红色，随即变为棕色，此反应为羟肟酸铁盐反应。

3. 亚硝酸钠滴定法：分子结构中具有芳伯氨基或潜在芳伯氨基的药物，可在酸性溶液中与亚硝酸钠定量反应，生成重氮盐，用永停滴定法或外指示剂指示终点，根据所消耗亚硝酸钠滴定液的体积求得被测药物的含量。

4. 永停滴定法：亚硝酸钠滴定法测定具有芳伯氨基或潜在芳伯氨基的药物含量时指示终点的一种方

法。它的原理是在被测溶液中插入两个相同的铂电极,在两个电极间串联一个灵敏的检流计。当用 $NaNO_2$ 滴定时,由于在终点前回路中没有电流,所以电流计的指针指零,或指针偏转后立刻又返回到零点。当到达滴定终点时,由于溶液中有微过量的 $NaNO_2$,使得在两个电极上发生氧化还原反应,在两电极间有电子的流动,从而回路中有电流产生,使得电流计指针发生偏转并且不再返回零点。

五、鉴别题

1. 盐酸普鲁卡因胺能发生羟肟酸铁试验:本品与三氯化铁试液、浓过氧化氢溶液显紫红色。盐酸普鲁卡因不能发生此反应。

2. 盐酸丁卡因与亚硝酸生成乳白色沉淀。对乙酰氨基酚与亚硝酸、碱性 β-萘酚生成橙红色沉淀。肾上腺素在酸性溶液中与三氯化铁溶液反应生成紫红色。

六、判断题

1. F 2. T 3. F 4. F 5. T

七、简答题

1. 答:加入适量溴化钾的目的是加快重氮化反应速度。

因为溴化钾与 HCl 作用产生溴化氢。溴化氢与亚硝酸作用生成 NOBr。

$HNO_2 + HBr \rightarrow NOBr + H_2O$,若供试液中仅有 HCl,则生成 NOCl,由于生成 NOBr 的平衡常数比生成 NOCl 的平衡常数大 300 倍。所以加速了重氮化反应的进行。

2. 答:是与重金属离子的反应。具有芳酰胺基的盐酸利多卡因在碳酸钠试液中,与硫酸铜反应生成蓝紫色的配合物;而盐酸普鲁卡因在相同条件下不发生此反应。

3. 答:(1) 原理:芳伯氨基药物在酸性溶液中与亚硝酸钠反应,生成重氮盐,用永停法或外指示剂法指示终点。

$$ArNHCOR + H_2O \rightarrow ArNH_2 + RCOOH$$

$$ArNH_2 + NaNO_2 + 2HCl \rightarrow ArN_2Cl^- + NaCl + 2H_2O$$

(2) 测定的主要条件:加入适量的 KBr 加速反应速度;加入过量的 HCl 加速反应;室温(10℃～30℃)条件下滴定;滴定管尖端插入液面下 2/3 处,一次将大部分亚硝酸钠滴定液在搅拌条件下迅速加入,使其尽快反应。然后将滴定管尖端提出液面,用少量水淋洗尖端,再缓缓滴定。

(3) 指示终点的方法:有电位法、永停滴定法、外指示剂法和内指示剂法。药典中多采用永停滴定法或外指示剂法指示终点。

4. 答:盐酸普鲁卡因分子结构中有酯键,可发生水解反应。在盐酸普鲁卡因注射液制备过程中受灭菌温度、时间、溶液 pH、贮藏时间以及光线、金属离子等因素的影响,易发生水解反应,生成对氨基苯甲酸和二乙氨基乙醇,其中对氨基苯甲酸随贮藏时间的延长或受热,可进一步脱羧转化为苯胺,而苯胺又可以被氧化为有色物,从而使注射液变黄,疗效下降。

中国药典采用高效液相色谱法中的对照品比较法检查对氨基苯甲酸的杂质限量。

八、计算题

1. 对氨基苯甲酸的杂质限度 $= \dfrac{杂质最大允许量}{供试品量} \times 100\%$

$$= \frac{30 \times 10}{2.5 \times 1000 \times 10} \times 100\% = 1.2\%$$

2. 盐酸普鲁卡因胺相当于标示量 $\% = \dfrac{F \times T \times V \times \overline{W}}{W \times 标} \times 100\%$

$$= \frac{0.1003/0.1 \times 27.18 \times 18.20}{2.7354 \times 20/100 \times 1000} \times \frac{2.7354}{10} \times \frac{1}{0.25} \times 100\% = 99.2\%$$

第九章　二氢吡啶类钙通道阻滞药物的分析

知 识 要 点

二氢吡啶类钙通道阻滞药物,也称钙拮抗剂(calciumantagoinst),是目前临床上特异性最高、作用最强的一类钙拮抗剂,广泛用于缺血性心血管疾病和高血压、脑血管疾病等的治疗。ChP 收载有硝苯地平、尼群地平、尼莫地平、尼索地平、非洛地平等药物及其制剂 17 种。本章主要介绍该类药物的结构、性质及其分析方法。

一、结构和性质

本类药物都具有苯基-1,4-二氢吡啶的母核结构(活性结构),取代基分为芳环上取代与二氢吡啶环上取代,随取代基类型不同而形成不同的二氢吡啶类药物。

1. 二氢吡啶类药物结构与性质及在药物分析中的应用如下图所示:

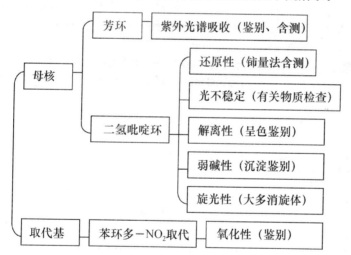

2. 二氢吡啶类药物的性质及原理具体如下:

性质	原理或特性
还原性	二氢吡啶环具有还原性,可与氧化剂反应
氧化性	苯环上大多有硝基取代基,可被还原为芳伯胺基
不稳定性	二氢吡啶环对光不稳定,应注意避光
弱碱性	可与重金属成盐
解离性	碱性条件下二氢吡啶环质子发生解离,形成 p-π 共轭而呈色
旋光性	C_4 多为手性碳,临床用药大多为其消旋体
紫外吸收	具有芳环共轭体系,具紫外特征吸收

二、鉴 别 试 验

鉴别项目		原理或特征	备注
化学鉴别法	与亚铁盐反应	苯环硝基氧化性	尼莫地平及其制剂
		将氢氧化亚铁氧化为红棕色氢氧化铁沉淀	5%硫酸亚铁铵溶液应新制
	与氢氧化钠反应	二氢吡啶环的解离性	硝苯地平及其制剂
		其丙酮溶液与氢氧化钠试液反应显橙红色	尼群地平及其制剂尼索定平
	沉淀反应	二氢吡啶环具有弱碱性	尼莫地平注射液
		可与重金属盐类产生沉淀,eg. 汞盐(白↓),碘化铋钾(橙红色↓)	尼群地平软胶囊
	重氮化-偶合反应	苯环硝基氧化性	硝苯地平(BP、JP)
		在酸性条件下,被锌粉还原为芳伯胺基,可发生重氮化-偶合反应呈色	
分光光度法	紫外分光光度法	具有芳环,共轭体系	避光操作,用于原料药和制剂
		eg. 尼群地平软胶囊,内容物的无水乙醇溶液,分别测定 A_{353} 和 A_{303},规定 A_{353}/A_{303} 应为 2.1~2.3	
	红外分光光度法	官能团特征吸收	避光操作,用于所有原料药和部分制剂
		依法测定,采用标准图谱对照法,测得红外吸收图谱应与对照图谱一致	
色谱法	高效液相色谱法	eg. 尼莫地平片,含量测定项下记录的色谱图中,供试品溶液主峰保留时间与对照品溶液主峰保留时间一致	含量测定时可同时进行鉴别,多用于本类药物的制剂
	薄层色谱法	供试品溶液与对照品溶液,在同一条件下展开,供试品溶液所显主斑点的颜色、位置应与对照品溶液的主斑点一致	BP、USP

三、有关物质检查

1. **杂质来源** 本类化合物中的二氢吡啶环对光不稳定,可发生光歧化反应,引入杂质。
2. **检查方法** HPLC。
3. **备注** 应避光操作;各国药典均规定对其进行检查。

四、含 量 测 定

二氢吡啶类药物的含量测定方法有铈量法、紫外-可见分光光度法和高效液相色谱法。

介绍如下:

方法	原理	备注
铈量法(硫酸铈法，cerium sulphate method)	本品的含药溶液,在高氯酸条件下,可被硫酸铈滴定液定量滴定,用邻二氮菲指示液指示终点,终点时橙红色消失。滴定结果用空白校正。 eg. 硝苯地平与 $Ce(SO_4)_2$ 的反应摩尔比为 1：2,每 1ml 硫酸铈滴定液(0.1mol/L)相当于 17.32mg 的 $C_{17}H_{18}N_2O_6$	二氢吡啶类药物中的二氢吡啶环具有还原性,强酸条件下,可与氧化性试剂硫酸铈定量发生氧化还原反应。根据消耗硫酸铈的体积,可计算出药物的含量	1. 用于 ChP2010 收载的二氢吡啶类所有原料药测定; 2. 本法专属性强,采用外指示剂法指示终点,终点敏锐
紫外-可见分光光度法	eg. 尼群地平软胶囊的含量测定:在 353nm 处分别测定样品与对照品(约 $20\mu g/ml$)无水乙醇的溶液吸光度,计算,即得	本类药物在紫外光区有特征吸收,根据朗伯-比尔定律,采用对照品比较法定量	避光操作
高效液相色谱法	eg. 尼莫地平分散片的含量测定:用十八烷基硅烷键合硅胶为填充剂;以甲醇-乙腈-水(35：38：27)为流动相,检测波长为 235nm	HPLC通过分离可消除有关物质及制剂中的辅料干扰,采用外标法以峰面积定量	避光操作 各国药典大多采用本法测定本类药物原料及制剂

五、体内二氢吡啶类药物的分析

分析特点:①样品操作须避光,并考察稳定性;②血药浓度低,需进行样品前处理,并选择灵敏度高的方法,常选用联用技术作为分析方法,如 SPE-LC-MS/MS 等;③本类药物具有手性异构体,且生物活性不同时,还需对其手性异构体进行分离、测定,如采用手性高效液相色谱法等。

知 识 地 图

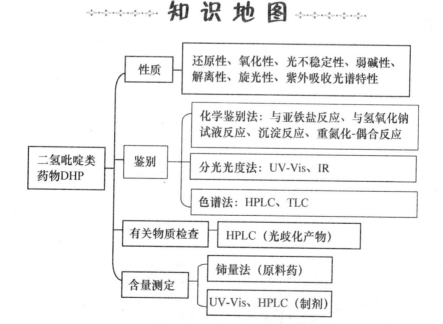

精 选 习 题

一、选择题

A 型题

1. 尼莫地平具有氧化性,与亚铁盐反应,呈现的颜色变化是( )
    A. 溶液变为白色   B. 出现沉淀,沉淀由灰绿色变为红棕色   C. 溶液显橙红色
    D. 出现橙红色沉淀   E. 无变化

2. 各国药典规定对二氢吡啶类药物中引入的杂质检查大多采用的方法是( )
    A. TLC   B. 紫外-可见分光光度法   C. 比色法
    D. HPLC   E. IR

3. ChP2010 的二氢吡啶类药物原料药均采用何种方法测定含量( )
    A. TLC   B. 紫外-可见分光光度法   C. 铈量法
    D. HPLC   E. 非水溶液滴定法

4. ChP2010 收载的尼莫地平软胶囊采用何种方法测定含量( )
    A. TLC   B. 紫外-可见分光光度法   C. 铈量法
    D. HPLC   E. 非水溶液滴定法

5. 下列药物的丙酮溶液与氢氧化钠试液反应显橙红色的是( )
    A. 苯巴比妥   B. 阿司匹林   C. 维生素 A
    D. 盐酸氯丙嗪   E. 硝苯地平

6. 硝苯地平用铈量法进行含量测定的条件是( )
    A. 强酸性   B. 弱酸性   C. 中性
    D. 强碱性   E. 弱碱性

7. 硝苯地平用铈量法进行含量测定的终点指示剂是( )
    A. 邻二氮菲   B. 结晶紫   C. 淀粉
    D. 自身指示剂   E. 酚酞

8. 二氢吡啶类药物原料药的鉴别均采用的方法是( )
    A. TLC   B. GC   C. 比色法
    D. HPLC   E. IR

9. 下列哪一个不是二氢吡啶类药物所具有的性质( )
    A. 还原性   B. 旋光性   C. 挥发性
    D. 光不稳定性   E. 解离性

10. 硝苯地平与硫酸铈的反应摩尔比为( )
    A. 1:1   B. 1:2   C. 1:3
    D. 2:1   E. 3:1

B 型题

    A. 还原性   B. 硝基氧化性   C. 旋光性
    D. 光不稳定性   E. 解离性
下列鉴别反应是基于二氢吡啶类的什么性质?

11. 尼莫地平与亚铁盐反应,沉淀由灰绿色变为红棕色( )

12. 硝苯地平的丙酮溶液,在碱性条件下,溶液显橙红色( )
    A. 还原性   B. 硝基氧化性   C. 吸收光谱特性

D. 光不稳定性   E. 解离性

下列操作基于二氢吡啶类的哪个性质?

13. 紫外分光光度法鉴别( )

14. 有关物质检查( )

15. 铈量法测定含量( )

X 型题

16. ChP 收载的用于硝苯地平原料药分析的方法有( )

    A. 氧化还原滴定法   B. 紫外分光光度法   C. 红外分光光度法

    D. 高效液相色谱法   E. 薄层色谱法

17. 下列药物中可用重氮化-偶合反应鉴别的有( )

    A. 盐酸普鲁卡因   B. 苯佐卡因   C. 硝苯地平

    D. 对乙酰氨基酚   E. 尼群地平

18. 下列药物中可直接用重氮化-偶合反应鉴别的有( )

    A. 盐酸普鲁卡因   B. 苯佐卡因   C. 硝苯地平

    D. 对乙酰氨基酚   E. 尼群地平

19. 下列哪些操作用到了 HPLC( )

    A. 硝苯地平的鉴别   B. 硝苯地平的检查   C. 硝苯地平含量测定

    D. 尼莫地平片的鉴别   E. 尼莫地平片的含量测定

20. 体内二氢吡啶类药物分析的特点有( )

    A. 仪器灵敏度要求高   B. 通常测定血药浓度   C. 需要对样品进行前处理

    D. 常用联用技术分析   E. 需考察样品稳定性

二、填空题

1. 二氢吡啶类药物的共同特征是均含有_____的母核。

2. 二氢吡啶类药物的苯环硝基具有_____性,在酸性下被锌粉还原为_____,可用重氮化-偶合反应鉴别。

3. 取硝苯地平约 25mg,加丙酮 1ml 溶解,加 20%_____溶液 3～5 滴,振摇,溶液显橙红色。

4. 尼莫地平可与氯化汞反应生成_____,可用于鉴别。

5. 二氢吡啶类药物对光不稳定,可发生光歧化反应,应对其进行_____检查。

6. 二氢吡啶类药物对光不稳定,因此二氢吡啶类药物的分析应_____操作。

7. 铈量法测定硝苯地平时,所用滴定剂为_____,强酸为_____,指示剂为_____。

8. 铈量法测定硝苯地平,采用_____法指示终点,终点时橙红色消失,变色敏锐。

三、中英文对译

1. 二氢吡啶类药物   2. 硝苯地平

3. 尼莫地平   4. 尼群地平

5. cerium sulphate method

四、问答题

1. 硝苯地平为什么要进行有关物质检查? 采用的方法及注意事项是什么?

2. 简述铈量法测定硝苯地平的依据、原理、方法及注意事项。

五、计算题

1. 硝苯地平的含量测定如下:取本品约 0.3906g,精密称定,加无水乙醇 50ml,微热使溶解,加高氯酸溶液(取 70%高氯酸 8.5ml,加水至 100ml)50ml、邻二氮菲指示液 3 滴,立即用硫酸铈滴定液(0.1003mol/L)滴定,至近终点时,在水浴中加热至 50℃左右,继续缓缓滴定至橙红色消失,消耗硫酸铈滴定液(0.1003mol/L) 22.47ml,另作空白同法测定,消耗硫酸铈滴定液(0.1003mol/L)0.04ml,计算本品含量。每 1ml 硫酸铈滴定液 (0.1mol/L)相当于 17.32mg 的 $C_{17}H_{18}N_2O_6$。

2. 尼群地平软胶囊(10mg/粒)的含量测定如下:避光操作。取本品 10 粒,置小烧杯中,用剪刀剪破囊壳,加无水乙醇少量,振摇使溶解后,将内容物与囊壳全部转移至具塞锥形瓶中,用无水乙醇反复冲洗剪刀及小烧杯,洗液并入锥形瓶中,将锥形瓶密塞,置 40℃水浴中加热 15 分钟,并时时振摇,将内容物移入 100ml 量瓶中,用无水乙醇反复冲洗囊壳和锥形瓶,洗液并入量瓶中,用无水乙醇稀释至刻度,摇匀,精密量取 2ml,置 100ml 量瓶中,用无水乙醇稀释至刻度,摇匀,在 353nm 的波长处测定吸光度为 0.562;精密称取尼群地平对照品 10.02mg,置 100ml 量瓶中,用无水乙醇溶解并稀释至刻度,精密量取 10ml,用无水乙醇稀释至 50ml,同法测定,测得吸光度为 0.576,计算本品含量。

3. 尼莫地平分散片(20mg/片)的含量测定方法如下:避光操作。取本品 20 片,精密称定为 3.9672g,研细,精密称取 0.1022g,置 50ml 量瓶中,加流动相适量,超声处理 15 分钟使尼莫地平溶解,放冷,用流动相稀释至刻度,摇匀,离心 10 分钟(每分钟 3000 转),精密量取上清液 5ml,置 50ml 量瓶中,用流动相稀释至刻度,摇匀,精密量取 10μl 注入液相色谱仪,尼莫地平峰面积为 428654;精密称取尼莫地平对照品 10.14mg,置 100ml 量瓶中,用流动相溶解并稀释至刻度,精密量取 10ml,置 50ml 量瓶中,用流动相稀释至刻度,同法测定,得尼莫地平峰面积为 436219,按外标法以峰面积计算本品含量。

参考答案

一、选择题

A 型题

1. B 2. D 3. C 4. B 5. E 6. A 7. A 8. E 9. C 10. B

B 型题

11. B 12. E 13. C 14. D 15. A

X 型题

16. ABCD 17. ABCDE 18. AB 19. BDE 20. ABCDE

二、填空题

1. 苯基-1,4-二氢吡啶

2. 氧化 芳伯胺基

3. NaOH

4. 白色沉淀

5. 有关物质

6. 避光

7. 硫酸铈 高氯酸 邻二氮菲

8. 外加指示剂

三、中英文对译

1. Dihydropyridines,DHP
2. Nifedipine
3. Nimodipine
4. Nitrendipine
5. 铈量法(硫酸铈法)

四、问答题

1. 答:二氢吡啶类药物遇光极不稳定,易发生光化学歧化反应,引入杂质。硝苯地平在光照和氧化剂存在的条件下分别生成两种降解氧化产物,对人体有害,因此应进行有关物质检查。采用 HPLC 作为检查方法,应注意在避光条件下操作。

2. 答:铈量法测定硝苯地平的依据是二氢吡啶类药物中的二氢吡啶环具有还原性。原理是 DHP 在强酸条件下,可与氧化性试剂硫酸铈定量发生氧化还原反应,根据消耗硫酸铈的体积,可计算出药物的含量。方法:以硫酸铈为滴定液,在高氯酸条件下滴定,用邻二氮菲指示液指示终点,终点时橙红色消失。滴定结果用空白校正。硝苯地平与 $Ce(SO_4)_2$ 的反应摩尔比为 $1:2$。注意事项为邻二氮菲指示液应临用新制。

五、计算题

1. 解:

$$含量\% = \frac{(V-V_0) \times F \times T}{W} \times 100\% = \frac{(22.47-0.04) \times 1.003 \times 17.32}{0.3906 \times 1000} \times 100\% = 99.8\%$$

2. 解:

$$标示量\% = \frac{\frac{A_{供}}{A_{对}} \times C_{对} \times D}{粒数 \times 标示量} \times 100\% = \frac{\frac{0.562}{0.576} \times \frac{10.02 \times 10}{100 \times 50} \times \frac{100 \times 100}{2}}{10 \times 10} \times 100\% = 97.8\%$$

3. 解:

$$标示量\% = \frac{\frac{\frac{A_{供}}{A_{对}} \times C_{对} \times D}{W} \times \overline{W}}{标示量} \times 100\%$$

$$= \frac{\frac{\frac{428654}{436219} \times \frac{10.14 \times 10}{100 \times 50} \times \frac{50 \times 50}{5}}{0.1022} \times \frac{3.9672}{20}}{20} \times 100\% = 96.7\%$$

（长治医学院　杨　雪）

第十章 巴比妥及苯并二氮杂䓬类镇静催眠药物的分析

━━━━━━━━━◆◆◆ **知 识 要 点** ◆◆◆━━━━━━━━━

巴比妥类和苯并二氮杂䓬类药物是目前临床常用的镇静催眠药,本章主要介绍了巴比妥类及苯并二氮杂䓬类药物的结构、性质、鉴别、检查和含量测定方法。

第一节 巴比妥类药物的分析

巴比妥类药物是巴比妥酸的衍生物,其结构由母核与取代基构成。母核为环状丙二酰脲结构,是巴比妥类药物的共同结构,决定了巴比妥类药物的共性;由于取代基的不同而形成不同的巴比妥类药物,其具有的不同理化性质可用以区分同类。巴比妥类药物多为 5,5-二取代物,少数为 1,5,5-三取代物或 C2 位硫代巴比妥酸的 5,5-二取代物。

一、理 化 性 质

1. 溶解性 游离巴比妥类药物易溶于乙醇及有机溶剂;其钠盐则易溶于水,而难溶于有机溶剂。

2. 弱酸性 巴比妥类药物具有 1,3-二酰亚胺基团,能发生酮式-烯醇式互变异构从而显弱酸性,随着溶液 pH 的增大,分子也由一级电离而逐渐变为二级电离。

3. 水解反应 具有酰亚胺基团,能与碱溶液共沸水解产生氨气,使湿润的红色石蕊试纸变蓝。

4. 与重金属离子的反应 结构中的丙二酰脲或酰亚胺基团,在适当的 pH 条件下,可与某些重金属离子,如 Ag^+、Cu^{2+}、Co^{2+}、Hg^{2+} 等反应呈色或产生有色沉淀。

银盐反应和铜盐反应可用于巴比妥类药物的一般鉴别。

反应名称	反应条件	重金属试剂	现象
与银盐的反应	碳酸钠	硝酸银	先生成白色沉淀,振摇即溶解,继续滴加至硝酸银过量,则沉淀不再溶解
与铜盐的反应	吡啶	铜吡啶	紫堇色或紫色沉淀,含硫巴比妥类药物呈现绿色
与钴盐的反应	异丙胺	醋酸钴、硝酸钴或氧化钴	紫堇色
与汞盐的反应	—	硝酸汞或氯化汞	白色沉淀,可溶于氨试液

5. 紫外吸收光谱特征 随着 pH 的不同,巴比妥类药物可发生不同程度的电离,而随着电离级数的不同,药物的紫外光谱也会发生显著的变化。

pH	λmax(nm)		
	5,5-取代物	1,5,5-取代物	C2 硫代物
1	无	无	287(大)238(小)
10	240	240	304(大)255(小)
13	255	240	304

6. 显微结晶 大部分巴比妥类药物可以根据其自身或与某种试剂反应产物的特殊晶型或颜色来进行同类或不同类别药物的鉴别与区别。例如:巴比妥结晶为长方形,而苯巴比妥开始结晶时显球形,后渐变为花瓣状结晶。

二、鉴 别 试 验

1. 丙二酰脲类鉴别反应 本反应是巴比妥类药物母核的反应,因此是本类药物共有的反应,包括银盐反应和铜盐反应,收载在 ChP 附录"一般鉴别试验"项下。

2. 特征基团的反应

结构	药物	性质	试剂	现象
硫元素	硫喷妥钠	与铅离子生成沉淀	醋酸铅	先生成白色沉淀,加热后沉淀变为黑色
丙烯基	司可巴比妥钠	与碘、溴或高锰酸钾发生加成或氧化反应	碘液、溴液或高锰酸钾	使碘液、溴液褪色;使高锰酸钾紫色褪去生成棕色产物
芳环	苯巴比妥及其钠盐	硝化反应	硝酸钾-硫酸	黄色产物
		与硫酸-亚硝酸钠反应	硫酸-亚硝酸钠	橙黄色产物,随即变橙红色
		与甲醛-硫酸反应	甲醛-硫酸	玫瑰红色产物

3. 熔点测定 巴比妥类药物可直接测定熔点;对于其钠盐,则需先配成水溶液,酸化析出相应的游离巴比妥类药物后,将沉淀分离、洗净、干燥后,再测定熔点。

4. 红外分光光度法 供试品的红外吸收图谱应与 ChP 收载的标准图谱相一致。

三、杂 质 检 查

苯巴比妥中特殊杂质的检查:常通过检查酸度、乙醇溶液的澄清度及中性或碱性物质来控制中间体Ⅰ、中间体Ⅱ和副产物的量,采用 HPLC 进行有关物质的检查。

四、含 量 测 定

名称	测定药物	原理	方法
银量法	苯巴比妥及其钠盐、异戊巴比妥及其钠盐及其制剂	在适当的碱性溶液中可与银离子定量反应,先形成可溶性一银盐,继续滴定生成难溶性二银盐沉淀	甲醇作溶剂,加入 3%无水碳酸钠,照电位滴定法,用硝酸银滴定液进行滴定

(待续)

续表

名称	测定药物	原理	方法
溴量法	司可巴比妥钠原料药及其胶囊	具有不饱和双键的司可巴比妥钠,其不饱和键可以与溴定量地发生加成反应	在酸性条件下,加入定量、过量的溴,待被测药物与溴完全反应后,剩余的溴与碘化钾作用,将碘化钾氧化为等量的碘,再用硫代硫酸钠进行回滴
酸碱滴定法	巴比妥类药物	具有弱酸性,可作为一元酸用酸碱滴定法进行含量测定	(1) 在水-乙醇混合溶剂中的滴定; (2) 在胶束水溶液中进行的滴定; (3) 非水溶液滴定法
紫外分光光度法	巴比妥类药物及其制剂的测定,或固体制剂溶出度和含量均匀度的检查	碱性条件下,巴比妥类药物可电离为具有紫外吸收特征的结构	(1) 杂质干扰小时,用直接测定法; (2) 若有干扰物质存在时,可先用提取分离的方法除去干扰物质,再用紫外分光光度法进行测定
高效液相色谱法	复方制剂或体内药物分析	可在分离的同时进行分析	外标法

第二节　苯并二氮杂䓬类药物的分析

与巴比妥类药物相比,苯并二氮杂䓬类药物安全范围大、反跳现象轻、不影响肝药酶,依赖性和戒断症状轻,镇静安眠剂量与引起昏迷和呼吸抑制的剂量相差数十倍,是目前临床上广泛应用的镇静催眠药。其母核结构为1,4-苯并二氮杂䓬环,由苯环与七元二氮杂䓬环稠合而成,地西泮、氯氮䓬、氯硝西泮和三唑仑为其典型药物。

一、理 化 性 质

1. **溶解性**　一般不溶或极微溶于水,溶于丙酮或三氯甲烷等有机溶剂。
2. **弱碱性**　七元二氮杂䓬环上的氮原子具有碱性,但苯基的取代使其碱性降低。
3. **水解性**　在强碱性溶液中,七元二氮杂䓬环可水解,生成相应的二苯甲酮衍生物。
4. **紫外吸收特性**　本类药物结构中具有共轭系统,具有紫外吸收特征。

二、鉴 别 试 验

鉴别项目	原理	现象
与生物碱沉淀试剂的反应	结构中弱碱性的氮原子,具有类似于生物碱的性质,可与生物碱沉淀试剂反应产生沉淀	在盐酸溶液中,氯氮䓬和地西泮可与碘化铋钾试液作用,产生橙红色沉淀
硫酸-荧光反应	溶于硫酸后,在紫外光下呈不同颜色的荧光	地西泮显黄绿色荧光,氯氮䓬显黄色荧光。若在稀硫酸中,其荧光颜色略有差异
水解后芳香第一胺的反应	1位氮上未被取代的苯并二氮杂䓬类药物与盐酸共热水解后生成芳香第一胺,可用重氮化-偶合反应加以鉴别	水解后的重氮化-偶合反应现象
光谱法	利用紫外吸收特征、红外吸收光谱特征进行鉴别	
色谱法	TLC 和 HPLC 的一般原理	

三、含量测定

1. 非水溶液滴定法 本类药物多具有弱碱性,本类药物及其盐类原料药的含量测定多采用该法。

2. 紫外分光光度法 苯并二氮杂䓬类药物的片剂和胶囊剂多采用该法测定含量。

3. 高效液相色谱法 高效液相色谱法可有效分离苯并二氮杂䓬类药物及其降解产物,可用于本类药物的含量测定,也常用于体内药物分析。

知识地图

```
           巴比妥类药物结构、性质与分析方法之间的关系

  分析方法 ← 性质 ← 结构 → 性质 → 分析方法

                   取代基    母核        弱酸性      定量

  鉴别      硝化、硫酸-亚硝酸    苯环   1,3-二    碱性下水解    鉴别
            钠、甲醛-硫酸反应          酰亚胺

  鉴别      硫元素的反应     硫元素          与金属离子反应   鉴别、定量

  鉴别、定量  与碘、溴、高锰    不饱          紫外特征吸收    鉴别、定量
            酸钾的反应     和键

                             活泼氢   香草醛反应    鉴别
```

```
       苯并二氮杂䓬类药物结构、性质与分析方法之间的关系

         结构 →        性质 →        分析方法

      苯并二氮杂䓬环    紫外吸收      鉴别:UV
                                  含量测定:UV

         N原子        弱碱性      鉴别:与生物碱沉淀试剂反应
                                  含量测定:非水溶液滴定法

       二氮杂䓬环     强酸下水解    鉴别:水解后重氮化-偶合反应

         氯元素      氯化物的反应    鉴别:氯化物的反应
```

精 选 习 题

一、选择题

A 型题

1. 巴比妥类药物结构中的哪个基团可发生互变异构而显弱酸性(　　)
   A. 氨基　　　　　　　　B. 1,3-二酰亚胺基　　　　　　　C. 羰基
   D. 羟基　　　　　　　　E. 5,5-取代基

2. 下列哪个基团不常用于鉴别巴比妥类药物(　　)
   A. 丙二酰脲基　　　　　B. 芳环　　　　　　　　　　　　C. 不饱和烃
   D. 硫元素　　　　　　　E. 羰基

3. 下列哪一项不是中国药典(2010 年版)规定检查苯巴比妥特殊杂质的项目(　　)
   A. 苯巴比妥酸　　　　　B. 乙醇溶液的澄清度　　　　　　C. 中性物质
   D. 碱性物质　　　　　　E. 酸度

4. 银量法测定巴比妥类药物的含量,所用的无水碳酸钠溶液需要临用前新鲜配制,否则会使(　　)
   A. 测定的结果下降　　　B. 测定的结果升高　　　　　　　C. 现象不稳定
   D. 腐蚀玻璃仪器　　　　E. 溶液浑浊而不易确定终点

5. 巴比妥类药物含量测定可以采用非水滴定法,最常用的溶剂为(　　)
   A. 甲醇-冰醋酸　　　　　B. 醋酐　　　　　　　　　　　　C. 二甲基甲酰胺
   D. 苯-乙醇　　　　　　　E. 冰醋酸

6. 苯巴比妥在碱性溶液中与硝酸汞作用(　　)
   A. 产生白色升华物　　　B. 产生紫色沉淀　　　　　　　　C. 产生绿色沉淀
   D. 产生白色沉淀　　　　E. 生成蓝紫色溶液

7. 下列哪种药物能使溴试液褪色(　　)
   A. 异戊巴比妥　　　　　B. 司可巴比妥　　　　　　　　　C. 苯巴比妥
   D. 巴比妥　　　　　　　E. 硫喷妥钠

8. 某药物加盐酸共热水解后,能与亚硝酸钠和碱性 β-萘酚反应生成橙红色沉淀,该药物是(　　)
   A. 地西泮　　　　　　　B. 氯氮䓬　　　　　　　　　　　C. 巴比妥
   D. 苯巴比妥　　　　　　E. 司可巴比妥钠

9. 下列哪种巴比妥类药物在酸碱性条件下均具有明显的紫外吸收(　　)
   A. 巴比妥　　　　　　　B. 苯巴比妥　　　　　　　　　　C. 司可巴比妥
   D. 异戊巴比妥　　　　　E. 硫喷妥钠

10. 采用溴量法测定司可巴比妥含量时,如何确定反应终点(　　)
    A. 自身指示剂法　　　　B. 淀粉指示剂　　　　　　　　　C. 甲基橙指示剂
    D. 永停法　　　　　　　E. 电位法

11. 可使苯巴比妥产生玫瑰红色产物的反应是(　　)
    A. 银盐反应　　　　　　B. 铜盐反应　　　　　　　　　　C. 硝化反应
    D. 亚硝化反应　　　　　E. 甲醛-硫酸反应

12. 下列哪种溶液可使苯比妥产生明显的紫外吸收(　　)
    A. 甲醛溶液　　　　　　B. pH1 的盐酸溶液　　　　　　　C. pH10 的缓冲溶液
    D. 铜吡啶试液　　　　　E. 乙醇

13. 地西泮的含量测定方法为(　　)

    A. 非水溶液滴定法　　　　B. 溴量法　　　　　　　　　C. 铈量法

    D. 银量法　　　　　　　　E. UV

14. 地西泮加硫酸溶解后,在紫外光下显(　　)

    A. 紫堇色　　　　　　　　B. 蓝绿色　　　　　　　　　C. 黄绿色

    D. 棕红色　　　　　　　　E. 绿色

15. 奥沙西泮的含量测定,可采用(　　)

    A. 非水碱量法　　　　　　B. 非水酸量法　　　　　　　C. 铈量法

    D. 银量法　　　　　　　　E. 碘量法

16. 属于丙二酰脲类反应的是(　　)

    A. 甲醛硫酸反应　　　　　B. 硫色素反应　　　　　　　C. 铜盐反应

    D. 重氮化-偶合反应　　　　E. 三氯化铁反应

17. 氯氮草溶于硫酸后,在 365nm 下,显(　　)

    A. 黄绿色荧光　　　　　　B. 黄色荧光　　　　　　　　C. 交界面显玫瑰红色环

    D. 蓝紫色　　　　　　　　E. 红色荧光

18. 银量法测定苯巴比妥钠含量时,若用自身指示法来判断终点,样品消耗标准溶液的摩尔比应为(　　)

    A. 1:2　　　　　　　　　B. 2:1　　　　　　　　　　C. 1:1

    D. 1:4　　　　　　　　　E. 以上都不对

19. 巴比妥类药物在吡啶溶液中与铜吡啶试液作用,生成配位化合物,显绿色的药物是(　　)

    A. 苯巴比妥　　　　　　　B. 异戊巴比妥　　　　　　　C. 司可巴比妥

    D. 巴比妥　　　　　　　　E. 硫喷妥钠

20. 以下哪种方法可区分氯氮草和地西泮(　　)

    A. $FeCl_3$ 反应　　　　　B. 与重金属离子的反应　　　C. 硫酸-荧光反应

    D. 甲醛-硫酸反应　　　　　E. $NaNO_2$-H_2SO_4 反应

B 型题

A. 与碘试液的加成反应　　　B. 亚硝酸钠-硫酸反应　　　C. 硫元素反应

D. 水解后重氮化-偶合反应　　E. 重氮化-偶合反应

以下药物的鉴别反应为

21. 司可巴比妥钠(　　)

22. 苯巴比妥(　　)

23. 硫喷妥钠(　　)

A. 硫色素反应　　　　　　　B. 硫酸-荧光反应　　　　　C. 三氯化铁反应

D. 重氮化-偶合反应　　　　　E. 甲醛-硫酸反应

以下药物的鉴别反应为

24. 地西泮(　　)

25. 苯巴比妥(　　)

26. 维生素 B_1(　　)

27. 盐酸普鲁卡因(　　)

X 型题

28. 可用于巴比妥类药物鉴别的性质有(　　)

    A. 弱酸性　　　　　　　　B. 与金属离子反应　　　　　C. 易水解性

D. 具有紫外特征吸收　　　E. 旋光性

29. 异戊巴比妥可采用哪些方法测定含量（　　　）
　　A. 非水滴定法　　　　　B. 溴量法　　　　　　C. 水-醇溶液中的酸量法
　　D. 银量法　　　　　　　E. UV

30. 司可巴比妥钠的鉴别及含量测定方法有（　　　）
　　A. 焰色反应进行鉴别
　　B. 测定熔点进行鉴别
　　C. 溴量法测定含量
　　D. 用二甲基甲酰胺作为溶剂,甲甲醇钠的甲醇溶液为滴定液进行非水滴定
　　E. 用冰醋酸作溶剂,高氯酸的冰醋酸溶液为滴定剂进行非水滴定

31. 溴量法测定巴比妥类药物含量时,应注意（　　　）
　　A. 防止溴液的挥发　　　B. 做空白试验　　　　C. 淀粉指示剂在近终点时加入
　　D. 在弱碱性溶液中进行　E. 碘量瓶中进行

32. 苯巴比妥可用下列哪些方法进行鉴别（　　　）
　　A. 硝化反应　　　　　　B. 银盐反应　　　　　C. 铜盐反应
　　D. 与碘试液的反应　　　E. 与硫酸-亚硝酸钠反应

33. 在酸性溶液中无明显紫外吸收的巴比妥类药物有（　　　）
　　A. 巴比妥　　　　　　　B. 苯巴比妥　　　　　C. 司可巴比妥
　　D. 硫喷妥钠　　　　　　E. 异戊巴比妥

34. 下列药物中可发生重氮化-偶合反应的药物有（　　　）
　　A. 地西泮　　　　　　　B. 氯氮䓬　　　　　　C. 奥沙西泮
　　D. 硝苯地平　　　　　　E. 盐酸丁卡因

35. 苯并二氮杂䓬类药物的含量测定方法有（　　　）
　　A. 非水溶液滴定法　　　B. 银量法　　　　　　C. HPLC
　　D. UV　　　　　　　　　E. 溴量法

二、填空题

1. 巴比妥类药物的母核环状结构中具有_____基团,能发生_____互变异构,因而在水中能发生_____级电离而显弱酸性。

2. 巴比妥类药物在吡啶溶液中与铜吡啶试液反应,产物呈_____。

3. 含硫巴比妥类药物在吡啶溶液中与铜吡啶试液反应,产物呈_____。

4. 在 pH10 的溶液中,巴比妥钠的最大吸收波长为_____nm;在 pH13 的强碱性溶液中,则移至_____nm。

5. 巴比妥的显微结晶为_____形,与硫酸铜-吡啶试液反应后,生成_____结晶。

6. 注射用硫喷妥钠加氢氧化钠后,遇醋酸铅试液,生成_____色沉淀;加热后,沉淀变为_____色。

7. 司可巴比妥钠与溴试液可发生_____反应,使溴试液褪色。

8. 苯巴比妥可与硫酸-亚硝酸钠反应,生成_____色产物,并随即变为_____色。

9. 苯并二氮杂䓬类药物结构中七元环上的_____具有碱性,但是_____的取代使碱性降低。

10. 在强酸性溶液中,苯并二氮杂䓬类药物可水解,生成相应的_____。

三、中英文对译

1. Barbital　　　2. Phenobarbital

3. Diazepam 4. Oxazepam

5. 氯氮草 6. 三唑仑

7. 司可巴比妥 8. 硫喷妥钠

四、问答题

1. 利用什么化学方法(两种)可以区分氯氮草和地西泮?

2. 巴比妥类药物的紫外吸收光谱有何特征?

3. 丙二酰脲类药物鉴别试验包括哪些反应? 主要用于哪类药物的鉴别?

4. 苯巴比妥的化学鉴别方法有哪几种?

5. 采用银量法测定巴比妥类药物含量时,为何不采用自身指示剂法而是采用电位法指示终点?

6. 利用什么化学方法(两种)可以区分巴比妥钠和硫喷妥钠?

五、计算题

1. 苯巴比妥钠的含量测定:取苯巴比妥($M=232.24$)对照品用适量溶剂配成 $10\mu g/ml$ 的对照液。另取 1mg 苯巴比妥钠($M=254.22$)供试品溶于水,加酸,用氯仿提取蒸干后,残渣用适当溶剂配成 100ml 供试品溶液。在 240nm 波长处测定吸收度,对照液为 0.431,供试液为 0.392,试计算苯巴比妥钠的百分含量?

2. 奥沙西泮的含量测定:精密称取奥沙西泮供试品 14.5mg,置于 200ml 量瓶中,加乙醇稀释至刻度,精密量取 5ml,置于另一 100ml 量瓶中,加乙醇稀释至刻度,在 229nm 处测定吸收度为 0.391。另称取奥沙西泮对照片 15.0mg,同法操作并测定吸收度为 0.405,试计算奥沙西泮的百分含量?

3. 精密称取苯巴比妥 0.1868g,依法用硝酸银滴定液(0.1001mol/L)滴定,消耗 8.02ml,每 1ml 硝酸银滴定液(0.1mol/L)相当于 23.22mg 的苯巴比妥,试计算苯巴比妥的百分含量?

4. 取苯巴比妥片 10 片(标示量为 100mg/片),称其总重为 1.5896g,研成细粉后,精密称取 0.1962g,照银量法依法测定含量,消耗硝酸银滴定液(0.1001mol/L)5.31ml,每 1ml 硝酸银滴定液(0.1mol/L)相当于 23.22mg 的苯巴比妥,试计算苯巴比妥片的标示百分含量?

❖❖❖❖❖ 参 考 答 案 ❖❖❖❖❖

一、选择题

A 型题

1. B 2. E 3. A 4. A 5. C 6. D 7. B 8. B 9. E 10. B 11. E 12. C 13. A 14. C 15. B 16. C 17. B 18. C 19. E 20. C

B 型题

21. A 22. B 23. C 24. B 25. E 26. A 27. D

X 型题

28. ABCD 29. ACDE 30. ABCD 31. ABCE 32. ABCE 33. ABCE 34. BCD 35. ACD

二、填空题

1. 1,3-二酰亚胺 酮式-烯醇式 二

2. 紫堇色或生成紫色沉淀

3. 绿色

4. 240 255

5. 长方 十字形的紫色

6. 白　黑

7. 加成

8. 橙黄　橙红

9. 氮原子　苯基

10. 二苯甲酮衍生物

三、中英文对译

1. 巴比妥　　　　　　2. 苯巴比妥

3. 地西泮　　　　　　4. 奥沙西泮

5. Chlordiazepoxide　6. Triazolam

7. Secobarbital　　　 8. Thiopental sodium

四、问答题

1. 答:(1) 硫酸-荧光反应:药物溶于硫酸后,在紫外光下呈不同颜色的荧光。地西泮显黄绿色荧光,氯氮卓显黄色荧光。

(2) 水解后芳伯胺基的反应:氯氮草与盐酸共热水解后生成芳伯胺,可发生重氮化-偶合反应;而地西泮 N_1 位被取代,所以不能发生水解后的重氮化-偶合反应,可用以互相区分。

2. 答:巴比妥类药物的紫外吸收光谱随着其电离级数的不同,而发生显著的变化。在酸性条件下,5,5-二取代和1,5,5-三取代巴比妥类药物不发生电离,无明显紫外吸收。在 pH10 的碱性溶液中,可发生一级电离而形成共轭体系,最大吸收波长位于 240nm。在 pH13 的强碱性条件下,5,5-二取代物可发生二级电离,最大吸收波长红移至 255nm;而 1,5,5-三取代物不能发生二级电离,最大吸收波长仍然为 240nm。

硫代巴比妥类药物的紫外吸收光谱则不同,在酸、碱性条件下具有较明显紫外吸收。

3. 答:丙二酰脲类药物鉴别试验包括银盐反应和铜盐反应。巴比妥类药物的母核是环状丙二酰脲结构,因此本反应是巴比妥类药物母核的反应,主要用于巴比妥类药物的鉴别。

4. 答:苯巴比结构中具有苯环,可利用芳环取代基的鉴别试验来进行鉴别,包括硝化反应、与硫酸-亚硝酸钠的反应和与甲醛-硫酸的反应。

5. 答:银量法反应现象受温度影响较大,在接近滴定终点时反应速度较慢,沉淀的溶解度也会受温度的影响,以浑浊的出现来指示终点比较难以准确观察;同时,由于二银盐沉淀具有一定的溶解度,沉淀的乳光要在化学计量点以后才会出现,会导致测定结果偏高。为减少目测终点的误差和温度变化的影响,因此采用电位法指示终点。

6. 答:(1) 利用与铜盐的反应:巴比妥钠在吡啶溶液中,与铜吡啶试液反应生成紫堇色或紫色沉淀,而硫喷妥钠在相同条件下产物为绿色,可以互相区分。

(2) 利用与硫元素的反应:在氢氧化钠碱性条件下,与醋酸铅试液生成白色沉淀,加热后沉淀转为黑色的是硫喷妥钠。

五、计算题

1. 解: $\dfrac{A_供}{A_对}=\dfrac{C_供}{C_对}$, $\therefore C_供=\dfrac{A_供\times C_对}{A_对}=\dfrac{0.392\times10}{0.431}\times\dfrac{254.22}{232.24}=9.96\mu g/ml$

含量 $\%=\dfrac{C_供\times D}{W}\times100\%=\dfrac{9.96\times100}{1\times1000}\times100\%=99.6\%$

2. 解:含量 $\%=\dfrac{\dfrac{A_供}{A_对}\times C_对\times D}{W}\times100\%=\dfrac{\dfrac{0.391}{0.405}\times15.0}{14.5}\times100\%=99.9\%$

3. 解:含量% $= \dfrac{VFT}{W} \times 100\% = \dfrac{8.02 \times \dfrac{0.1001}{0.1} \times 23.22}{0.1868 \times 1000} \times 100\% = 99.8\%$

4. 解:$\overline{W} = \dfrac{1.5896}{10} = 0.15896 \text{g/片}$

标示% $= \dfrac{VFT}{\dfrac{W}{\overline{W}} \times \text{标示量}} \times 100\% = \dfrac{5.31 \times \dfrac{0.1001}{0.1} \times 23.22}{\dfrac{0.1962}{0.15896} \times 100} \times 100\% = 100.0\%$

（大连医科大学 齐 艳）

第十一章 吩噻嗪类抗精神病药物的分析

知识要点

吩噻嗪类(硫氮杂蒽类,phenothiazines)药物具有硫氮杂蒽母核,母核上2位和10位被不同的取代基取代,构成一系列吩噻嗪类抗精神病药物。本章主要介绍了吩噻嗪类药物的结构、性质、鉴别、检查和含量测定方法。

一、基本结构与主要性质

吩噻嗪类药物为苯并噻嗪的衍生物,分子结构中均含有硫氮杂蒽母核,结构与性质的关系如下:

	结构	性质
硫氮杂蒽母核	三环共轭体系	紫外光吸收、红外光吸收特性
	硫原子为+2价	具有还原性,易被氧化剂氧化成亚砜、砜等不同的产物
	硫含有两对孤对电子	可与金属钯离子形成配位化合物
取代基	脂烃胺基或含氮杂环	具碱性
	电负性较大的基团,如—H、—Cl、—CF$_3$、—SCH$_3$	卤素可有机破环为 X$^-$

二、鉴别试验

吩噻嗪类药物可依据其不同化学性质采用化学法、光谱法、色谱法及其他方法进行鉴别。其中,光谱法包括红外光谱法(IR)、紫外光谱法(UV);色谱法包括薄层色谱法(TLC)、高效液相色谱法(HPLC);其他方法如熔点测定。化学鉴别方法如下:

化学鉴别方法	原理
与生物碱沉淀试剂反应	10位的含N取代基有碱性,可与生物碱沉淀试剂反应(三硝基苯酚)形成衍生物,测定熔点
氧化显色反应	硫原子具有还原性,可被硫酸、硝酸、过氧化氢、三氯化铁试液等氧化剂氧化显色
与钯离子反应	硫氮杂蒽母核的原子可与钯离子配合显色
含卤素取代基的反应	焰色反应:Cl 显绿色
	显色反应:有机破环,F 与酸性茜素锆试液显色
氯化物的鉴别(盐酸盐)	与硝酸银的沉淀反应;与二氧化锰等氧化剂的氧化还原反应

三、有关物质检查

杂质来源:残留的原料及中间产物、副产物、药物的氧化产物。

检查方法:HPLC、TLC。

1. 盐酸氯丙嗪及其制剂的有关物质检查

药品名	有关物质检查方法	备注
盐酸氯丙嗪	HPLC,主成分自身对照法	对单个杂质和杂质总量分别进行了控制
盐酸氯丙嗪(糖衣片)	HPLC,主成分自身对照法	取消了对杂质总量的控制
盐酸氯丙嗪注射液	HPLC,主成分自身对照法	取消了对杂质总量的控制,且减弱了对单个杂质的控制

2. 奋乃静及其制剂的有关物质检查

药品名	有关物质检查方法	备注
奋乃静	HPLC,主成分自身对照法	对单个杂质、杂质总量和可忽略杂质分别进行了限量规定
奋乃静(糖衣或薄膜片)	同盐酸氯丙嗪	和原料药的有关物质相比,杂质总量和可忽略杂质的限量均有所增加

四、含 量 测 定

由于吩噻嗪类药物具有弱碱性、紫外吸收特性与金属离子配合呈色的特性,常采用酸碱滴定法、分光光度法、高效液相色谱法和液相色谱-质谱联用技术。

	方法	原理	备注
酸碱滴定法	非水溶液滴定法	吩噻嗪类药物 10 位的含氮取代基有碱性,在非水溶液中与高氯酸定量反应	ChP2010 用于测定盐酸氯丙嗪、奋乃静及其注射液
	乙醇-水溶液中的氢氧化钠滴定法	吩噻嗪类药物盐酸盐的水溶性显酸性,在乙醇-水溶液中,可采用氢氧化钠滴定液测定其含量	ChP2010 用于测定盐酸异丙嗪
分光光度法	直接分光光度法	硫氮杂蒽母核在 205nm、254nm 和 300nm 三个波长处有最大吸收	ChP2010 用于测定盐酸氯丙嗪(糖衣)片、注射液
	提取后分光光度法	提取排除辅料等干扰	USP(32)-NF27 采用此法测定盐酸异丙嗪口服液
	提取后双波长分光光度法	提取时吩噻嗪类药物的氧化物进入有机相,干扰测定	USP(32)-NF27 采用此法测定盐酸氯丙嗪片
	二阶导数分光光度法	在一定条件下,可方便地消除吩噻嗪类药物的特征吸收峰附近的干扰吸收	可采用此法消除盐酸氯丙嗪的制剂中抗氧剂的干扰
	钯离子比色法	吩噻嗪类药物在 pH2±0.1 的缓冲溶液中,与钯离子形成红色配合物,在 500nm 附近有最大吸收	USP(32)-NF27 采用此法测定盐酸异丙嗪片
高效液相色谱法	反相高效液相色谱法		ChP2010 用于测定氟奋乃静注射液
	离子对高效液相色谱法	在流动相中加入与呈解离状态的待测组分离子电荷相反的离子对试剂,使之与待测组分离子形成离子对,增加待测组分在非极性固定相中的分配	USP(32)-NF27 采用此法测定盐酸异丙嗪注射液

知 识 地 图

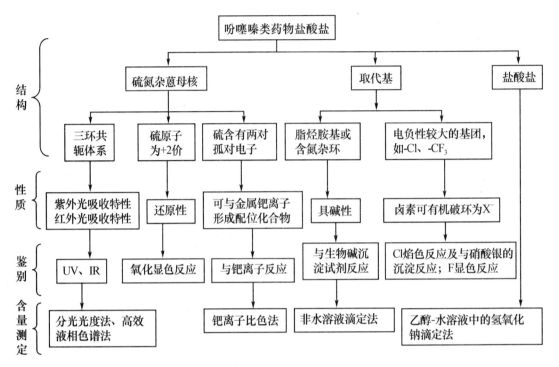

精 选 习 题

一、选择题

A 型题

1. 能与盐酸氯丙嗪发生反应显色的是（　　）
   - A. 硝酸
   - B. 过氧化氢
   - C. 硫酸
   - D. 硫酸铈铵
   - E. 氯化钠

2. 下列药品置于铜网上燃烧，火焰显绿色的是（　　）
   - A. 氟奋乃静
   - B. 奋乃静
   - C. 盐酸三氟拉嗪
   - D. 盐酸异丙嗪
   - E. 盐酸硫利达嗪

3. 2 位含氟取代基的吩噻嗪类药物经有机破坏后可与茜素锆显色剂反应的条件是（　　）
   - A. 弱碱性条件
   - B. 强碱性条件
   - C. 中性条件
   - D. 酸性条件
   - E. 加热

4. USP32-NF27 采用硅胶 TLC 鉴别奋乃静注射液时，为减轻斑点拖尾，在丙酮展开剂中常加入的是（　　）
   - A. 甲醇
   - B. 冰醋酸
   - C. 氨水
   - D. 三氯甲烷
   - E. 甲酸

5. ChP2010 盐酸氯丙嗪的有关物质检查采用的是（　　）
   - A. TLC
   - B. HPLC
   - C. UV
   - D. 钯离子比色法
   - E. IR

6. 在一定条件下,可以方便地消除吩噻嗪类药物特征吸收峰附近的干扰吸收的方法是(　　)
    A. 直接紫外分光光度法　　　　　B. 提取后分光光度法　　　　　C. 提取后双波长分光光度法
    D. 二阶导数分光光度法　　　　　E. 非水溶液滴定法

7. 国内外药典关于吩噻嗪类药物及其盐酸盐原料药的含量测定常采用的方法是(　　)
    A. 铈量法　　　　　　　　　　　B. 钯离子比色法　　　　　　　C. 非水溶液滴定法
    D. 高效液相色谱法　　　　　　　E. 乙醇-水溶液中的氢氧化钠滴定法

8. 吩噻嗪类药物盐酸盐可采用氢氧化钠滴定液测定其含量,此含量测定在何溶液中进行(　　)
    A. 水　　　　　　　　　　　　　B. 乙醇　　　　　　　　　　　C. 氯仿
    D. 乙酸乙酯　　　　　　　　　　E. 乙醇-水

9. 能与盐酸氯丙嗪发生沉淀的试剂是(　　)
    A. 三氯化铁　　　　　　　　　　B. 碱性酒石酸铜　　　　　　　C. 三硝基苯酚
    D. 茜素锆　　　　　　　　　　　E. 硫酸铈铵

10. 目前测定复杂生物样本中微量药物的首选方法,同时也是进行药物及有关物质定性分析常用方法的是(　　)
    A. HPLC　　　　　　　　　　　　B. GC　　　　　　　　　　　　C. GC-Ms
    D. LC-NMR　　　　　　　　　　　E. LC-Ms

B 型题
    A. 内标法　　　　　　　　　　　B. 外标法　　　　　　　　　　C. 面积归一化法
    D. 加校正因子的主成分自身对照法　E. 不加校正因子的主成分自身对照法
ChP2010 中以下药物有关物质检查采用的方法是

11. 盐酸氯丙嗪(　　)

12. 奋乃静(　　)

    A. 非水溶液滴定法　　　　　　　B. 乙醇-水溶液中的氢氧化钠滴定法　C. 直接分光光度法
    D. RP-HPLC　　　　　　　　　　E. 钯离子比色法
ChP2010 中以下药物含量测定采用的方法是

13. 盐酸氯丙嗪(　　)

14. 盐酸异丙嗪(　　)

15. 盐酸氯丙嗪片(　　)

16. 氟奋乃静注射液(　　)

X 型题

17. 吩噻嗪类药物的理化性质有(　　)
    A. 弱碱性　　　　　　　　　　　B. 易氧化性　　　　　　　　　C. 与金属离子配合呈色
    D. 紫外光吸收特性　　　　　　　E. 红外光吸收特性

18. 有氧化产物存在时,不能用于吩噻嗪类药物的鉴别和含量测定的方法是(　　)
    A. 非水溶液滴定法　　　　　　　B. 直接紫外分光光度法　　　　C. 钯离子比色法
    D. 氢氧化钠滴定法　　　　　　　E. 亚硝酸钠滴定法

19. 吩噻嗪类药物的母核在下列波长处有最大吸收的有(　　)
    A. 205nm　　　　　　　　　　　B. 230nm　　　　　　　　　　C. 254nm
    D. 280nm　　　　　　　　　　　E. 300nm

20. 紫外分光光度法用于吩噻嗪类药物鉴别的参数有(　　)
    A. 最大吸收波长　　　　　　　　B. 最小吸收波长　　　　　　　C. 吸光度比值
    D. 吸光度　　　　　　　　　　　E. 吸收系数

21. 在分析具有碱性的吩噻嗪类药物时,常用的离子对为烷基磺酸盐阴离子对试剂,影响离子对形成的条件有(　　)

    A. 反离子的性质　　　　　　B. 反离子的浓度　　　　　　　　C. 流动相的组成

    D. pH　　　　　　　　　　　E. 离子强度

22. 可用于吩噻嗪类药物鉴别的化学方法有(　　)

    A. 与生物碱沉淀试剂反应　　B. 氧化显色反应　　　　　　　　C. 与钯离子配合呈色反应

    D. 含卤素取代基的反应　　　E. 氯化物的鉴别反应

二、填空题

1. 硫氮杂蒽母核的氮原子碱性＿＿＿＿；10 位取代的脂烃胺基或含氮杂环所含的氮原子碱性＿＿＿＿,可用于鉴别和含量测定。

2. 硫氮杂蒽母核的＿＿＿＿可与钯离子配合,生成有色化合物,而其氧化产物＿＿＿＿和＿＿＿＿无此反应。

3. 采用与硝酸银的沉淀反应对吩噻嗪类药物的盐酸盐及其制剂进行氯化物鉴别时,为克服稀硝酸与其发生＿＿＿＿而干扰鉴别,可在供试品中＿＿＿＿,滤除沉淀,取滤液进行试验。

4. 吩噻嗪类药物见光＿＿＿＿,使其紫外光吸收特性发生明显改变,故应＿＿＿＿操作。

5. USP32-NF27 采用＿＿＿＿测定盐酸氯丙嗪注射液的含量,消除了氧化产物对测定的干扰。

三、中英文对译

1. 吩噻嗪类　　　　　　　　　　2. 抗精神病药

3. Promethazine Hydrochloride　　4. Chlorpromazine Hydrochloride

5. Perphenazine

四、问答题

1. 采用乙醇-水溶液中的氢氧化钠滴定法测定吩噻嗪类药物盐酸盐的含量的原理是什么?

2. 简述用于吩噻嗪类药物制剂含量测定的分光光度法的分类及其优点。

3. 为什么反相高效液相色谱法用于吩噻嗪类药物的分析时要加入扫尾剂? 常加入的扫尾剂有哪些?

4. 离子对高效液相色谱法的原理是什么? 为什么可以用于吩噻嗪类药物的分析?

5. 采用非水溶液滴定法测定吩噻嗪类药物注射剂时,如何克服注射液的溶剂水的干扰?

五、计算题

1. 盐酸氯丙嗪的含量测定:精密称取本品 0.2054g,加无水甲酸 10ml 与醋酐 30ml 溶解后,依照电位滴定法,用高氯酸滴定液(0.1015mol/L)滴定,消耗高氯酸滴定液 5.68ml,另取无水甲酸 10ml 与醋酐 30ml,同法测定,消耗高氯酸滴定液 0.05ml,请计算盐酸氯丙嗪的含量。每 1ml 高氯酸滴定液(0.1mol/L)相当于 35.53mg 的 $C_{17}H_{19}ClN_2S \cdot HCl$。

2. 盐酸氯丙嗪片的含量测定:取本品(标示量为 25mg/片)10 片,去糖衣后精密称定,重 0.5120g,研细,称取片粉 0.0210g,置 100ml 量瓶中,加盐酸溶液(9→1000)稀释至 70ml,振摇使盐酸氯丙嗪溶解,用溶剂稀释至刻度,摇匀,滤过,精密量取续滤液 5ml,置 100ml 量瓶中,加溶剂稀释至刻度,摇匀,于 254nm 波长处测定吸光度为 0.460,按吸收系数 $E_{1cm}^{1\%}=915$ 计算,求该片剂标示量的百分含量?

◆◆◆◆◆ 参 考 答 案 ◆◆◆◆◆

一、选择题

A 型题

1. A　2. B　3. D　4. C　5. B　6. D　7. C　8. E　9. C　10. E

B 型题

11. E　12. E　13. A　14. B　15. C　16. D

X 型题

17. ABCDE　18. ABDE　19. ACE　20. ACDE　21. ABCDE　22. ABCDE

二、填空题

1. 极弱　较强

2. 二价硫　亚砜 、砜

3. 氧化显色反应　加氨试液使成碱性

4. 易被氧化　避光

5. 提取后双波长分光光度法

三、中英文对译

1. Phenothiazines　　　　　2. Antipsychotics

3. 盐酸异丙嗪　　　　　4. 盐酸氯丙嗪

5. 奋乃静

四、问答题

1. 答:吩噻嗪类药物盐酸盐的水溶液显酸性,在乙醇-水溶液中,可采用氢氧化钠滴定液测定其含量。在水中,吩噻嗪类药物的盐酸盐与氢氧化钠发生中和反应 ,生成的氯丙嗪溶于乙醇,反应可定量进行。在反应体系中加入适量的盐酸,采用电位法指示滴定终点,即可准确读取滴定曲线上两个化学计量点间相应的氢氧化钠滴定液的体积,据此可计算吩噻嗪类药物的盐酸盐的含量 。

第一个化学计量点:$H^+ + Cl^- + NaOH \rightarrow H_2O + NaCl$

第二个化学计量点:$BH^+ + Cl^- + NaOH \rightarrow B + H_2O + NaCl$

2. 答:用于吩噻嗪类药物制剂含量测定的分光光度法包括直接分光光度法、提取后分光光度法、提取后双波长分光光度法、二阶导数分光光度法和钯离子比色法。

直接分光光度法:适用于纯度较高、杂质及辅料无干扰或干扰易排除的吩噻嗪类药物的含量测定;提取后分光光度法:可通过提取排除辅料等干扰;提取后双波长分光光度法:可排除吩噻嗪类药物的氧化产物对测定的干扰;二阶导数分光光度法:在一定条件下,可方便地消除吩噻嗪类药物的特征吸收峰附近的干扰吸收,且操作相对于提取后分光光度法和提取后双波长分光光度法简便;钯离子比色法:由于钯离子仅与未被氧化的硫元素配合呈色,消除了药物中氧化物对测定的干扰。

3. 答:反相高效液相色谱法一般以烷基硅烷键合硅胶为固定相,以甲醇或乙腈等有机溶剂与水或缓冲液组成的混合溶剂系统为流动相。受空间位阻的影响,烷基硅烷键合硅胶表面存在未硅烷化的硅醇基。在分离具有弱碱性的吩噻嗪类药物时,未硅烷化的硅醇基与吩噻嗪类药物发生吸附或离子交换作用,使分离效能下降,表现为吩噻嗪类药物的色谱峰拖尾、保留时间过长。通常在流动相中加入含氮碱性竞争试剂,以抑制碱性药物与未硅烷化的硅醇基作用。常用的扫尾剂有醋酸胺、三乙胺、二乙胺、乙腈等。

4. 答:离子对液相色谱法在具有合适 pH 的流动相中加入与呈解离状态的待测组分离子电荷相反的离子对试剂,使之与待测组分离子形成离子对,增加待测组分在非极性固定相中的分配(离子对试剂的非极性部分越大,形成的离子分配系数越大,在反相色谱中的保留越强),从而改善其色谱保留与分离行为。

在 RP-HPLC 法中,极性较强的吩噻嗪类药物在固定相中的保留较弱,虽然可以调整流动相的 pH 抑制吩噻嗪类药物的解离从而改善其色谱行为,但并非均能获得满意的结果。在分析具有碱性的吩噻嗪类药物时,在酸性流动相中,碱性的吩噻嗪类药物呈解离状态,可以与离子对试剂戊烷磺酸钠形成离子对,增加其在固定相中的保留,从而改善其色谱行为。

5. 答:通过碱化,有机溶剂(如:乙醚)提取游离碱吩噻嗪类药物,排除了水的干扰(为减少水分对测定的干扰,在有机溶剂提取液中加入无水硫酸钠脱水)。挥干有机溶剂后,用非水溶液滴定法测定吩噻嗪类药物的含量。

五、计算题

1. 解:

$$含量\% = \frac{(V-V_0) \times F \times T}{W} \times 100\%$$

$$= \frac{(5.68-0.05) \times \frac{0.1015}{0.1} \times 35.53}{0.2054 \times 1000} \times 100\% = 98.8\%$$

2. 解:

$$标示量\% = \frac{\frac{A}{E \times 100} \times D \times \overline{W}}{W \times 标示量} \times 100\%$$

$$= \frac{\frac{0.460}{915 \times 100} \times \frac{100 \times 100}{5} \times \frac{0.5120}{10}}{0.0210 \times 25 \times 10^{-3}} \times 100\% = 98.1\%$$

（山西中医学院　原红霞）

第十二章 喹啉与青蒿素类抗疟药物的分析

·•·•·•·•·•·• **知 识 要 点** ·•·•·•·•·•·•

喹啉类、青蒿素类药物主要用于控制疟疾症状。本章主要介绍喹啉类、青蒿素类抗疟药物的理化性质、鉴别反应、杂质检查及含量测定方法。

第一节 喹啉类药物的分析

喹啉类药物的结构共同点：含有吡啶与苯稠和而成的喹啉环，环上的杂原子的反应性能基本与吡啶相同。典型药物有硫酸奎宁、二盐酸奎宁、磷酸氯喹、磷酸哌喹、磷酸咯萘啶和磷酸伯氨喹。

一、理化性质

性质	原理	备注
碱性	喹啉类药物的结构中含有吡啶与苯稠和而成的喹啉环，环上的杂原子 N 具有碱性 奎宁环上的氮原子的碱性较强（pKa 8.8），与强酸形成稳定的盐。而喹啉环上的氮原子碱性较弱（pKa 4.2），不能与硫酸成盐	奎宁和奎尼丁均与二元酸成盐，硫酸奎宁的分子中有两个奎宁；磷酸氯喹和磷酸伯氨喹为三元生物碱；磷酸咯萘啶为五元生物碱；磷酸哌喹为六元生物碱
旋光性	喹啉类抗疟药基本都具有手性	奎宁为左旋体，奎尼丁为右旋体；二盐酸奎尼为左旋体，磷酸哌喹和磷酸咯萘啶不具有手性
荧光特性	在稀硫酸溶液中显荧光	硫酸奎宁和二盐酸奎尼在稀硫酸溶液中均显蓝色荧光
紫外吸收	喹啉类药物分子结构中含有吡啶与苯稠合而成的喹啉杂环，具有共轭体系	喹啉类药物的紫外吸收光谱的特征可用于鉴别

二、鉴别试验

鉴别项目	原理或特征	备注
绿奎宁反应	奎宁是 6-位含氧喹啉，经氯水（或溴水）氧化氯化，再以氨水处理缩合，生成绿色的二醌基亚胺的铵盐	ChP2010 采用此反应鉴别硫酸奎宁和二盐酸奎尼
紫外光谱法	喹啉类药物分子结构中具有共轭体系	磷酸氯喹：在 4 个波长处有最大吸收；磷酸咯萘啶：在 2 个波长处有最大吸收
荧光特征	利用硫酸奎宁和二盐酸奎宁在稀硫酸溶液中均显蓝色荧光	ChP2010 硫酸奎宁的荧光鉴别

（待续）

鉴别项目	原理或特征	备注
红外吸收光谱	化合物的红外吸收光谱应与对照的图谱一致	硫酸奎宁、二盐酸奎宁、磷酸氯喹、磷酸哌喹、磷酸咯萘啶和磷酸伯氨喹在ChP2010中均采用红外光谱的方法进行鉴别
无机酸盐	利用与本类化合物成盐的酸根离子的鉴别反应进行鉴别	硫酸奎宁的硫酸根鉴别反应；二盐酸奎宁的盐酸根的鉴别反应；磷酸氯喹的磷酸盐鉴别反应

三、纯度检查

（一）硫酸奎宁的纯度检查

1. 酸度	主要是在成盐过程中引入,酸度计测定
2. 三氯甲烷-乙醇中不溶物质	主要控制制备过程中引入的醇中不溶性杂质或无机盐类等,重量法检查
3. 其他金鸡纳碱	采用HPLC或TLC中的主成分自身对照法或杂质对照品对照法进行检查

（二）磷酸咯萘啶的纯度检查

1. 酸度	主要是在成盐过程中引入,酸度计测定
2. 水中不溶物	本品加水溶解后,稍放置即有黄色不溶物产生,按给药途径不同,规定其限量不同
3. 氯化物	系生产工艺中带入,检查时先加碱使咯萘啶沉淀析出,避免其溶液颜色的干扰
4. 甲醛	在合成反应中使用了甲醛进行缩合,甲醛具有毒性,应对产品中可能剩余的甲醛进行检查
5. 四氢吡咯	在合成反应中使用了四氢吡咯进行缩合,四氢吡咯具有毒性,应对产品中可能剩余的四氢吡咯进行检查

四、含量测定

（一）硫酸奎宁及其片剂的含量测定

含量测定	原理	备注
硫酸奎宁	硫酸奎宁具有生物碱的性质,很难在水溶液中用碱直接滴定。而在非水酸性介质中,碱性显著增强,即可以在冰醋酸或醋酐等酸性溶液中,用高氯酸滴定液直接滴定,以指示剂或电位法确定终点	在硫酸奎宁的分子中就有两个奎宁,总共4个N原子。在冰醋酸中喹啉环氮的碱性增强,能与$HClO_4$成盐。由于H_2SO_4在冰醋酸中显一元酸的性质,因此,在$HClO_4$滴定时,H_2SO_4可以与其中的一个喹核N原子结合,剩下的3个N原子与$HClO_4$反应。即用$HClO_4$直接滴定硫酸奎宁时,反应的摩尔比是1:3
硫酸奎宁片	将硫酸奎宁片粉碱化后经三氯甲烷萃取,得硫酸奎宁,再在非水酸性介质中用$HClO_4$滴定	片剂中有较多辅料,如硬脂酸盐、苯甲酸盐等,也消耗高氯酸滴定液,因此应先用强碱溶液碱化,使之游离,经三氯甲烷提取分离后,与辅料分离。此时,三氯甲烷中的硫酸奎宁分子有两个奎宁,总共4个N原子。再用高氯酸滴定液滴定时,硫酸奎宁与高氯酸的反应的摩尔比是1:4

（二）磷酸氯喹制剂的含量测定

ChP2010 中磷酸氯喹用非水溶液滴定测定含量,因制剂中含有辅料,磷酸氯喹片的含量测定采用紫外-可见分光光度测定法,磷酸氯喹注射剂采用提取酸量法测定含量。

第二节　青蒿素类药物的分析

青蒿素类药物:青蒿素、双氢青蒿素、青蒿琥酯和蒿甲醚。青蒿素(artemisinin)又名黄花蒿素,是一个含过氧基团的新型倍半萜内酯;双氢青蒿素是青蒿素经还原制得,同时也是青蒿琥酯的体内活性代谢物;青蒿琥酯是青蒿素的水溶性衍生物;蒿甲醚是青蒿素的脂溶性衍生物。

一、理 化 性 质

性质	原理
氧化性	具有过氧桥的倍半萜内酯类化合物,具有氧化性
旋光性	均为右旋体药物
水解反应	青蒿素具有的内酯结构在碱性条件下发生水解;其他无内酯结构,不发生水解
紫外吸收特性	母核不具共轭体系,末端吸收。取代基不同具有一定吸收特征

二、鉴 别 试 验

鉴别项目	分类	原理或备注
呈色反应	过氧桥的氧化反应(碘化钾试液-淀粉反应)	由于青蒿素类药物具有过氧桥而具有氧化性,在酸性条件下能将 I^- 氧化成 I_2,与淀粉指示液生成蓝紫色
	羟肟酸铁反应	含有内酯的化合物、羧酸衍生物和一些酯类化合物在碱性条件下与羟胺作用,生成羟肟酸;在稀酸中与高铁离子呈色
	香草醛-硫酸反应	ChP2010 青蒿琥酯采用该法鉴别
吸收光谱特征	红外吸收光谱特征	青蒿素类抗疟原料药均采用,制剂的红外图谱鉴别须经提取分离,残渣干燥后进行
	紫外吸收光谱特征	母核不具有共轭体系,其紫外吸收主要是末端吸收
色谱法	HPLC 法	ChP2010 中原料药均采用
	TLC 法	部分制剂采用

三、杂 质 检 查

目前青蒿素的制备仍以天然药材分离提取为主,并用于其衍生药物的生产,所以药品中通常都存在结构类似的有关物质。主要通过 TLC 和 HPLC 进行检查控制。

双氢青蒿素在溶剂中易发生差向异构体转化平衡现象,所以 ChP 双氢青蒿素药品标准中的 HPLC 含量测定项下,色谱条件和系统适用性试验规定:双氢青蒿素呈现 2 个色谱峰;

测定在 8 小时内完成,否则药物有可能进一步发生异构体转化以外的其他变化。

四、含 量 测 定

青蒿素类原料药物 ChP2010 中均采用 HPLC 法进行含量测定;双氢青蒿素片中采用水解后用 UV 测定法。

知 识 地 图

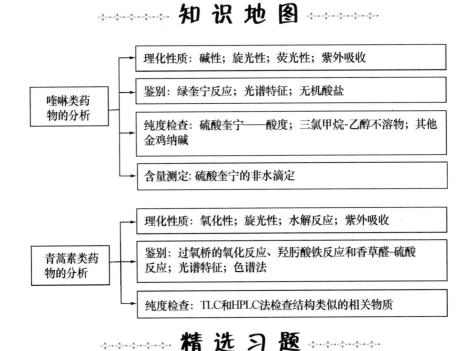

	理化性质:碱性;旋光性;荧光性;紫外吸收
喹啉类药物的分析	鉴别:绿奎宁反应;光谱特征;无机酸盐
	纯度检查:硫酸奎宁——酸度;三氯甲烷-乙醇不溶物;其他金鸡纳碱
	含量测定:硫酸奎宁的非水滴定

	理化性质:氧化性;旋光性;水解反应;紫外吸收
青蒿素类药物的分析	鉴别:过氧桥的氧化反应、羟肟酸铁反应和香草醛-硫酸反应;光谱特征;色谱法
	纯度检查:TLC和HPLC法检查结构类似的相关物质

精 选 习 题

一、选择题

A 型题

1. 抗疟药物中主要用于控制复发和传播的药物是(　　)

  A. 青蒿素　　　　　　　B. 磷酸伯氨喹　　　　　　　C. 磺胺嘧啶

  D. 硫酸奎宁　　　　　　E. 以上都不是

2. ChP2010 中用于某生物碱的鉴别方法为:供试品水溶液中滴加溴试液与氨试液,即显翠绿色,该反应是(　　)

  A. 绿奎宁反应　　　　　B. 甲醛-硫酸试验　　　　　　C. Vitali 反应

  D. 亚硝基铁氰化钠反应　E. 双缩脲反应

3. ChP2010 中磷酸氯喹可用紫外吸收光谱特征鉴别,是由于其分子结构中具有(　　)

  A. 共轭双键　　　　　　B. 喹啉杂环　　　　　　　　C. 乙基

  D. 甲基　　　　　　　　E. 吡啶环

4. 下列药物发生羟肟酸铁反应的是(　　)

  A. 青蒿素　　　　　　　B. 对氨基苯甲酸　　　　　　C. 链霉素

  D. 水杨酸　　　　　　　E. 维生素 C

5. 绿奎宁反应可用于(　　)

　　A. 磷酸可待因的鉴别　　　　　B. 盐酸吗啡的鉴别　　　　C. 硫酸奎宁的鉴别

　　D. 盐酸麻黄碱的鉴别　　　　　E. 硫酸阿托品的鉴别

6. ChP2010 中硫酸奎宁中其他金鸡纳碱检查所用的方法是（　　　）

　　A. 酸碱滴定法　　　　　　　B. 铈量法　　　　　　　　C. 碘量法

　　D. 薄层色谱法　　　　　　　E. 旋光度测定法

7. 用高氯酸溶液滴定硫酸奎尼丁 $[(C_{20}H_{24}N_2O_2)_2 \cdot H_2SO_4]$，以结晶紫为指示剂。1mol 硫酸奎尼丁与（　　　）摩尔高氯酸相当

　　A. 2　　　　　　　　　　　B. 3　　　　　　　　　　　C. 1

　　D. 1/2　　　　　　　　　　E. 1/3

8. 具有过氧桥结构的药物是（　　　）

　　A. 喹诺酮类药物　　　　　　B. 青蒿素类药物　　　　　C. 喹啉类药物

　　D. 苯乙胺类药物　　　　　　E. 芳酸类药物

9. ChP2010 中测定磷酸氯喹片的含量采用的是（　　　）

　　A. UV 法　　　　　　　　　B. HPLC 法　　　　　　　C. TLC 法

　　D. GC 法　　　　　　　　　E. 非水溶液滴定法

10. 经碱化再用溶剂提取后非水溶液滴定法测定硫酸奎宁片的含量时，1mol 的硫酸奎宁可消耗高氯酸的摩尔数是（　　　）

　　A. 0.5mol　　　　　　　　　B. 1mol　　　　　　　　　C. 2mol

　　D. 3mol　　　　　　　　　　E. 4mol

11. ChP2010 中硫酸奎宁中其他金鸡纳碱检查所用的显色剂是（　　　）

　　A. 茚三酮试液　　　　　　　B. 碘铂酸钾试液　　　　　C. 碘化铋钾试液

　　D. 10％硫酸乙醇试液　　　　E. α-萘酚试液

12. 青蒿琥酯的体内活性代谢物是（　　　）

　　A. 青蒿素　　　　　　　　　B. 双氢青蒿素　　　　　　C. 蒿甲醚

　　D. 蒿乙醚　　　　　　　　　E. 以上都不是

13. ChP2010 中测定青蒿素类原料药的含量采用的是（　　　）

　　A. UV 法　　　　　　　　　B. HPLC 法　　　　　　　C. TLC 法

　　D. GC 法　　　　　　　　　E. 非水溶液滴定法

14. 下列药物在酸性条件下，遇碘化钾试液-淀粉呈紫色的是（　　　）

　　A. 青蒿素　　　　　　　　　B. 硫酸奎宁　　　　　　　C. 青霉素

　　D. 硫酸奎尼丁　　　　　　　E. 阿托品

15. 喹啉类药物具有下列性质（　　　）

　　A. 氧化性　　　　　　　　　B. 易被氧化　　　　　　　C. 能与金属离子络合

　　D. 碱性　　　　　　　　　　E. 酸性

16. 奎宁是一种弱碱，应在下列何种溶剂中滴定（　　　）

　　A. 纯水　　　　　　　　　　B. 液氨　　　　　　　　　C. 冰醋酸

　　D. 甲苯　　　　　　　　　　E. 甲醇

B 型题

　　A. 其他金鸡纳碱　　　　　　B. 乙醇中不溶物　　　　　C. 硫化物

　　D. 四氢吡咯　　　　　　　　E. 以上均不是

以下药物中要检查的杂质是

17. 硫酸奎宁（　　　）

18. 二盐酸奎宁（　　）

19. 磷酸咯萘啶（　　）

A. 碘化钾试液-淀粉反应　　　　B. 丙二酰脲反应　　　　　　　C. 茚三酮反应

D. 绿奎宁反应　　　　　　　　　E. 以上均不是

以下药物采用的鉴别方法是

20. 青蒿素（　　）

21. 双氢青蒿素（　　）

22. 二盐酸奎宁（　　）

23. 苯巴比妥（　　）

A. 硫酸奎宁　　　　　　　　　　B. 盐酸异丙肾上腺素　　　　　C. 青蒿素

D. 以上均是　　　　　　　　　　E. 以上均不是

24. 经氯仿提取后用 $HClO_4$ 滴定，被测物与 $HClO_4$ 的摩尔比为 1：4（　　）

25. 在冰醋酸中用 $HClO_4$ 滴定，被测物与 $HClO_4$ 的摩尔比为 1：1（　　）

26. 在冰醋酸中加入高氯酸钡，用 $HClO_4$ 滴定，被测物与 $HClO_4$ 的摩尔比为 1：2（　　）

27. $HClO_4$ 滴定时，必须加醋酸汞处理（　　）

28. 在稀硫酸溶液中显蓝色荧光（　　）

X 型题

29. 喹啉类药物的主要理化性质有（　　）

    A. 弱酸性　　　　　　　B. 旋光性　　　　　　　C. 弱碱性

    D. 还原性　　　　　　　E. 紫外吸收特性

30. 硫酸奎宁的检查项有（　　）

    A. 其他金鸡纳碱　　　　B. 三氯甲烷-乙醇中不溶物　　　C. 乙醇中不溶物

    D. 酸度　　　　　　　　E. 酸中不溶物

31. 能在稀硫酸溶液中显蓝色荧光的喹啉类的药物有（　　）

    A. 硫酸奎宁　　　　　　B. 磷酸氯喹哇　　　　　　C. 磷酸哌喹

    D. 二盐酸奎宁　　　　　E. 磷酸咯萘啶

32. 能用紫外吸收光谱特征进行鉴别的喹啉类药物有（　　）

    A. 硫酸奎宁　　　　　　B. 磷酸氯喹　　　　　　　C. 磷酸哌喹

    D. 磷酸咯萘啶　　　　　E. 磷酸伯氨喹

33. 可用于青蒿素类药物的鉴别试验有（　　）

    A. 碘化钾试液-淀粉反应　　B. 羟肟酸铁反应　　　　　C. 香草醛-硫酸反应

    D. IR　　　　　　　　　　E. UV

34. 关于非水溶液滴定法测定硫酸奎宁含量，下列说法正确的是（　　）

    A. 冰醋酸-醋酐为溶剂

    B. 高氯酸滴定液（0.1mol/L）滴定

    C. 1mol 高氯酸与 1/3mol 的硫酸奎宁等当量

    D. 必须用电位法指示终点

    E. 溴酚蓝为指示剂

35. 青蒿素类药物共有的化学性质有（　　）

    A. 氧化性　　　　　　　B. 还原性　　　　　　　C. 能发生水解

    D. 母核中有共轭体系　　E. 旋光性

36. ChP2010 收载采用羟肟酸铁反应进行鉴别的青蒿素类药物有（　　）

　　A. 青蒿素　　　　　　B. 双氢青蒿素　　　　　　C. 蒿甲醚
　　D. 青蒿琥酯　　　　　E. 双氢蒿甲醚

二、填空题

　　1. 可用来鉴别硫酸奎宁和盐酸二奎宁的反应是_____，其反应机制是：_____经氯水（或溴水）氧化氯化，再以_____处理缩合，生成绿色的二醌基亚胺的铵盐。

　　2. 由于青蒿素类是具有_____倍半萜内酯类化合物，这类化合物具有_____。在酸性条件下能将 I^- 氧化成 I_2。

　　3. 青蒿素含有_____结构，能够发生羟肟酸铁反应。

三、中英文对译

　　1. 硫酸奎宁　　　　　　　　2. 磷酸咯萘啶
　　3. Thalleioquin reaction　　　4. 青蒿素
　　5. dihydroartemisinin

四、问答题

　　1. 简述为何奎宁与硫酸成盐比例是 2：1？
　　2. 简述为何磷酸咯萘啶要检查甲醛和四氢吡咯？
　　3. 简述硫酸奎宁原料药和硫酸奎宁片含量测定时消耗高氯酸滴定液的摩尔比为何不同？

五、计算题

　　1. 中国药典对硫酸奎宁及其片剂均采用非水滴定法测定含量。硫酸奎宁用高氯酸滴定液（0.1mol/L）直接滴定，其片则加氢氧化钠溶液后用氯仿提取，再用高氯酸滴定液（0.1mol/L）滴定，试分别计算滴定度 T。[硫酸奎宁分子式为$(C_{20}H_{24}N_2O_2)_2 \cdot H_2SO_4 = 746.9$]。

　　2. 硫酸奎宁片的含量测定方法如下：取本品 10 片，除去糖衣后，精密称定，研细，精密称取适量（约相当于硫酸奎宁 0.3g），置分液漏斗中，加氯化钠 0.5g 与 0.1mol/L 氢氧化钠溶液 10ml，混匀，精密加氯仿 50ml，振摇 10 分钟，静置，分取氯仿液，用干燥滤纸滤过，精密量取续滤液 25ml，加醋酐 5ml 与二甲基黄指示液 2 滴，用高氯酸滴定液（0.1mol/L）滴定，至溶液显玫瑰红色，并将滴定的结果用空白试验校正。

　　已知：取样量为 0.3186g；平均片重为 0.3277g；滴定度 T＝19.57mg/ml；片剂规格 0.3g；高氯酸滴定液浓度为 0.1011mol/L，滴定体积为 7.39 ml，空白消耗体积为 0.04 ml。

　　求：标示百分含量。

🔹🔹🔹🔹 参 考 答 案 🔹🔹🔹🔹

一、选择题

A 型题

1. B　2. A　3. B　4. A　5. C　6. D　7. B　8. B　9. B　10. E　11. B　12. B　13. B　14. A　15. D　16. C

B 型题

17. A　18. A　19. D　20. A　21. A　22. D　23. B　24. A　25. B　26. A　27. B　28. A

X 型题

29. BCD　30. ABD　31. AD　32. ABCDE　33. ABCDE　34. ABC　35. AE　36. AD

二、填空题

　　1. 绿奎宁反应　6-位含氧喹啉　氨水
　　2. 过氧桥的　氧化性

3. 内酯

三、中英文对译

1. Quinine Sulfate
2. Malaridine Phosphate
3. 绿奎宁反应
4. Artemisinin
5. 双氢青蒿素

四、问答题

1. 答:奎宁为二元生物碱,其中奎宁环上的氮原子的碱性较强（pKa 8.8),与强酸形成稳定的盐。而喹啉环上的氮原子碱性较弱(pKa 4.2),不能与硫酸成盐,因此奎宁与硫酸成盐比例是 2∶1。

2. 答:在合成磷酸咯萘啶的反应中使用了甲醛进行缩合,甲醛具有毒性,应对产品中可能剩余的甲醛进行检查。在合成磷酸咯萘啶的反应中使用了四氢吡咯进行缩合,四氢吡咯具有毒性,应对产品中可能剩余的四氢吡咯进行检查。

3. 答:由于硫酸为二元酸,在水溶液中能进行二级解离,但在冰醋酸介质中,只能解离为 HSO_4^-,所以生物碱的硫酸盐在冰醋酸中只能滴定至硫酸氢盐。硫酸奎宁原料药的含量测定时,1mol 硫酸奎宁消耗 3mol 高氯酸滴定液。即 1mol 硫酸奎宁含 2mol 奎宁,可以结合 4mol 质子,其中 1mol 质子是硫酸提供的,其他 3mol 质子是由高氯酸提供。硫酸奎宁片剂含量测定中需要加氢氧化钠溶液碱化后用三氯甲烷萃取以除去辅料中的硬脂酸盐等干扰物质,因此 1mol 硫酸奎宁可转化为 2mol 奎宁,每 1mol 奎宁消耗 2mol 高氯酸,故 1mol 硫酸奎宁消耗 4mol 高氯酸。

五、计算题

1. 解:

$$T_{原}=m\times\frac{a}{b}\times M=0.1\times\frac{1}{3}\times746.9=24.90(mg/mL)$$

硫酸奎宁片中硫酸奎宁分子式为$(C_{20}H_{24}N_2O_2)_2 \cdot H_2SO_4 \cdot 2H_2O=782.9$,所以

$$T_{片}=m\times\frac{a}{b}\times M=0.1\times\frac{1}{4}\times782.9=19.57(mg/mL)$$

2. 解:

$$标示量\%=\frac{T\times F\times(V_样-V_空)}{W}\times\overline{W}\times\frac{1}{标示量}\times100\%$$

$$=\frac{19.57\times0.1011/0.1\times(7.39-0.04)}{0.3186\times\frac{25}{50}}\times0.3277\times\frac{1}{300}\times100\%=99.7\%$$

（辽宁中医药大学　杨燕云）

第十三章　莨菪烷类抗胆碱药物的分析

～～～～～～～～　知　识　要　点　～～～～～～～～

本章围绕莨菪烷类抗胆碱药物的化学结构、理化性质和分析方法的关系，结合中国药典重点讲解本类药物的鉴别、检查和含量测定的原理和方法。

一、基本结构与主要性质

（一）莨菪烷类生物碱的基本结构

莨菪烷类药物是由莨菪烷衍生的氨基醇与不同的有机酸缩合成酯的生物碱。

（二）主要化学性质

水解性：阿托品和东莨菪碱分子结构中，具有酯的结构，易水解。

碱性：阿托品和东莨菪碱分子结构中，五元脂环上含有叔胺氮原子，因此具有较强的碱性，易于酸成盐。

旋光性：氢溴酸东莨菪碱分子结构中含有不对称碳原子，呈左旋体，而阿托品结构中虽然也含有不对称碳原子，但因外消旋化而成为消旋体，无旋光性。利用此性质可区别阿托品和东莨菪碱。

二、鉴别试验

莨菪烷类抗胆碱药物根据其水解后生成莨菪酸可采用 Vitali 反应、硫酸-重铬酸钾的反应以及生物碱的沉淀反应、酸根的反应进行鉴别。

鉴别项目	原理	方法	现象
Vitali 反应	结构中酯键水解后生成莨菪酸可发生 Vitali 反应	硫酸阿托品 $\xrightarrow[\text{蒸干}]{\text{发烟硝酸}}$ 黄色残渣 $\xrightarrow{\text{乙醇}}$ 深紫色 $\xrightarrow{\text{固体氢氧化钾}}$ 醌型产物	深紫色
与硫酸-重铬酸钾的反应	结构中酯键水解后生成莨菪酸可发生氧化反应	托烷类 $\xrightarrow{\text{硫酸}}$ 莨菪酸 $\xrightarrow{\text{重铬酸}}$ 苯甲酸	类似苦杏仁臭味
沉淀反应	本类药物为生物碱可与生物碱沉淀剂沉淀	硫酸阿托品＋氯化汞──→黄色沉淀 硫酸东莨菪碱＋氯化汞──→白色复盐沉淀	产生沉淀
硫酸盐和溴化物的反应	利用硫酸阿托品(氢溴酸莨菪碱)中的硫酸根(溴离子)在酸性条件下与氯化钡(银离子)反应生成沉淀	硫酸阿托品＋氯化钡──→白色沉淀 氢溴酸东莨菪碱＋硝酸银──→淡黄色沉淀	产生沉淀

三、有关物质检查

药物名称	检查项目	来源	检查方法
氢溴酸东莨菪碱	酸度	酸性杂质	5%水溶液的 pH 测定法
	易氧化物	生产过程中引入的杂质阿扑东莨菪碱及其他含有不饱和双键的有机物质	高锰酸钾滴定法(ChP)和阿扑东莨菪碱紫外吸光度吸光限度控制法(BP)
	阿扑阿托品颠茄碱等其他生物碱	杂质	比浊法(ChP)和 TLC 法(BP)
硫酸阿托品	莨菪碱杂质	光学异构体	旋光度测定法

四、含量测定

(一)莨菪烷类药物的含量测定方法

方法	基本原理或特点	备注
酸性染料比色法	在适当 pH 的水溶液中,碱性药物(B)可与氢离子结合成阳离子(BH^+),而一些酸性染料(磺胺肽类指示剂等)可解离成阴离子(In^-);两种离子定量结合,即生成具有吸收光谱明显红移的有色离子对($BH^+ \cdot In^-$),该离子对可以定量地被有机溶剂萃取,测定有机相中有色离子对特征波长处的吸光度,既可以进行碱性药物的含量测定	适用于少量供试品,尤其是小剂量药物制剂的定量分析。具有一定的专属性和准确度。主要用于测定紫外吸收弱、标示量低的有机碱性(生物碱)药物制剂的含量或含量均匀度硫酸阿托品片(注射液)、氢溴酸东莨菪碱片、盐酸可乐定片及一些中药材和中成药中的生物碱成分均采用本法进行测定
非水溶液滴定法	非水溶液滴定法是在非水溶剂中进行的酸碱滴定法,主要用来测定有机碱及其氢卤酸盐、硫酸盐、磷酸盐以及有机酸碱金属盐类的含量	硫酸阿托品与高氯酸反应的化学计量摩尔比为 1:1 在冰醋酸中,有机碱的硫酸盐类药物只能用高氯酸滴定液直接滴定至硫酸氢盐
高效液相色谱法	高效液相色谱法具有分离模式多样、适用范围广、选择性和专属性强、检测手段多样、重复性更好、分离速度快等优点	各国药典中采用 HPLC 法对莨菪类生物碱含量和有关物质进行直接分析测定的比例不断增加

(二)酸性染料比色法的影响因素及条件选择

影响因素	条件选择	选择依据或方法
水相最佳 pH 选择	应使有机药物和酸性染料分别全部以 BH^+ 和 In^- 状态存在。pH 过低:抑制了酸性染料的解离,使 In^- 浓度太低,而影响离子对的形成;pH 过高:有机碱成离子状态,使离子对的浓度也很低	选择依据:根据有机药物和酸性染料的 PK 值以及两相中分配系数而定
酸性染料及其浓度	酸性染料选择条件:应能够与有机碱性药物定量结合;在有机相不溶或很少溶解;生成的离子对在有机相中溶解度大,并在其最大吸收波长处有最高的吸光度浓度:一般认为对测定结果影响不大,足够量即可增加酸性染料的浓度并可提高灵敏度。但浓度太高,则易乳化,不易去除,影响反应的结果	常用的酸性染料:溴麝香草酚蓝(BTB)、溴酚蓝(BPB)、溴甲酚紫(BCP)、溴甲酚绿(BCG)和甲基橙。托烷类药物测定常用溴钾酚绿
有机溶剂	选择条件:对有机碱性药物与酸性染料形成的离子对萃取效率高;能与离子对形成氢键;不与或极少与水混溶	常用有机溶剂:三氯甲烷和二氯甲烷。前者更理想

(待续)

续表

影响因素	条件选择	选择依据或方法
水分	影响:水相中有过量的有色酸性染料,水分的混入还可能使有机相混浊,均可影响比色测定的准确性	排除方法:一半多采用加脱水剂或经干燥滤纸过滤的方法,除去混入的水分
有色杂质	影响:易混入萃取的有机相中,影响测定的结果	排除方法:在加入供试品之前,将缓冲液与酸性染料的混合液先用所选用的有机溶剂萃取,以便除去酸性染料中有色杂质

知 识 地 图

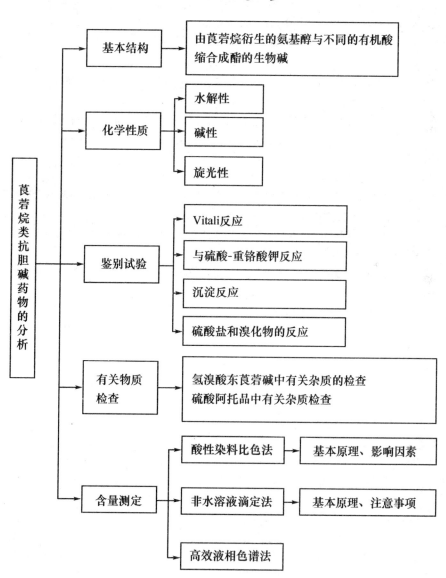

精 选 习 题

一、选择题

A 型题

1. 在酸性染料比色法中,对溶液 pH 的要求下列哪一种说法不对(　　)
   - A. 必须使有机碱与 H⁺ 结合成盐
   - B. 必须使有机碱成阳离子,染料成阴离子
   - C. 必须使酸性染料成分子状态
   - D. 必须有利于离子对的形成
   - E. 必须使酸性染料解离成 In⁻

2. 硫酸阿托品中检查莨菪碱是利用了两者的(　　)
   - A. 碱性差异
   - B. 对光选择吸收性质差异
   - C. 溶解度差异
   - D. 旋光性质差异
   - E. 吸附性质差异

3. 酸性染料比色法中水相的 pH 过小,则(　　)
   - A. 能形成离子对
   - B. 有机溶剂能提取完全
   - C. 酸性染料以阴离子状态存在
   - D. 生物碱几乎全部以分子状态存在
   - E. 酸性染料以分子状态存在

4. 硫酸阿托品的含量可采用提取中和法测定,在用有机溶剂提取时,可加入下列哪种试剂处理(　　)
   - A. 氢氧化钠
   - B. 醋酸
   - C. 氨水
   - D. 醋酸钠
   - E. 硫酸

5. 酸性染料比色法测定的是(　　)
   - A. 水相中染料的颜色
   - B. 有机相中染料的颜色
   - C. 被测离子对的颜色
   - D. 呈电离状态的染料的颜色
   - E. 有机离子的颜色

6. 酸性染料比色法中,以有机相提取离子对时,应严防混入水分,否则微量水分可使有机相浑浊,并且由于下列因素而影响实验结果(　　)
   - A. 带入了水相中的过量染料
   - B. 稀释了离子对的浓度
   - C. 使离子对解离
   - D. 使提取不完
   - E. 使离子对不稳定

7. 非水溶液滴定法测定杂环类药物的氢卤酸盐含量时,常用于消除酸根干扰(　　)
   - A. 氯化汞
   - B. 硫酸汞
   - C. 硝酸汞
   - D. 醋酸汞
   - E. 高氯酸汞

8. 硫酸阿托品用高氯酸标准液直接滴定,反应的物质的量比为(　　)
   - A. 3∶1
   - B. 1∶3
   - C. 2∶1
   - D. 1∶2
   - E. 1∶1

9. 在稀硫酸溶液中显淡黄绿色荧光的药物是(　　)
   - A. 硫酸奎宁
   - B. 硫酸阿托品
   - C. 盐酸奋乃静
   - D. 异烟肼
   - E. 奥沙西泮

10. 硫酸奎宁用高氯酸标准液直接滴定,反应的物质的量比为(　　)
    - A. 3∶1
    - B. 1∶3
    - C. 2∶1
    - D. 1∶2
    - E. 1∶4

11. 在 USP 中,用双波长法测定含量的药物是(　　)
    - A. 盐酸氯丙嗪注射液
    - B. 地西泮注射液
    - C. 盐酸异丙嗪注射液
    - D. 盐酸异丙嗪片
    - E. 尼可刹米注射液

12. 某药物加溴化氢试液与 2.5％苯胺试液,摇匀,渐显黄色,此药物是(　　)

A. 地西泮　　　　　　　　　B. 硫酸阿托品　　　　　　　C. 尼可刹米

D. 氯氮革　　　　　　　　　E. 盐酸氯丙嗪

13. 供试品与硝酸供热,得黄色产物,放冷后加醇制氢氧化钾少许,即显深紫色。此反应可鉴别的药物是(　　)

A. 盐酸麻黄碱　　　　　　　B. 硫酸阿托品　　　　　　　C. 盐酸吗啡

D. 盐酸奎宁　　　　　　　　E. 硝酸士的宁

14. 采用非水溶液滴定法测定盐酸麻黄碱含量,加入醋酸汞的目的是(　　)

A. 消除伪麻黄碱的干扰　　　B. 消除氢卤酸干扰　　　　　C. 消除氮原子干扰

D. 消除高氯酸干扰　　　　　E. 消除汞盐干扰

B型题

A. 游离肼　　　　　　　　　B. 金鸡纳碱　　　　　　　　C. 硒

D. 其他生物碱　　　　　　　E. 2-甲氨基-5-氯-二苯

15. 硫酸奎宁应检查的杂质为(　　)

16. 氢溴酸东莨菪碱应检查的杂质为(　　)

17. 地西泮应检查的杂质为(　　)

18. 异烟肼应检查的杂质为(　　)

A. 溴酸钾法　　　　　　　　B. 铈量法　　　　　　　　　C. 非水溶液滴定法

D. 酸性染料比色法　　　　　E. 高锰酸钾法

19. 硫酸奎宁可采用的含量测定方法为(　　)

20. 氢溴酸东莨菪碱可采用的含量测定方法为(　　)

21. 异烟肼可采用的含量测定方法为(　　)

22. 硝苯地平可采用的含量为(　　)

A. 绿奎宁反应　　　　　　　B. 戊烯二醛反应　　　　　　C. 钯离子络合显色反应

D. 三氯化铁反应　　　　　　E. 水解后重氮化-偶合反应

23. 硫酸奎宁可采用的鉴别反应为(　　)

24. 奥沙西泮可采用的鉴别反应为(　　)

25. 尼可刹米可采用的鉴别反应为(　　)

26. 癸氟奋乃静可采用的鉴别反应为(　　)

A. 取供试品适量,加丙二酸少许与醋酐,水浴加热,显深棕色

B. 取供试品适量与2,4-二硝基氯苯混合供热至熔融;冷却后,加醇制氢氧化钾试液使残渣溶解,溶液显紫红色

C. 取供试品10mg,加水1ml溶解后,加硝酸5滴,即变红色,渐变淡黄色

D. 取供试品适量,加硫酸溶解后,在365nm的紫外光下显黄绿色荧光

E. 取供试品适量,加丙酮1ml与20%氢氧化钠溶液,溶液显橙红色

用于鉴别以下药物的反应是

27. 盐酸氯丙嗪(　　)

28. 地西泮(　　)

29. 尼可刹米(　　)

30. 硝苯地平(　　)

31. 吡哌酸(　　)

A. 利用药物的阳离子(BH$^+$)与溴钾酚绿阴离子(In$^-$)结合成离子对进行测定

B. 样品加冰醋酸10ml和醋酸汞试液4ml后,用高氯酸溶液滴定

C. 置碱性溶液中,用三氯甲烷提取出药物,加适量醋酐,再用高氯酸滴定液滴定

D. 样品加冰醋酸和醋酐各 10ml 后,用高氯酸滴定液滴定

E. 样品加水制成每 1ml 约含 16μg 的溶液,在 254nm 处测定

32. 盐酸吗啡原料药的含量测定方法是( )

33. 硫酸阿托品原料药的含量测定方法是( )

34. 硫酸阿托品片的含量测定方法是( )

35. 硫酸奎宁片的含量测定方法是( )

36. 硫酸士的宁注射液的含量测定方法是( )

X 型题

37. 下列药物可用酸性染料比色法进行含量测定( )

    A. 硫酸阿托品   B. 氢溴酸东莨菪碱   C. 水合氯醛

    D. 氢化可的松   E. 盐酸麻黄碱

38. 影响酸性染料比色法的因素有( )

    A. 水相的 pH   B. 染料及其浓度的选择   C. 有机溶剂的选择

    D. 水分的影响   E. 容器的选择

39. 生物碱类药物常用的含量测定方法有( )

    A. HPLC 法   B. 提取中和法   C. 酸性染料比色法

    D. GC 法   E. 非水酸量法

40. 酸性染料比色法中,水分的混入( )

    A. 使有机溶剂浑浊   B. 影响比色   C. 稀释了离子对浓度

    D. 使离子对解离   E. 带入了水相中的过量染料

41. 硫酸阿托品的含量测定可采用( )

    A. 非水碱量法   B. 提取中和法   C. 酸性染料比色法

    D. 三氯化铁比色法   E. 银量法

42. 酸性染料比色法测定生物碱时常用的有机溶剂有( )

    A. 二氯乙烯   B. 三氯甲烷   C. 二氯甲烷

    D. 苯   E. 乙醇

43. 酸性染料比色法测定生物碱,最常用的酸性染料为( )

    A. 甲酚红   B. 酚红   C. 溴麝香草酚蓝

    D. 溴甲酚绿   E. 溴甲酚紫

44. 托烷类药物的鉴别反应有( )

    A. 托烷生物碱一般鉴别反应   B. 氧化反应   C. 硫酸盐反应

    D. 氯化物反应   E. 溴化物反应

45. 托烷类药物的主要化学性质有( )

    A. 水解性   B. 氧化性   C. 旋光性

    D. 酸性   E. 碱性

46. 《中国药典》(2010 年版)用紫外分光光度法测定含量的药物有( )

    A. 硫酸阿托品   B. 盐酸麻黄碱注射液   C. 盐酸吗啡片

    D. 硫酸奎宁片   E. 硫酸士的宁注射液

47. 《中国药典》(2010 年版)硫酸阿托品中需检查的特殊杂质包括( )

    A. 莨菪碱   B. 吗啡   C. 士的宁

    D. 东莨菪碱   E. 有关杂质

48. 酸性染料比色法中,选择合适的有机溶剂是试验的关键之一,常用的提取溶剂有(　　)

A. 乙醚　　　　　　B. 乙醇　　　　　　C. 甲醇

D. 苯　　　　　　E. 三氯甲烷

二、填空题

1. 最常用的生物碱沉淀剂为_____、_____、_____、_____。

2. 提取容量法测定生物碱类药物的含量是利用_____、_____的性质进行提取,然后滴定。提取容量法最常用的碱化试剂是_____。

3. 酸性染料比色法中,关键在水相 pH 的控制,当 pH 过低时,提取溶液中的_____增多,使测定值_____;当 pH 过高时,提取液中_____增多使测定值_____。

4. 在提取生物碱时,若无明确规定,一般至少_____,第一次提取溶剂的用量至少应为_____,以后几次的溶剂用量为_____。

5. 非水溶液滴定法测定生物碱药物的含量最常用的溶剂是_____,滴定剂是_____,指示剂是_____。滴定时一般要求消耗标准溶液_____。非水溶液滴定法测定生物碱的氢卤酸盐时,需预先在溶液中加入_____,其加入量是_____。

三、中英文对译

1. Atropine Sulfate　　　2. Scopolamine　Hydrobromide

3. Hyoscyamine　　　　4. 阿扑阿托品

5. 颠茄碱　　　　　　6. 溴甲酚绿

四、名词解释

1. Vitali 反应　2. 酸性染料比色法　3. ODS柱

五、简答题

1. 试述酸性染料比色法测定药物含量的原理及影响定量测定的关键因素。

2. 酸性染料比色法测定生物碱类药物时必须选择合适的水相 pH,若 pH 太低或太高将会发生不良影响,试说明原因?

3. 酸性染料比色法中,水分对测定有何影响?

4. RP-HPLC法测定碱性药物时,采用ODS柱作为分析柱,存在哪些问题? 原因何在? 如何解决?

六、计算题

1. 硫酸奎宁丁原料药的含量测定方法如下:精密称取本品 0.1589g,用浓度为 0.1025mol/L 的标准高氯酸滴定,消耗 6.03ml,空白消耗 0.11ml,已知($C_{20}H_{24}N_2O_2$).2H_2O 分子量为 782.96。求本品的百分含量。

七、试验设计题

1. 根据下列药物的化学结构

设计一种容量分析的方法以测定其含量(名称、原理、溶剂、滴定剂、指示剂、取样量及操作)。

参考答案

一、选择题

A 型题

1. C　2. D　3. E　4. C　5. E　6. A　7. D　8. E　9. E　10. B　11. A　12. C　13. B　14. B

B 型题

15. B　16. D　17. E　18. A　19. C　20. D　21. A　22. B　23. A　24. E　25. B　26. C　27. C　28. D

29. B　30. E　31. A　32. B　33. D　34. A　35. C　36. E

X 型题

37. ABE　38. ABCD　39. ABCD　40. ABE　41. ABC　42. BC　43. CDE　44. AB　45. ACE　46. CE

47. AE　48. AE

二、填空题

1. 碘化铋钾　碘化汞钾　　碘-碘化钾　硅钨酸

2. 生物碱盐类可溶于水　游离生物碱不溶于水而溶于有机溶剂　氨水

3. 酸性染料分子　偏低　有机碱　偏低

4. 4 次　液体体积的 1/2　第一次的 1/2

5. 冰醋酸　高氯酸　结晶紫　8ml　醋酸汞　1～3 倍

三、中英文对译

1. 硫酸阿托品
2. 氢溴酸东莨菪碱
3. 莨菪碱
4. Apoatropine
5. Belladonine
6. Bromocresol　Green

四、名词解释

1. 阿托品、莨菪碱等莨菪烷类生物碱结构中的酯键水解后生成莨菪酸,经发烟硝酸加热处理,转变成三硝基衍生物,再与氢氧化钾的醇溶液和固体氢氧化钾作用脱羧,转化成具有共轭结构的阴离子而显深紫色。

2. 在适当 pH 的水溶液中,碱性药物(B)可与氢离子结合成阳离子(BH^+),而一些酸性染料(磺胺肽类指示剂等),如溴钾酚绿、溴麝香草酚蓝、溴甲酚紫、溴酚蓝等可解离成阴离子(In^-);两种离子定量结合,即生成具有吸收光谱明显红移的有色离子对(BH^+ In^-),该离子对可以定量地被有机溶剂萃取,测定有机相中有色离子对特征波长处的吸光度,既可以进行碱性药物的含量测定。

3. ODS 柱是一种常用的反相色谱柱,也叫 C_{18} 柱;由于它是长链烷基键合相,有较高的碳含量和更好的疏水性,对各种类型的生物大分子有更强的适应能力,因此在生物化学分析工作中应用的最为广泛。

五、简答题

1. 答:基本原理:在适当 pH 的水溶液中,碱性药物(B)可与氢离子结合成阳离子(BH^+),而一些酸性染料(磺胺肽类指示剂等),如溴钾酚绿、溴麝香草酚蓝、溴甲酚紫、溴酚蓝等可解离成阴离子(In^-);两种离子定量结合,即生成具有吸收光谱明显红移的有色离子对(BH^+ In^-),该离子对可以定量地被有机溶剂萃取,测定有机相中有色离子对特征波长处的吸光度,既可以进行碱性药物的含量测定。

关键因素:水相最佳 pH 选择;酸性染料及其浓度;有机溶剂;水分;有色杂质。

2. 答:pH 过低,抑制了酸性染料的解离,使 In^- 浓度太低,而影响离子对的形成;pH 过高,有机碱成离子状态,使离子对的浓度也很低。

3. 答:水相中有过量的有色酸性染料,水分的混入还可能使有机相混浊,均可影响比色测定的准确性。

4. 答:由于固定性表面的硅醇基键合不完全,裸露的硅醇基可与极性较强的碱性药物发生吸附作用,从而使碱性药物色谱分析的峰拖尾,分离效能下降。因此为了改善分离条件,可以采用以下措施:

(1) 在流动相中含氮碱性扫尾剂,抑制碱性药物与硅醇基作用造成的色谱峰拖尾。目前常用的碱性试剂有醋酸铵、三乙胺、二乙胺、乙腈等。

(2) 采用端基封尾柱,经特别封端处理的化学键合固定相于有机碱性药物 HPLC 分析时,流动相中不加扫尾剂也能获得相对较好的色谱峰。

(3) 调整流动相的 pH,抑制生物碱类药物的解离,改变它们的色谱保留行为。

(4) 在流动相中加入离子对试剂,常用的离子对试剂有戊烷磺酸钠、十二烷磺酸钠、高氯酸、三氟乙酸、十二烷基硫酸钠、四丁基溴化铵和四丁基氢氧化铵等。

六、计算题

1. $含量\% = \dfrac{(v - v_0) \times T \times W \times 10^{-3}}{m} \times 100\%$

$$= \dfrac{(6.03 - 0.11) \times 0.1025 \times 782.96 \times 10^{-3}}{0.1589} \times 100\%$$

$$= 97.7\%$$

七、试验设计题

1.(1) 硫酸阿托品采用非水溶液滴定法。

(2) 原理:利用硫酸阿托品分子结构中,五元脂环上含有叔胺氮原子,具有碱性,可以采用非水溶液滴定法测定其含量,其于高氯酸的物质的量之比为 1:1。

(3) 冰醋酸和醋酐作溶剂;高氯酸滴定液滴定;结晶紫作指示剂,终点颜色为纯蓝色。

(4) 取样量计算:T = 0.1 × 676.8mg/ml = 67.68mg/ml

按消耗滴定液 8～10ml 计算:

W1 = V × T = 8ml × 67.68mg/ml = 0.5414g

W2 = V × T = 10ml × 67.68mg/ml = 0.6768g

故取样范围为 0.5414～0.6768g。

(5) 实验操作:取供试品 0.5414～0.6768g,精密称定,加冰醋酸和醋酐各 10ml 溶解后,加结晶紫指示液 1～2 滴,用高氯酸滴定液(0.1mol/L)滴定至溶液显纯蓝色,并将滴定结果用空白实验校正。1ml 高氯酸滴定液(0.1mol/L)相当于 67.68mg 的硫酸阿托品。

（安徽中医药大学　吴　虹）

第十四章 维生素类药物的分析

-------◆-◆-◆-◆-◆------- **知 识 要 点** -------◆-◆-◆-◆-◆-------

维生素按溶解度分为脂溶性维生素和水溶性维生素两大类。脂溶性维生素主要有维生素 A、维生素 D、维生素 E、维生素 K 等；水溶性维生素主要有维生素 B 族、维生素 C、烟酸、叶酸、泛酸等。本章主要介绍了维生素 A、维生素 B₁、维生素 C、维生素 D、维生素 E 的结构、性质、鉴别、检查和含量测定方法。

第一节 维生素 A 的分析

维生素 A 的结构为具有一个共轭多烯醇侧链的环己烯，有多种立体异构体。

一、理 化 性 质

1. 溶解性	在三氯甲烷、乙醚或石油醚中易溶，在乙醇中微溶，在水中不溶
2. 不稳定性	具有多个不饱和键，易发生氧化，对酸不稳定，易脱水
3. 与三氯化锑显色	在三氯甲烷中作用，产生不稳定的蓝色
4. 紫外吸收	具有共轭多烯醇侧链结构，在 325～328nm 范围内有紫外吸收

二、鉴 别 试 验

鉴别项目	原理或特征	备注
三氯化锑反应	在三氯甲烷溶液中，维生素 A 与无水三氯化锑试剂反应产生不稳定的蓝色，渐变成紫红色	反应须在无水、无醇条件下进行，ChP2010 采用该法鉴别
紫外光谱法	维生素 A 分子中有共轭结构，其无水乙醇-盐酸（100∶1）中溶液有单一吸收峰，且 λ＝326nm；盐酸酸性条件下加热脱水生成去水维生素，共轭链延长，λmax 向长波长位移（红移），同时在 348nm、367nm、389nm 附近有三个尖锐吸收峰	由加热前后紫外光谱图特征的变化进行鉴别
薄层色谱法	固定相：硅胶 G；展开剂：环己烷-乙醚（80∶20）；显色剂：三氯化锑溶液	BP2010 采用

三、含 量 测 定

ChP2010 版采用紫外-可见分光光度法和 HPLC 法测定，含量用生物效价表示。

（一）紫外-可见分光光度法（三点校正法）

1. 测定原理

(1) 杂质的吸收在 310～340nm 波长范围内呈一条直线，且随波长的增大吸收度减小。

(2) 物质对光的吸收具有加和性。

2. 测定方法

(1) 测定步骤

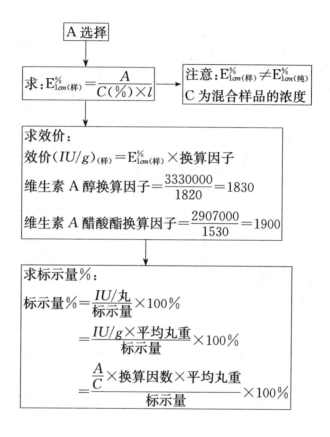

（2）方法分类

	第一法 直接测定法	第二法 皂化法
测定对象	纯度高的维生素 A 醋酸酯	维生素 A 醇
波长选择	等波长差法 所选波长符合 $\lambda_3 - \lambda_1 = \lambda_1 - \lambda_2$ ChP2010 规定 $\lambda_1 = \lambda_{max} = 328nm$ 且 $\lambda_{328} - \lambda_{316} = \lambda_{340} - \lambda_{328} = 12nm$	等波长比法 所选波长符合 $\frac{6}{7}A\lambda_1 = A\lambda_2 = A\lambda_3$ ChP2010 规定 $\lambda_1 = \lambda_{max} = 325nm$、$\lambda_2 = 310nm$,$\lambda_3 = 334nm$
测定方法	取供试品适量加环己烷溶解并定量稀释制成每 1ml 中含 9～15IU 的溶液，分别在 300nm、316nm、328nm、340nm、360nm 五个波长处分别 A，计算 A_i/A_{328}，并与规定的理论值比较	$S \xrightarrow{KOH/乙醇}$ 皂化液 $\left\{ \begin{array}{l} VitA\ 醋酸酯 \rightarrow VitA\ 醇 \\ 植物油 \rightarrow 甘油和脂肪酸盐 \end{array} \right\} \xrightarrow{乙醚提取}$ 除去植物油的干扰 $\xrightarrow{挥干乙醚}$ 异丙醇溶液 $\rightarrow$ 稀释至 9～15IU/ml $\rightarrow$ 于 300nm、310nm、325nm、334nm 处测 A_i

（待续）

续表

第一法　直接测定法	第二法　皂化法

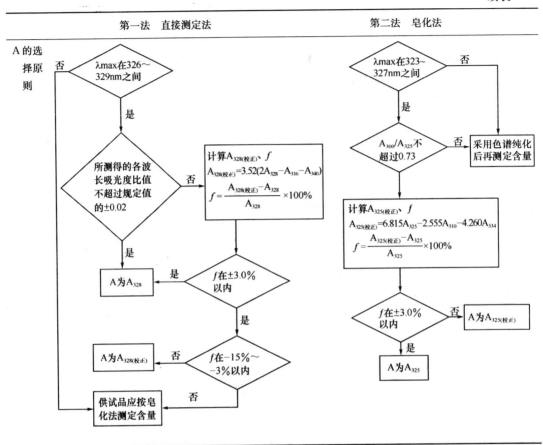

备注：(1) 合成的和天然的维生素 A 均为酯式维生素 A。ChP2010 收载的维生素 A、维生素 A 软胶囊及维生素 AD 软胶囊中维生素 A 的测定均采用本法测定含量。

(2) 三点校正法可消除维生素 A_2、维生素 A_3、维生素 A 的氧化产物、鲸醇、维生素 A 异构体及其他中间体等杂质的干扰。

（二）SbCl₃ 比色法

维生素 A 与 SbCl₃ 的无水三氯甲烷溶液反应产生不稳定的蓝色，在 618～620nm 波长处有最大吸收，符合 Beer 定律，可用标准曲线法测定。

缺点：(1) 显色不稳定，加入显色剂后 5～10 秒钟内完成测定。(2) 温度对反应显色强度影响较大。(3) 反应介质要求无水。(4) SbCl₃ 可腐蚀皮肤、仪器。

（三）高效液相色谱法

第二节　维生素 B₁ 的分析

维生素 B₁(盐酸硫胺)是由氨基嘧啶环和噻唑环通过亚甲基连接而成的季铵类化合物,噻唑环上季铵及嘧啶环上的氨基为两个碱性基团,可与酸成盐。

一、理 化 性 质

1. 溶解性	易溶于水,其水溶液显酸性,微溶于乙醇,不溶于乙醚
2. 硫色素反应	能被铁氰化钾等氧化生成硫色素
3. 与生物碱沉淀试剂的反应	
4. 氯化物特性	维生素 B₁ 分子中含有 Cl^- 且为盐酸盐
5. 紫外特征吸收	在盐酸溶液(9→1000)中于 246nm 波长处有最大吸收

二、鉴 别 试 验

1. 硫色素反应　在碱性溶液中,维生素 B₁ 可被铁氰化钾氧化生成硫色素,硫色素溶于正丁醇(或异丁醇、异戊醇)中,显蓝色荧光。《中国药典》2010 年版采用硫色素反应鉴别维生素 B₁ 及其片剂和注射液。

2. 沉淀反应　维生素 B₁ 可与多种生物碱沉淀试剂反应,生成不同颜色的沉淀。

试剂	沉淀生成形式	沉淀颜色
碘化汞钾	$[B] \cdot H_2HgI_4$	淡黄色
碘	$[B] \cdot HI \cdot I_2$	红色
硅钨酸	$[B]_2 \cdot SiO_2(OH)_2 \cdot 12WO_3 \cdot 4H_2O$	白色
苦酮酸	$[B] \cdot 2(C_{10}H_8N_4O_5)$	扇形的白色结晶

注:[B]表示维生素 B₁。

3. 氯化物反应　维生素 B₁ 的水溶液显氯化物的鉴别反应。

4. 硫元素反应　与 NaOH 共热,分解产生硫化钠,可与硝酸铅反应生成黑色的硫化铅沉淀。

5. 红外分光光度法

三、含 量 测 定

方法	原理	备注
非水溶液滴定法	分子结构中含有两个碱性基团,在非水溶液中与高氯酸定量反应,维生素 B₁ 与高氯酸反应的摩尔比为 1:2	ChP2010 用于测定维生素 B₁ 原料药

(待续)

续表

方法	原理	备注
紫外-可见分光光度法	分子结构中具有共轭双键,在紫外光区有吸收。在 246nm 波长处有最大吸收	ChP2010 用于维生素 B_1 片剂和注射液
硫色素荧光法	在碱性溶液中被铁氰化钾氧化成硫色素,用异丁醇提取后,在紫外光(365nm)照射下呈现蓝色荧光,通过与对照品比较荧光强度,即可测得供试品的含量	USP(34)-NF29 采用硫色素荧光法测定维生素 B_1 及其制剂

第三节　维生素 C 的分析

维生素 C 又叫 L-抗坏血酸,分子结构中具有烯二醇结构,且有两个手性碳原子(C_4、C_5),具有旋光性。

一、理化性质

1. 溶解性	在水中易溶,在乙醇中略溶,在三氯甲烷或乙醚中不溶
2. 酸性	分子结构中具烯二醇基,酸性较强($pk_1=4.17$),为一元酸
3. 还原性	分子中的烯二醇结构具有极强的还原性,易被氧化
4. 水解性	在强碱如浓氢氧化钠溶液中,内酯环被水解,生成酮酸盐
5. 旋光性	结构中有 2 个手性碳原子,因而具有旋光性
6. 糖的性质	维生素 C 的结构与糖相似,具有糖的性质和反应
7. 紫外特征吸收	其稀盐酸溶液在 243nm 波长处有最大吸收,$E_{1cm}^{1\%}$ 为 560

二、鉴别试验

1. 与硝酸银反应
　原理:分子中烯二醇结构具有强还原性,可被硝酸银氧化为去氢维生素 C,同时 Ag^+ 还原成单质银。
　现象:产生黑色沉淀。

2. 与 2,6-二氯靛酚反应
　原理:2,6-二氯靛酚为一氧化性染料,其氧化型在酸性介质中为玫瑰红色,碱性介质中为蓝色,能被维生素 C 还原成酚亚胺。
　现象:由有颜色变成还原型无色的。

3. 糖的反应
　原理:维生素 C 具有糖类的性质,可在三氯醋酸或盐酸的条件下水解、脱羧,生成戊糖,再失水,转变为糠醛,再与吡咯于 $50℃$ 下反应。
　现象:产生蓝色。

4. 紫外-可见分光光度法
　原理:分子结构中有共轭系统,有紫外吸收,吸收系数 $E_{1cm}^{1\%}$ 在 $545\sim585$ 之间。
　采用:BP2010。

三、杂 质 检 查

《中国药典》2010 年版对维生素 C 及其制剂的溶液澄清度与颜色检查；采用 AAS（标准加入法）检查维生素 C 原料中铜、铁离子；草酸的检查。

四、含 量 测 定

维生素 C 的含量测定方法有碘量法、2,6-二氯靛酚法、紫外分光光度法和高效液相色谱法。

1. 碘量法 维生素 C 在醋酸条件下可被碘定量氧化。根据碘滴定液消耗的体积可计算出维生素 C 的含量，每 1ml 碘滴定液（0.05mol/L）相当于 8.806mg 的 $C_6H_8O_6$。

注意：（1）在酸性介质中维生素 C 受空气中氧的氧化速度稍慢，所以应加稀醋酸 10ml，但加酸后需立即滴定，减少空气中氧的干扰。

（2）需用新沸过的冷水，目的是减少水中溶解氧对滴定的影响。

（3）在测维生素 C 的制剂时，片剂溶解后滤过，取续滤液测定；注射液测定时应加丙酮作掩蔽剂，除去抗氧剂的干扰。

2. 2,6-二氯靛酚滴定法 2,6-二氯靛酚的氧化型在酸性中显红色，还原型为无色。滴定时 2,6-二氯靛酚与维生素 C 定量发生氧化还原反应，终点前溶液为无色，终点时，无需另加指示剂指示终点，用空白进行校正。

讨论：（1）还原性物质对测定有干扰，但维生素 C 较干扰物质的氧化速度快，故应快速滴定以减少干扰物质的影响。

（2）2,6-二氯靛酚滴定液不稳定，贮存时易缓缓分解，须临时配制标定。

（3）本法的专属性较强，可用于含维生素 C 的制剂及食品中维生素 C 的分析。

3. 高效液相色谱法 体液中维生素 C 的含量测定。

第四节 维生素 D 的分析

维生素 D_2 和 D_3 都是甾醇的衍生物，维生素 D_2 又称骨化醇或麦角骨化醇，维生素 D_3 又名胆骨化醇，二者的结构区别在于维生素 D_2 比维生素 D_3 侧链 C_{22} 与 C_{23} 之间多一双键，C_{24} 上多一甲基。

一、理 化 性 质

1. 溶解性	脂溶性维生素，在三氯甲烷中极易溶解
2. 不稳定性	遇光或空气及氧化剂均易氧化变质，效价降低，毒性增强
3. 旋光性	维生素 D_2、D_3 结构中均有多个手性碳原子，均有旋光性
4. 显色反应	维生素 D_2、D_3 具有甾类化合物的共有显色反应
5. 紫外特征吸收	

二、鉴别试验

1. 显色反应

（1）与醋酐-硫酸的显色反应：初显黄色，最后成绿色。

（2）与三氯化锑显色：加三氯化锑试液 4ml，即显橙红色，逐渐变为粉红色。

2. 比旋度　维生素 D_2 的比旋度为 $+102.5°\sim+107.5°$，维生素 D_3 的比旋度为 $+105°\sim+112°$。

3. 维生素 D_2 与 D_3 的区别反应　在乙醇溶液中，与硫酸反应，维生素 D_2 显红色，在 570nm 波长处有最大吸收；维生素 D_3 显黄色，在 495nm 波长处有最大吸收。

三、杂质检查

《中国药典》2010 年版对维生素 D_2 规定进行麦角甾醇的检查。

四、含量测定

在《中国药典》2010 年版中收载的维生素 D（包括 D_2 和 D_3）及其制剂、维生素 AD 制剂或鱼肝油中所含的维生素 D_3 均用高效液相色谱法测定。

第五节　维生素 E 的分析

维生素 E 为苯并二氢吡喃醇的衍生物，结构中苯并二氢吡喃环上的第二位碳原子（C_2）和侧链上两个碳原子（$4'$、$8'$）为手性碳原子，具有旋光性，天然品为右旋体，合成品为消旋体。

一、理 化 性 质

1. 溶解性	在水中不溶，在无水乙醇、丙酮或植物油中易溶
2. 还原性	易氧化变色，其氧化产物可能是醌式化合物或聚合物
3. 酯的水解性	维生素 E 在酸性或碱性条件下可水解生成游离生育酚
4. 紫外特征吸收	维生素 E 无水乙醇溶液在 284nm 波长处有最大吸收

二、鉴 别 试 验

1. 硝酸反应　维生素 E 在酸性条件下被硝酸氧化生成具邻醌结构的生育红而显橙红色。

2. 三氯化铁反应　在碱性条件下，维生素 E 水解成生育酚，被三氯化铁氧化生成对生育醌，同时 Fe^{3+} 被还原为 Fe^{2+}，Fe^{2+} 与 $2,2'$-联吡啶反应，生成红色的配位化合物。

3. 分光光度法

4. 色谱法

三、杂质检查

《中国药典》2010 年版对维生素 E 的原料药要求检查酸度和游离生育酚。

1. 酸度检查　采用酸碱滴定法，来检查制备过程中引入的游离醋酸。

2. 生育酚的检查　利用生育酚具有还原性，采用硫酸铈滴定液（0.01mol/L）滴定法来控制生育酚的限量。

四、含量测定

ChP2010 多采用气相色谱法测定维生素 E 的含量。

1. 气相色谱法　采用内标法进行测定，内标物为正三十二烷。

2. 高效液相色谱法　JP15 采用外标法定量。

3. 荧光分光光度法　同步荧光扫描法测定生物体内维生素 E。

⟡⟡⟡⟡ 知 识 地 图 ⟡⟡⟡⟡

维生素A

- 性质：不稳定性，易发生氧化、脱水；与三氯化锑显色；紫外吸收
- 鉴别：三氯化锑反应；紫外光谱；薄层色谱法
- 含量测定：三点校正法；比色法；高效液相色谱法

维生素B

- 性质：硫色素反应；紫外吸收；与生物碱沉淀剂反应；氯化物特性
- 鉴别：硫色素反应；沉淀反应；氯化物反应；硫元素反应；红外分光光度法
- 含量测定：非水溶液滴定法；紫外-可见分光光度法（片剂和注射剂）；硫色素荧光法（USP）

维生素C

- 性质：酸性；旋光性；还原性；水解性；具有糖的性质；紫外吸收
- 鉴别：与硝酸银反应；2，6-二氯靛酚反应；糖的反应；紫外-可见分光光度法
- 检查：溶液的澄清度与颜色；铁、铜离子的检查
- 含量测定：碘量法；2，6-二氯靛酚滴定法

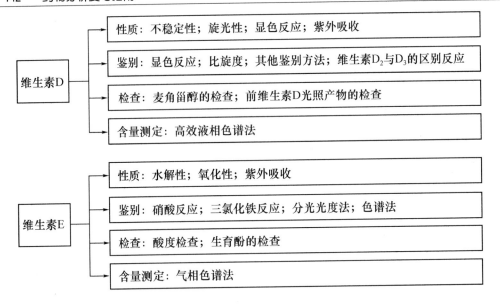

精 选 习 题

一、选择题

A 型题

1. 维生素 A 含量用生物效价表示,其效价单位是(　　)
    A. IU   B. g   C. ml
    D. IU/g   E. g/ml

2. 下列哪种维生素属于水溶性维生素(　　)
    A. 维生素 A   B. 维生素 E   C. 维生素 C
    D. 维生素 D   E. 维生素 K

3. 维生素 A 可用紫外吸收光谱特征鉴别,是由于其分子结构中具有(　　)
    A. 共轭双键   B. 酚羟基   C. 环己烯
    D. 甲基   E. 苯环

4. 下列药物的碱性溶液,加入铁氰化钾后,再加正丁醇,显蓝色荧光的是(　　)
    A. 维生素 A   B. 维生素 B₁   C. 维生素 C
    D. 维生素 D   E. 维生素 K

5. 维生素 C 注射液中抗氧剂硫酸氢钠对碘量法有干扰,能排除其干扰的掩蔽剂是(　　)
    A. 硼酸   B. 草酸   C. 丙酮
    D. 酒石酸   E. 盐酸

6. 使用碘量法测定维生素 C 的含量,已知维生素 C 的分子量为 176.13,每 1ml 碘滴定液(0.05mol/L)相当于维生素 C 的量为(　　)
    A. 17.61mg   B. 176.1mg   C. 8.806mg
    D. 88.06mg   E. 1.761mg

7. 能发生硫色素特征反应的药物是(　　)
    A. 维生素 B₁   B. 维生素 A   C. 维生素 C
    D. 维生素 E   E. 维生素 K

8. 测定维生素 C 注射液的含量时,在操作过程中要加入丙酮,这是为了(　　)
   A. 保持维生素 C 的稳定　　　　B. 使反应完全　　　　C. 加快反应速度
   D. 消除注射液中抗氧剂的干扰　　E. 消除注射液中还原剂的干扰

9. 维生素 C 的鉴别反应,常采用的试剂有(　　)
   A. 碱性酒石酸铜　　　　　　　B. 硝酸银　　　　　C. 碘化铋钾
   D. 乙酰丙酮　　　　　　　　　E. 硫酸铜

10. 对维生素 E 鉴别实验叙述正确的是(　　)
    A. 硝酸反应中维生素 E 水解生成 α-生育酚显橙红色
    B. 硝酸反应中维生素 E 水解后,又被氧化为生育酚而显橙红色
    C. 维生素 E 0.01% 无水乙醇溶液无紫外吸收
    D. $FeCl_3$-联吡啶反应中,Fe^{3+} 与联吡啶生成红色配离子
    E. $FeCl_3$-联吡啶反应中,Fe^{2+} 与联吡啶生成红色配离子

11. 2,6-二氯靛酚法测定维生素 C 含量(　　)
    A. 滴定在酸性介质中进行　　　B. 2,6-二氯靛酚由红色~无色指示终点
    C. 2,6-二氯靛酚的还原型为红色　D. 2,6-二氯靛酚的还原型为蓝色
    E. 滴定在碱性介质中进行

12. 维生素 E 常用的测定方法有(　　)
    A. 比色法　　　　　　　　　　B. 气相色谱法　　　　C. 中和法
    D. 铈量法　　　　　　　　　　E. UV

13. 维生素 C 含量测定中,为减少水中氧气对测定的影响应该加入下列哪种溶剂溶解样品(　　)
    A. 稀盐酸　　　　　　　　　　B. 稀氢氧化钠　　　　C. 稀醋酸
    D. 新沸放冷的蒸馏水　　　　　E. 丙酮

14. 二氯靛酚滴定法测定维生素 C 时,其终点指示方法为(　　)
    A. 加入淀粉做指示剂　　　　　B. 利用自身颜色变化指示终点　C. 加入酚酞做指示剂
    D. 电位法　　　　　　　　　　E. 永停滴定法

15. 既具有酸性,又具有还原性的药物是(　　)
    A. 维生素 C　　　　　　　　　B. 维生素 B_1　　　　C. 维生素 A
    D. 维生素 D　　　　　　　　　E. 维生素 E

16. 《中国药典》(2010)采用 GC 法测定维生素 E 的含量,内标物质是(　　)
    A. 正二十二烷　　　　　　　　B. 正二十六烷　　　　C. 正三十六烷
    D. 正三十二烷　　　　　　　　E. 正三十烷

17. 维生素 C 能使 2,6-二氯靛酚试液颜色消失,是因为维生素 C 具有(　　)
    A. 氧化性　　　　　　　　　　B. 酸性　　　　　　　C. 还原性
    D. 碱性　　　　　　　　　　　E. 水解

18. 维生素 E 与硝酸反应,最终的产物是(　　)
    A. 生育红　　　　　　　　　　B. 生育酚　　　　　　C. 配位离子
    D. 酯类　　　　　　　　　　　E. 生物碱

19. 维生素 B_1 进行硫色素反应鉴别而显荧光的条件是(　　)
    A. 乙醚　　　　　　　　　　　B. 碱性　　　　　　　C. 中性
    D. 弱酸性　　　　　　　　　　E. 氯仿

20. 维生素 E 与硝酸反应,最终的产物是(　　)
    A. 酯类　　　　　　　　　　　B. 生育酚　　　　　　C. 配离子

  D. 生育红   E. 酸类

B 型题

A. 供试品在碱性条件下水解后,用乙醚萃取,分取乙醚液,加 2,2'-联吡啶溶液和三氯化铁溶液,显血红色

B. 取供试品 1 滴,加甲醇 10ml 和 5‰氢氧化钾的甲醇溶液 1ml,振摇,溶液显绿色;置热水浴中即变为深紫色;放置后,显红棕色

C. 显氯化物的鉴别反应

D. 显钠盐的鉴别反应

E. 取供试品溶液,加二氯靛酚钠试液,试液的红色即消失

以下药物的鉴别反应为

21. 维生素 B_1 ( )

22. 维生素 C ( )

23. 维生素 E( )

  A. 亚消基铁氰化钠反应   B. 硫色素反应   C. 硝酸反应

  D. 三氯化锑反应   E. 硝酸银试液的反应

24. 维生素 C( )

25. 维生素 E( )

26. 维生素 B_1 ( )

27. 维生素 A( )

X 型题

28. 中国药典中,用原子吸收分光光度法检查维生素 C 中( )

  A. 铁盐   B. 汞盐   C. 铜盐

  D. 砷盐   E. 锌盐

29. 维生素 C 与分析方法的关系有( )

  A. 二烯醇结构具有还原性,可用碘量法定量

  B. 与糖结构类似,有糖的某些性质

  C. 无紫外吸收   D. 有紫外吸收   E. 二烯醇结构有弱酸性

30. 中国药典(2010 年版)规定维生素 A 的测定采用紫外分光光度法(三点校正法),此法又分为( )

  A. 等波长差法   B. 等吸收度法   C.6/7 A 法

  D. 差示分光法   E. 双波长法

31. 维生素 E 的鉴别试验有( )

  A. 硫色素反应

  B. 硫酸-乙醇呈色反应

  C. 硝酸氧化呈色反应

  D. 碱性水解后加三氯化铁乙醇液与 2,2-联吡啶乙醇液呈色反应

  E. Marquis 反应

32. 中国药典(2010 年版)规定鉴别维生素 B_1 的试验应有( )

  A. 二氯靛酚反应   B. 氯化物的反应   C. 硫色素反应

  D. 羟肟酸铁反应   E. 硝酸氧化呈色反应(橙红色)

二、填空题

  1. 天然维生素 A 的立体异构体主要是_____维生素 A,维生素 A 在饱和无水_____的无醇氯仿

溶液中即显蓝色,渐变为紫红色。

2. 硫色素反应是维生素 B_1 在碱性条件下被_____氧化成硫色素。

3. 维生素 E 中游离生育酚的检查,采用的方法是_____。

4. 维生素 C 分子中因具有_____结构,可被硝酸银氧化产生黑色银沉淀。

5. 维生素 B_1 的特征鉴别反应是_____反应。

6. 维生素 A 可用紫外吸收光谱法鉴别,是由于其分子结构中具有_____。

7. 维生素 E 需检查游离_____杂质。

8. 维生素类药物中既具有酸性又具有还原性的药物是_____。

9. 维生素 C 有_____种光学异构体,其中以_____的生物活性最强。

三、中英文对译

1. 维生素 A

2. 去氢维生素 A

3. 去水维生素 A

4. 盐酸硫胺

5. L-ascorbic acid

6. Vitamin A soft capsule

7. Vitamin AD drop

8. all-trans Vitamin A

四、问答题

1. 简述三氯化锑反应。

2. 三点校正法测定维生素 A 的原理是什么?换算因数 1830 和 1900 的由来?

3. 简述维生素 B_1 的硫色素反应。

4. 简述碘量法测定维生素 C 的原理及应注意哪些问题?

5. 简述维生素 E 的三氯化铁-联吡啶反应。

五、计算题

1. 取维生素 B_1 片(每片含维生素 B_1 10mg)15 片,总重为 1.2234g,研细,称出 0.4182g,置 100ml 量瓶中,加盐酸溶液(9→1000)溶解并稀释至刻度,摇匀,滤过,弃去初滤液,精密量取续滤液 1ml,置另一 50ml 量瓶中,再加盐酸溶液(9→1000)稀释至刻度,摇匀。照紫外分光光度法在 246nm 波长处测定吸收度为 0.437。已知 $C_{12}H_{17}ClN_4OS \cdot HCl$ 的吸收系数($E_{1cm}^{1\%}$)为 425,求该片剂占标示量的百分含量?

2. 维生素 AD 胶丸的测定:精密称取维生素 AD 胶丸装量差异项下的内容物重 0.1207g(每丸内容物的平均装量 0.07885g),置 10ml 烧杯中,加环己烷溶解并定量转移至 50ml 量瓶中,用环己烷稀释至刻度,摇匀;精密量取 2ml,置另一 50ml 量瓶中,用环己烷稀释至刻度,摇匀。以环己烷为空白,测得最大吸收波长为 328nm,并分别于 300nm、316nm、328nm、340nm 和 360nm 的波长处测得吸收度如下。求胶丸中维生素 A 占标示量的百分含量?已知标示量每丸含维生素 A 10 000 单位。

波长(nm)	300	316	328	340	360
(A)	0.364	0.593	0.663	0.557	0.228

◇◇◇◇◇◇◇ 参 考 答 案 ◇◇◇◇◇◇◇

一、选择题

A 型题

1. D　2. C　3. A　4. B　5. C　6. C　7. A　8. D　9. B　10. E　11. C　12. B　13. D　14. B　15. A

16. D　17. C　18. A　19. B　20. D

B 型题

21. B 22. E 23. A 24. E 25. C 26. B 27. D

X 型题

28. AC 29. ABDE 30. ABC 31. CD 32. BC

二、填空题

1. 全反式 $SbCl_3$

2. 铁氰化钾

3. 硫酸铈滴定法

4. 烯二醇

5. 硫色素

6. 共轭多烯

7. 生育酚

8. 维生素 C

9. 4 L(＋)-抗坏血酸

三、中英文对译

1. Vitamin A

2. Dehydroretinol

3. Anhydroretinol

4. Thiamine Hydrochloride

5. L-抗坏血酸

6. 维生素 A 软胶囊

7. 维生素 AD 滴剂

8. 全反式维生素 A

四、问答题

1. 答:纤维素 A 在饱和的无水三氯化锑的 $CHCl_3$ 溶液中显蓝色,然后变为紫红色。

2. 答:本法是在三个波长处测得吸收度,根据校正公式计算吸收度 A 校正值后,再计算含量,故称三点校正法,其原理基于以下两点:

(1) 杂质的吸收在 310~340nm 波长范围内呈一条直线,且随波长的增大吸收度变小。（2) 物质对光的吸收具有加和性。即在某一样品的吸收曲线中,各波长的吸收度是维生素 A 与杂质吸收度的代数和,因而吸收曲线也是它们吸收曲线的叠加。

1g 维生素 A 醋酸酯相当的单位数是:

$$\frac{1000000\mu g}{0.344\mu g/IU}=2907000IU$$

∵ 维生素 A 醋酸酯的吸收系数为 1530

∴ 换算因数

$$\frac{维生素\ A\ 纯品效价(IU/g)}{E_{1cm(328nm,环己烷)}^{1\%}}=\frac{2907000}{1530}=1900$$

1g 维生素 A 醇相当的单位数是:

$$\frac{1000000\mu g}{0.300\mu g/IU}=3330000IU$$

∵ 维生素 A 醋酸酯的吸收系数为 1820

∴ 换算因数

$$\frac{维生素\ A\ 纯品效价(IU/g)}{E_{1cm(325nm)}^{1\%}}=\frac{3330000}{1820}=1830$$

3. 答:维生素 B_1 在碱性溶液中,可被铁氰化钾氧化成硫色素。硫色素溶于正丁醇中,显蓝色荧光。

4. 答:维生素 C 的结构中有二烯醇结构,具有强还原性,可被不同氧化剂定量氧化,碘可定量氧化维生素 C,采用淀粉指示剂,用碘滴定液滴定。加入稀醋酸 10ml,因为在酸性介质中维生素 C 受空气中氧的氧化作用减慢。加新沸过的冷水,为了减少水中溶解氧对测定的影响。加 2ml 丙酮,消除维生素 C 注射液中含有的抗氧剂亚硫酸氢钠对测定的影响。

5. 答:在碱性条件下,维生素 E 水解成生育酚,被三氯化铁氧化生成对生育醌,同时 Fe^{3+} 被还原为 Fe^{2+},Fe^{2+} 与 $2,2'$-联吡啶反应,生成红色的配位化合物。

五、计算题

1. 解:

$$标示量\% = \frac{\frac{A}{EL} \times \frac{1}{100} \times D \times \overline{W}}{W \times B} \times 100\% = \frac{\frac{0.437}{425 \times 1} \times \frac{1}{100} \times 5000 \times \frac{1.2234}{15}}{0.4182 \times 10 \times 10^{-3}} \times 100\% = 100.3\%$$

2. 解:

(1) 计算各波长处的吸收度与 328nm 波长处的吸收度比值,并与规定比值比较。

波长(nm)	300	316	328	340	360
吸收度比值(A_i/A_{328})	0.549	0.894	1.000	0.840	0.344
规定比值	0.555	0.907	1.000	0.811	0.299
比值之差	−0.006	−0.013	0	+0.029	+0.045

其中,比值 A_{360}/A_{328} 与规定比值之差为 +0.045,超过规定的(±0.02)限度,故需计算校正吸收度。

(2) 计算校正吸收度,并与实测值比较

$$A_{328(校正)} = 3.52(2A_{328} - A_{316} - A_{340})$$
$$= 3.52(2 \times 0.663 - 0.593 - 0.557) = 0.620$$

$$\frac{A_{328(校正)} - A_{328(实测)}}{A_{328(实测)}} \times 100\% = \frac{0.620 - 0.663}{0.663} \times 100\% = -6.49\%$$

因校正吸收度与实测值之差已超过实测值的 −3.0%,故应以 $A_{328(校正)}$ 计算含量。

$$效价(IU/g)_{(样)} = E^{\%}_{1cm(样)} \times 换算因子 = \frac{A_{328(校正)}}{CL} \times 1900 = \frac{0.620}{\frac{0.1207}{1250} \times 100 \times 1} \times 1900 = 121996.7$$

$$标示量\% = \frac{IU/丸}{标示量} \times 100\% = \frac{IU/丸 \times 平均丸重}{标示量} \times 100\% = \frac{121996.7 \times 0.07885}{10000} \times 100\% = 96.2\%$$

(江西中医药大学　廖夫生)

第十五章　甾体激素类药物的分析

---·-·-·-·-·-·-·- **知 识 要 点** -·-·-·-·-·-·-·---

甾体激素是一类具有环戊烷并多氢菲母核的激素类药物,分为天然激素类和人工合成品及其衍生物。本章主要介绍了甾体激素的结构、性质以及鉴别、检查、含量测定的原理和方法。

一、基本结构与分类

甾体激素按 C_{10}、C_{13}、C_{17} 位次上取代基的不同可分为雄甾烷、雌甾烷和孕甾烷;按药理作用可分为肾上腺皮质激素、雄激素及蛋白同化激素、孕激素和雌激素等。

分类	代表药物	结构特征
肾上腺皮质激素	氢化可的松 醋酸地塞米松 地塞米松磷酸钠 醋酸去氧皮质酮 醋酸曲安奈德	1. A 环有 Δ^4-3-酮基,为共轭体系,在波长 240nm 附近有紫外吸收;部分药物在 C_1 与 C_2 之间,或 C_6 与 C_7 之间为双键,紫外吸收红移 2. C_{17} 位上为 α-醇酮基,具有还原性。多数药物有 C_{17}-α-羟基,部分药物 α-醇酮基上的醇羟基与酸成酯 3. 部分药物的 C_6 和 C_9 位由卤素取代,具有机氟化物或氯化物反应 4. 部分药物 C_{11} 位上有羟基或酮基取代
雄激素与蛋白同化激素	甲睾酮 丙酸睾酮 苯丙酸诺龙 癸酸诺龙	1. A 环有 Δ^4-3-酮基 2. C_{17} 位有羟基,部分药物的羟基被酯化 3. 雄性激素的母核有 19 个碳原子,蛋白同化激素在 C_{10} 上一般无角甲基,母核只有 18 个碳原子
孕激素	醋酸甲地孕酮 醋酸甲羟孕酮 炔诺酮 左炔诺孕酮	1. A 环有 Δ^4-3-酮基 2. C_{17} 位上有甲酮基或乙炔基 3. 多数在 C_{17} 位上有羟基,部分药物的羟基被酯化
雌激素	炔雌醇 戊酸雌二醇 苯甲酸雌二醇	1. A 环为苯环,C_3 位上有酚羟基,有的药物 C_3 位上的酚羟基成酯或成醚 2. C_{17} 位上有羟基,有些药物 C_{17} 位上羟基成酯 3. 有些药物在 C_{17} 位上有乙炔基,构成 19-去甲孕甾烷母核

备注:米非司酮为抗孕激素药物,具有甾体的母核结构,C_{11} 上有对二甲氨基苯基取代,除具有甾体的性质外,二甲氨基还具有碱性。

二、性 状 特 征

性状与溶解度	白色至微黄色粉末或结晶性粉末,除钠盐外,多数在三氯甲烷中微溶或易溶,在甲醇或乙醇中微溶至溶解,在乙醚或植物油中极微溶解至略溶,在水中不溶或几乎不溶

（待续）

续表

熔点	熔点是药物重要的物理常数,测定熔点不仅具有鉴定的意义,还可以反映药物的纯度
比旋度	甾体激素类药物多有手性碳原子,具有旋光性。测定比旋度是鉴别不同甾体激素药物和检查药物纯杂程度的重要依据
吸收系数	甾体激素类药物具有紫外吸收,最大吸收波长和吸收系数可以反映药物的紫外吸收特征,具有鉴别的意义

三、鉴 别 试 验

1. 鉴别方法

鉴别方法	原理或特性	备注
与强酸的显色反应	甾体激素类能与强酸反应呈色,其中与硫酸的呈色反应操作简便,不同药物形成不同的颜色或荧光相互区别 甾体激素与硫酸的反应机制是酮基先质子化,形成正碳离子,然后与 HSO_4^- 作用呈色	该反应灵敏,目前为各国药典所应用 还有部分药物是以硫酸-乙醇或硫酸-甲醇作为显色剂进行鉴别的
官能团的反应	不同甾体激素药物具有不同的官能团,利用官能团的反应可以区别不同的药物	是该类药物重要的鉴别项目
紫外-可见分光光度法	结构中具有 Δ^4-3-酮、苯环或其他共轭结构,在紫外区有特征吸收 A 环具有 Δ^4-3-酮基结构的药物在 240nm 附近有最大吸收;C_1 位再引入双键,最大吸收波长没有显著改变;但若在 C_6 和 C_7 位间有双键,最大吸收波长会发生明显红移。A 环具有酚羟基的雌激素类药物在 280nm 附近有最大吸收	该法收载在各国药典中,可通过核对最大吸收波长、最大吸收波长处的吸收值或某两个波长处吸收度的比值对药物进行鉴别
红外分光光度法	红外光谱法特征性强;甾体激素类药物结构复杂,有的药物之间结构差异微小,仅用化学鉴别法难以区分	各国药典中,几乎所有的甾体激素原料药都采用了红外分光光度法进行鉴别。ChP 的鉴别方法是标准图谱对照法
色谱法 TLC 法	具有简便、快捷、分离效能良好等特点,适用于甾体激素类药物,特别是甾体激素类药物制剂的鉴别	进行制剂分析时,为消除干扰,需选择适当的溶剂将药物成分从制剂中提取分离后再进行 TLC 鉴别
HPLC 法	可同时与对照品保留时间进行对照鉴别	HPLC 法是甾体激素药物原料和制剂含量测定应用最广的方法

2. 官能团的鉴别反应

官能团反应	反应原理
C_{17}-α-醇酮基的显色反应	皮质激素分子结构中 C_{17} 位上的 α-醇酮基具有还原性,能与四氮唑试液、氨制硝酸银试液(多伦试液)以及碱性酒石酸酮试液(菲林试液)反应呈色。该反应应用广泛
酮基的呈色反应	皮质激素、孕激素、雄激素和蛋白同化激素药物结构中含有 C_3-酮基和 C_{20}-酮基,可以和一些羰基试剂,如 2,4-二硝基苯肼、硫酸苯肼、异烟肼等反应,形成黄色的腙而用于鉴别
C_{17}-甲酮基的呈色反应	甾体激素分子结构中含有甲酮基以及活泼亚甲基时,能与亚硝基铁氰化钠、间二苯酚、芳香醛类反应呈色 黄体酮可与亚硝基铁氰化钠反应生成蓝紫色产物,该反应可作为黄体酮的专属、灵敏的鉴别方法

(待续)

官能团反应	反应原理
酚羟基的呈色反应	雌激素 C_3 位上的酚羟基,可与重氮苯磺酸反应生成红色偶氮染料(JP 利用此反应对苯甲酸雌二醇进行鉴别)
炔基的沉淀反应	具有炔基的甾体激素药物,如炔雌醇、炔诺酮、炔诺孕酮等,遇硝酸银试液,即生成白色的炔银沉淀加以鉴别
卤素的反应	有的甾体激素药物在 C_6、C_9 或其他位置上有氟或氯取代,鉴别时需对取代的卤原子进行确认。采用氧瓶燃烧法或回流水解法将有机结合的卤原子转化为无机离子后再进行鉴别
酯的反应	一些药物为 C_{17} 或 C_{21} 位上有羟基的酯,如醋酸地塞米松、醋酸泼尼松、醋酸甲地孕酮、戊酸雌二醇、己酸羟孕酮等,先将酯水解生成相应的羟酸,再根据羧酸的性质来鉴别
	醋酸酯类药物先水解生成醋酸,在硫酸存在下与乙醇形成乙酸乙酯,通过乙酸乙酯的香气进行鉴别
	戊酸或己酸类药物,先在碱性溶液中水解,经酸化后加热,产生戊酸、己酸的特臭,进行鉴别

四、特殊杂质与检查

特殊杂质	检查方法
有关物质	薄层色谱法(TLC 法):各国药典多采用自身稀释对照法进行检查,即采用供试品溶液的稀释液作为对照液,检查有关物质
	高效液相色谱法(HPLC)法:甾体激素类药物多采用 HPLC 法测定含量,同时可检查有关物质。HPLC 法是 ChP2010 收载的甾体激素类药物中检查有关物质应用最广的方法
硒	ChP2010 附录Ⅷ D 收载有"硒检查法",有机药物经氧瓶燃烧破坏后,以硝酸溶液(1→30)为吸收液,用二氨基萘比色法测定硒的含量
残留溶剂	根据 ChP2010 附录Ⅷ P"残留溶剂测定法",甲醇为第二类溶剂,其限量为 0.3%;丙酮为第三类溶剂,其限量为 0.5%。用内标法加校正因子测定样品中甲醇和丙酮的含量,应符合规定
游离磷酸盐	药典采用的检查方法是磷钼酸比色法,以一定浓度的磷酸二氢钾溶液作为标准磷酸盐对照溶液,与磷钼酸显色后,与 740nm 波长处测定吸光度,规定供试品溶液的吸光度不得大于对照溶液的吸光度

五、含量测定

(一)含量测定方法

含量测定方法	特点
高效液相色谱法	高效液相色谱法专属性强,目前已广泛应用于甾体激素类药物原料和制剂的含量测定。内标法定量时,甾体激素类药物可以互为内标,并要求被测物与内标的分离度符合要求
紫外-可见分光光度法	具有 Δ^4-3-酮基结构的甾体激素类药物分子在 240nm 附近有最大吸收,雌激素在 280nm 附近有最大吸收,这些特征吸收都可用于甾体激素类药物的含量测定。但紫外分光光度法专属性不强,不能区别药物和有关物质的紫外吸收,制剂中的一些辅料也有干扰。已逐步被高效液相色谱法取代
	ChP 中炔雌醚、炔孕酮、醋酸泼尼松龙片和氢化可的松片等仍采用紫外分光光度法测量含量
比色法	比色法是指在紫外可见光区没有强吸收,或有吸收但为了避免干扰或提高灵敏度,加入适当显色剂显色测定的方法。甾体激素类仅少数品种制剂采用比色法测定
	比色法测定时应取供试品和对照品平行操作,采用对照品比较法测定,比色时采用试剂空白

（二）三种常用的比色法

1. 四氮唑比色法

（1）四氮唑盐的种类：常用的四氮唑盐有两种，氯化三苯四氮唑（TTC），其还原产物为不溶于水的深红色三苯甲𣭢，λ_{max} 在 480～490nm 附近；蓝四氮唑（BT），其还原产物为暗蓝色的双甲𣭢，λ_{max} 在 525nm 附近。

（2）反应原理：皮质激素 C_{17}-α-醇酮基具有还原性，在强碱性溶液中能将四氮唑盐定量地还原为甲𣭢，而自身失去 2e 被氧化为 20-酮-21-醛。生成的颜色随所用的试剂和条件的不同而不同。

（3）测定方法：采用对照品比较法测定，比色时采用试剂空白。分别加入四氮唑盐反应完成后，测定吸光度。

（4）讨论

影响因素	说明
溶剂和水分的影响	含水量超过 5％时，呈色速度减慢，一般使用无水乙醇作为溶剂。醛具有一定还原性，会使吸光度增高，最好采用无醛乙醇作溶剂
碱的种类及加入顺序的影响	反应液的 pH 应在 13.75 以上，氢氧化四甲基铵能得到满意结果，最为常用
空气中氧及光线的影响	反应及其产物对光敏感，必须避光进行，同时达到最大显色时间后，立即测定吸光度。TTC 形成的甲𣭢对空气中的氧敏感，氧能明显影响颜色强度和稳定性，加入试剂后要往反应容器中充氮气以除去氧
温度和时间的影响	呈色反应速度随温度增高而加快，一般在室温或 30℃恒温条件下显色，结果的重现性较好 ChP 用 TTC 的反应条件是在 25℃暗反应 40～45 分钟
基团的影响	C_{11}-酮基取代的甾体反应速度快于 C_{17}-羟基取代的甾体；C_{21}-羟基酯化后其反应速度减慢；当酯化的基团为三甲基醋酸酯、磷酸酯或琥珀酸酯时，反应速度更慢

本法能选择性地测定 C_{17} 位未被氧化或降解的药物含量。

2. 异烟肼比色法

（1）原理：甾体激素 C_3-酮基及其他位置上的酮基能在酸性条件下与羰基试剂异烟肼缩合，形成黄色的异烟腙，在 420nm 波长附近具有最大吸收。具有两个酮基的甾体激素可形成双腙。

（2）讨论

影响因素	说明
溶剂的选择	用无水乙醇和无水甲醇作为溶剂能得到满意的结果
酸的种类和浓度	显色反应须在酸性条件下进行，盐酸最常用。酸与异烟肼的摩尔比 2：1 时可获得最大吸光度。
水分、温度、光线和氧的影响	吸光度随含水量的增高而降低，反应速度随温度升高而加快，在具塞玻璃容器中进行反应时，光与氧对反应的影响不大
反应的专属性	具有 Δ^4-3-酮基的甾体激素在室温下不到 1 小时就反应完全，其他甾酮化合物需长时间放置或加热后方可反应完全

3. 柯柏反应比色法 柯柏反应是指雌激素与硫酸-乙醇的呈色反应,在520nm附近有最大吸收。反应机制可能是雌激素分子的质子化、重排、硫酸氧化形成共轭双键发色团。在柯柏反应中,加少量铁盐可加速呈色反应的速率和提高稳定性,同时加入苯酚可以消除反应产生的荧光,并加速红色产物的形成。改进后的柯柏反应称为铁-酚试剂法。

六、体内甾体激素类药物分析

甾体激素类药物的药物代谢研究、生物利用度研究以及违禁药物监测等均需测定生物样品中的甾体激素类药物。要求方法的专属性强和灵敏性较低。

SPME/LC-MS测定法具有自动化、简便、快速、高灵敏度和高选择性的特点,用于检测尿样中睾酮、诺龙等违禁甾体激素药物,已成为反兴奋剂分析检测的有力工具之一。

采用固相微萃取技术和HPLC-UV分析检测健康自愿受试者和服用违禁同化激素的运动员尿液中睾酮(T)和表睾酮(E)的浓度,以及人尿液中T/E浓度的比值作为兴奋剂检测控制指标广泛用于临床。

·＋·＋·＋· 知 识 地 图 ·＋·＋·＋·

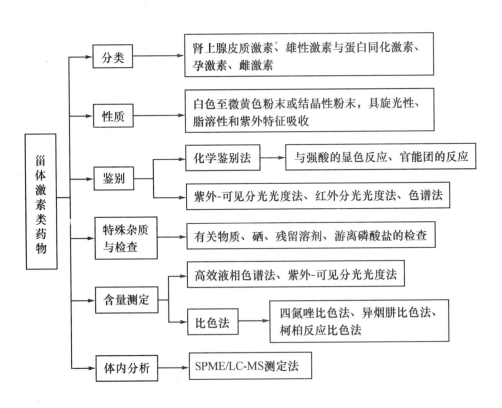

精 选 习 题

一、选择题

A 型题

1. 柯柏反应比色法可用于下列哪个药物的含量测定(　　)
   A. 雌激素　　　　　　　　　B. 雄激素　　　　　　　　　C. 孕激素
   D. 蛋白同化激素　　　　　　E. 维生素 A

2. 四氮唑比色法主要用于下列哪类药物的含量测定(　　)
   A. 维生素 A　　　　　　　　B. 皮质激素　　　　　　　　C. 链霉素
   D. 孕激素　　　　　　　　　E. 蛋白同化激素

3. 氢化可的松的红外吸收光谱图中,其羰基的伸缩振动波数是(　　)
   A. 3500-3300cm^{-1}　　　　　B. 3300-3000cm^{-1}　　　　　C. 3000-2800cm^{-1}
   D. 2800-2500cm^{-1}　　　　　E. 1900-1650cm^{-1}

4. 甾体激素类药物炔基的沉淀反应中使用的试液是(　　)
   A. 羰基试剂　　　　　　　　B. 亚硝酸铁氰化钠　　　　　C. 硝酸银
   D. 四氮唑　　　　　　　　　E. 氯化钠

5. 甾体激素类药物的酮基的呈色反应使用的试液是(　　)
   A. 羰基试剂　　　　　　　　B. 亚硝酸铁氰化钠　　　　　C. 硝酸银
   D. 四氮唑　　　　　　　　　E. 氢氧化钠

6. 下列药物中 A 环不具有 $\triangle^4$-3-酮基结构的是(　　)
   A. 雌激素　　　　　　　　　B. 雄激素　　　　　　　　　C. 孕激素
   D. 蛋白同化激素　　　　　　E. 维生素 A

7. 四氮唑比色法测定甾体激素类药物的含量应该用(　　)作溶剂
   A. 95％乙醇　　　　　　　　B. 冰醋酸　　　　　　　　　C. 无水乙醇
   D. 碳酸钠溶液　　　　　　　E. 甲醇

8. ChP2010 收载的甾体激素类药物中检查有关物质应用最广的方法是(　　)
   A. TLC 法　　　　　　　　　B. HPLC 法　　　　　　　　C. 紫外-可见分光光度法
   D. 红外分光光度法　　　　　E. 比色法

9. A 环为苯环且具有酚羟基的雌激素类药物最大紫外吸收波长在(　　)附近
   A. 240nm　　　　　　　　　B. 250nm　　　　　　　　　C. 260nm
   D. 280nm　　　　　　　　　E. 290nm

10. 四氮唑比色法形成的三苯甲腊的颜色是(　　)
    A. 深红色　　　　　　　　　B. 蓝色　　　　　　　　　　C. 白色
    D. 铜绿色　　　　　　　　　E. 紫色

11. 异烟肼比色法反应最快的是哪类药物(　　)
    A. C$_{20}$-酮化合物　　　　　B. 具有 $\triangle^4$-3-酮基的甾体激素　　C. C$_{17}$-酮化合物
    D. C$_{11}$-酮化合物　　　　　E. C$_{21}$-酮化合物

12. 下面哪一种说法不正确(　　)
    A. 盐酸苯肼法可用于皮质激素测定　　　B. 紫外光谱法可用于所有甾体激素测定
    C. 四氮唑法可用于皮质激素测定　　　　D. 异烟肼法可用于所有甾体激素的测定
    E. 柯柏反应比色法可用于雌激素的测定

13. 在柯柏反应中加入少量（　　）可以加速呈色反应的速率

    A. 钠盐　　　　　　　　　　B. 钾盐　　　　　　　　　　C. 铁盐

    D. 铜盐　　　　　　　　　　E. 钙盐

14. 四氮唑比色法反应最快的是哪类药物（　　）

    A. C_{21}-酮取代的甾体激素类药物　　　B. 具有$\triangle^4$-3-酮基的甾体激素

    C. C_{17}-酮取代的甾体激素类药物　　　D. C_{11}-酮取代的甾体激素类药物

    E. C_{20}-酮取代的甾体激素类药物

15. 中国药典检测游离磷酸盐的方法是（　　）

    A. 磷钼酸比色法　　　　　　B. 四氮唑比色法　　　　　　C. 异烟肼比色法

    D. 柯柏反应比色法　　　　　E. 盐酸苯肼法

16. 四氮唑比色法测定甾体激素类药物含量时反应液的 pH 最好在（　　）

    A. pH<1　　　　　　　　　B. pH<7　　　　　　　　　C. pH=7

    D. pH>13.75　　　　　　　E. pH>7

17. 异烟肼比色法测定甾体激素类药物含量时,酸与异烟肼摩尔比为（　　）可获得最大吸收

    A. 2:1　　　　　　　　　　B. 1:2　　　　　　　　　　C. 1:1

    D. 3:1　　　　　　　　　　E. 1:3

18. 亚硝基铁氰化钠反应是下列哪个药物的专属性鉴别反应（　　）

    A. 可的松　　　　　　　　　B. 黄体酮　　　　　　　　　C. 米非司酮

    D. 甲睾酮　　　　　　　　　E. 炔诺酮

B 型题

A. C_{17}-α-醇酮　　　　　　B. Δ^4-3-酮基　　　　　　C. 酚羟基

D. C_{17}-炔基　　　　　　　　E. 酯基

甾体激素类药物中的哪些官能团主要用以下鉴别反应进行

19. 与硝酸银形成白色沉淀（　　）

20. 与重氮苯磺酸反应生成红色偶氮染料（　　）

21. 四氮唑盐比色法（　　）

22. 异烟肼比色法（　　）

X 型题

23. 下列甾体激素类药物能够通过酯的反应进行鉴别的是（　　）

    A. 醋酸地塞米松　　　　　　B. 醋酸泼尼松　　　　　　　C. 醋酸甲地孕酮

    D. 戊酸雌二醇　　　　　　　E. 己酸羟孕酮

24. 下列甾体激素类药物能够通过酮基的呈色反应进行鉴别的是（　　）

    A. 雌激素　　　　　　　　　B. 雄激素　　　　　　　　　C. 孕激素

    D. 蛋白同化激素　　　　　　E. 皮质激素

25. 甾体激素类药物按药理作用可以分为（　　）

    A. 肾上腺皮质激素　　　　　B. 性激素　　　　　　　　　C. 维生素

    D. 抗生素　　　　　　　　　E. 青蒿素

26. 下列甾体类激素药物属于人工合成的孕激素的有（　　）

    A. 黄体酮　　　　　　　　　B. 甲地孕酮　　　　　　　　C. 醋酸炔诺酮

    D. 左炔诺孕酮　　　　　　　E. 醋酸甲羟孕酮

27. 能与甾体类激素药物发生呈色反应的酸有（　　）

    A. 醋酸　　　　　　　　　　B. 硫酸　　　　　　　　　　C. 盐酸

D. 磷酸 E. 碳酸

二、填空题

1. 甾体激素类药物是一类具有_____母核的激素类药物,包括_____和_____,目前,临床主要使用后者。

2. 按 C_{10}、C_{13}、C_{17} 位次上的取代基不同,甾体激素类药物可分为_____、_____和_____。

3. 按药理作用不同,甾体激素类药物可分为_____和_____。

4. 性激素可以分为_____、_____和_____。

5. 甾体激素类药物为具有甾烷母核的弱极性有机化合物,所以均具有_____、_____和_____。

6. 甾体激素类药物的官能团及其鉴别反应主要有_____、_____、酮基的呈色反应、_____、_____、卤素的反应和酯的反应。

7. 甾体激素类药物结构中有_____或其他共轭结构,在紫外区有特征吸收。

8. 甾体激素类药物的有关物质可能是_____、_____、_____以及_____等结构类似的其他甾体杂质。

9. 甾体激素类药物中硒的含量测定采用_____比色法测定。

10. 比色法测定甾体激素类药物含量的几种类型分别是_____、_____和_____。

三、中英文对译

1. 甾体激素类 2. 雄甾烷

3. 雌甾烷 4. 孕甾烷

5. 肾上腺皮质激素 6. Sex hormones

7. Progestin 8. Estrogen

9. Androgen 10. anabolic agent

四、简答题

1. 肾上腺皮质激素的结构特点是什么?

2. 比色法测定甾体激素类药物的三种类型及反应原理分别是什么?

3. 列举雌激素的代表性药物。其结构特点是什么?

4. 人工合成的孕激素包括哪两类?各类的代表性药物分别是什么?

5. 甾体激素类药物中含有哪些特殊杂质?要用什么方法进行检测?

五、计算题

1. 取醋酸氢化可的松片 20 片(每片含醋酸氢化可的松 20mg),精密称定,总重为 1.6854g,研细,称取 0.4170g,同时称取醋酸氢化可的松对照品 0.1012g,分别加无水乙醇溶于 100ml 容量瓶中,溶解后稀释至刻度。将醋酸氢化可的松片溶液过滤取续滤液。精密量取醋酸氢化可的松片续滤液与对照品溶液各 1ml,分别置于干燥具塞试管中,精密加无水乙醇 9ml 与氯化三苯四氮唑试液 1ml,摇匀,再各精密加氢氧化四甲基铵试液 1ml,摇匀,暗处防止反应后在 485nm 处分别测定吸光度,醋酸氢化可的松片溶液为 0.4571,对照品溶液为 0.4952,求该片剂相当于标示量的百分含量?

2. 取乙酸孕酮片 20 片(每片含戊酸雌二醇 1mg),精密称定,总重为 1.0458g,研细,称出 0.5018g,加无水乙醇溶解后稀释至 10ml,精确量取 1ml,加无水乙醇稀释至 100ml,置 1cm 吸收池内测得的吸收度为 0.398,以 $E_{1cm}^{1\%}$ 为 393,计算该片剂中乙酸孕酮占标示量的百分含量。

3. 采用高效液相法测定醋酸甲地孕酮的含量:取对照品适量,精密称定,加甲醇定量稀释成每 1ml 中约含 0.45mg 的溶液。精密量取该溶液和内标溶液（0.50mg/ml 地塞米松甲醇溶液）各 5ml,置 25ml 量瓶中,加甲醇稀释至刻度,摇匀,取 10μL 注入液相色谱仪,记录色谱图。另取本品适量,同法测定,按内标法计算含量。已知:对照品为44.1mg,样品取样为46.7mg,测得对照液中醋酸甲地孕酮和内标的峰面积分别为8452956和9824548,样品液中醋酸甲地孕酮和内标的峰面积分别为8863529和9825487,计算醋酸甲地孕酮的含量?

参考答案

一、选择题

A型题

1.A 2.B 3.E 4.C 5.A 6.A 7.C 8.B 9.D 10.A 11.B 12.D 13.C 14.D 15.A 16.D 17.A 18.B

B型题

19.D 20.C 21.A 22.B

X型题

23.ABCDE 24.BCDE 25.AB 26.BCDE 27.BCD

二、填空题

1. 环戊烷并多氢菲　天然激素类　人工合成品及其衍生物类

2. 雄甾烷　雌甾烷　孕甾烷

3. 肾上腺皮质激素　性激素

4. 雄性激素及蛋白同化激素　雌激素　孕激素

5. 旋光性　脂溶性　紫外特征吸收

6. C_{17}-α-醇酮基的呈色反应　C_{17}-甲酮基的呈色反应　酚羟基的呈色反应　炔基的沉淀反应

7. △^{4}-3-酮基

8. 合成原料　中间体　异构体　降解产物

9. 二氨基萘

10. 四氮唑比色法　异烟肼比色法　柯柏比色法

三、中英文对译

1. Steroid hormones

2. Androstane

3. Estrane

4. Pregnane

5. Adrenocortical hormones

6. 性激素

7. 孕激素

8. 雌激素

9. 雄激素

10. 蛋白同化制剂

四、简答题

1. 答:①A环有△^{4}-3-酮基,为共轭体系,在波长为240nm处有紫外吸收;部分药物在C_1与C_2或C_6与C_7之间有双键;②C_{17}位上有α-醇酮基,具有还原性;③部分药物的C_6或C_9位由卤素取代;④部分药物C_{11}位上有羟基或酮基取代。

2. 答:①四氮唑比色法反应原理:皮质激素C_{17}位上有α-醇酮基,其具有还原性,在强碱性溶液中能将四氮唑盐定量地还原为有色的甲䐶,而自身失去2e被氧化成20-酮-21-醛。与氯化三苯四氮唑反应,其产物在480～490nm处有最大吸收;与蓝四氮唑反应,反应产物在525nm附近有最大吸收。

②异烟肼比色法反应原理:甾体激素C_3-酮基及其他位置上的酮基能在酸性条件下与羰基试剂异烟肼缩合形成黄色的异烟腙。在420nm波长附近具有最大吸收。

③柯柏反应比色法原理:雌激素与硫酸-乙醇发生反应,雌激素发生分子的质子化、重排、硫酸氧化形成

共轭双键。在 520nm 附近有最大吸收。

3. 答：雌激素主要有雌二醇、炔雌醇、戊酸雌二醇和苯甲酸雌二醇。其结构特点是：①A 环为苯环，C_3 位上有酚羟基，有的 C_3 位上酚羟基成酯或醚；②C_{17} 位上有羟基，有的 C_{17} 位上酚羟基成酯；③有些药物 C_{17} 位上有乙炔基，构成 19-去甲孕甾烷母核。

4. 答：人工合成的孕激素包括 C_{17} 位 α-羟孕酮类，如醋酸甲地孕酮和醋酸甲羟孕酮；另一类为 19-去甲睾丸酮类，如炔诺酮、左炔诺孕酮。

5. 答：甾体激素类药物中含有合成原料、中间体、异构体以及降解产物等有关物质，有些药物还有游离磷酸盐、硒和残留溶剂。有关物质的检测采用 TLC 和 HPLC 法检测；硒采用二氨基萘比色法测定；残留溶剂一般采用气相色谱法检测；游离磷酸盐一般采用磷钼酸比色法测定。

五、计算题

1. 解：

$$标示量\% = \frac{A_x}{A_r} \times \frac{C_r \times V}{\dfrac{W}{平均片重} \times 标示量} \times 100\% = \frac{0.4571}{0.4952} \times \frac{\dfrac{0.1012}{100} \times 100}{\dfrac{0.4170}{1.6854} \times 20/1000} \times 100\%$$

$$= 94.39\%$$

2. 解：

$$标示量\% = \frac{A}{E_{1cm}^{1\%}} \times \frac{10 \times 100}{100} \times \frac{平均片重}{W \times 标示量/1000} \times 100\% = \frac{0.398}{393} \times \frac{10 \times 100}{100} \times \frac{1.0458/20}{0.5018 \times 1/1000}$$

$$\times 100\% = 105.53\%$$

3. 解：

$$百分含量 = \frac{A_{样品}/A_{内标}}{A_{对照}/A_{内标}} \times \frac{W_{对照}}{W_{样品}} \times 100\% = \frac{8863529/9825487}{8452956/9824548} \times \frac{44.1}{46.7} \times 100\% = 99.01\%$$

（湖南师范大学　邓远雄）

第十六章 抗生素类药物的分析

············ **知 识 要 点** ············

抗生素（Antibiotics）类药物是临床常用的一类重要药物,种类繁多,结构各异,性质复杂。根据不同的研究目的可采用不同的分类方法,如可根据产生抗生素的生物来源、抗生素的作用对象、作用机制和化学结构等进行分类。本章主要依据药物的化学结构将其分为β-内酰胺类、氨基糖苷类、大环内酯类、四环素类、多烯大环类和多肽类抗生素等,着重介绍了β-内酰胺类、氨基糖苷类和四环素类抗生素的化学结构、理化性质及分析方法之间的关系,阐述了相应的鉴别、检查和含量测定方法。

第一节 概 述

抗生素是由生物在其生命活动中产生的,在低微浓度下即可对其他生物的生命活动有特异性抑制作用的化学物质的总称。抗生素主要由微生物发酵、经化学纯化、精制和化学修饰而成。具有化学纯度低、活性组分易发生变异、稳定性差等特点,其分析方法主要分为微生物法和理化分析法两大类。

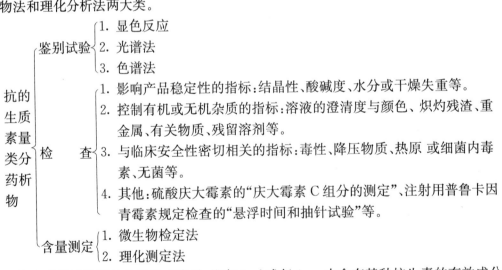

抗生素的活性以效价单位来表示,即每1ml或每1mg中含有某种抗生素的有效成分的多少。效价用单位（U）或微克（μg）来表示,其含量或效价测定方法如下:

方法	原理	优点	缺点	发展趋势
微生物检定法	以抗生素对微生物的杀伤或抑制作用的程度为指标来衡量抗生素效价	灵敏度高、样品需用量少、具有较为广泛的应用范围、能确定抗生素的医疗价值	操作繁琐、测定时间长、误差较大	逐渐被理化方法所取代
理化测定法	依据抗生素的结构特点及其理化性质进行测定	操作简单、省时,具有一定的专属性,能较为准确、快速地测定其效价	所测结果只能代表药物的总含量,并不能代表抗生素的生物效价,且易受到具有相同官能团的杂质的干扰	世界各国药典多采用 HPLC

第二节 β-内酰胺类抗生素

β-内酰胺类抗生素的分子结构由母核与酰基侧链构成,其分子结构中均含有 β-内酰胺环,根据其母核的结构特点可分为青霉素类和头孢菌素类药物。

药物	母核结构特点	典型药物
青霉素类	氢化噻唑环与 β-内酰胺环骈合而成的 6-氨基青霉烷酸(6-APA)	青霉素、阿莫西林、青霉素 V 钾、氨苄西林等
头孢菌素类	氢化噻嗪环与 β-内酰胺环骈合而成的 7-氨基头孢烷酸(7-ACA)	头孢氨苄、头孢拉定、头孢羟氨苄和头孢克洛等

一、理 化 性 质

1. 酸性与溶解性 本类药物结构中具有游离羧基,使之具有相当强的酸性,pKa 在 2.5~2.8 之间。其碱金属盐易溶于水,遇酸则析出游离的白色沉淀;有机碱盐难溶于水,易溶于甲醇等有机溶剂。

2. β-内酰胺环的不稳定性 青霉素类药物的稳定性与含水量和纯度关系密切,干燥条件下较稳定,但其水溶液则随溶液的 pH 和温度而发生很大变化。本类药物在不同条件下发生降解,β-内酰胺环被破坏而失去抗菌活性。

反应条件①	降解产物	反应条件②	最终降解产物
酸性条件 pH2	青霉酸	加热	青霉胺和青霉醛
酸性条件 pH4	青霉烯酸	—	—
羟胺	α-青霉噻唑酰基羟胺酸	—	—
碱性条件或青霉素酶	青霉噻唑酸	氯化汞	青霉胺和青霉醛

3. 旋光性 青霉素类药物分子中含有 3 个手性碳,头孢菌素类药物分子中含有 2 个手性碳,因此都具有旋光性,可用于定性和定量分析。

4. 紫外吸收特性 青霉素类药物虽然其母核没有共轭系统,但其侧链上的取代基若有苯环等共轭系统,则具有紫外特征吸收。头孢菌素类药物母核具有 $O=C-N-C=C$ 结构,具有紫外吸收。

二、鉴 别 试 验

鉴别项目	原理或方法
羟肟酸铁反应	在碱性溶液中与羟胺作用,β-内酰胺环开环生成羟肟酸,在稀酸中与高铁离子呈色
类似肽键的反应	酰基侧链中具有—CONH—结构;一些取代基具有 α-氨基酸的结构,显双缩脲和茚三酮反应
各种盐的反应	临床多用钾盐或钠盐,可利用钾或钠离子的特征焰色反应鉴别
光谱法	具有紫外和红外吸收光谱特征,采用紫外法和红外法鉴别
色谱法	HPLC、TLC

三、杂 质 检 查

本类药物的杂质主要有高分子聚合物、有关物质和异构体等。一般采用分子排阻色谱法来对聚合物进行检查;采用色谱法来检查有关物质和异构体杂质;采用测定杂质吸光度的方法控制杂质的量;此外,部分抗生素需检查有机溶剂残留量;有的还进行结晶性、抽针与悬浮时间等有效性试验。

四、含 量 测 定

ChP 收载的 β-内酰胺类抗生素,除磺苄西林钠采用微生物检定法外,其余均采用 HPLC 测定含量。

生物样品中 β-内酰胺类抗生素的分析可采用色谱法、微生物法和放射免疫法等,其中 HPLC 因具有灵敏度高、专属性强等优点,是生物样品中 β-内酰胺类抗生素分析的重要方法。

第三节　氨基糖苷类抗生素

氨基糖苷类(Aminoglycosides)抗生素的化学结构都是以碱性环己多元醇为苷元,并与氨基糖缩合而成的苷。主要有链霉素(Streptomycin)、庆大霉素(Gentamycin)、卡那霉素、阿米卡星、新霉素、巴龙霉素等。

链霉素为一分子链霉胍和一分子链霉双糖胺结合而成的碱性苷,其中链霉双糖胺是由链霉糖和 N-甲基-L-葡萄糖胺所组成,其间的苷键结合较为牢固;链霉胍与链霉双糖胺间的苷键结合较弱。庆大霉素由绛红糖胺、脱氧链霉胺和加洛糖胺缩合而成,临床应用的是庆大霉素 C 的复合物(C_1、C_2、C_{1a} 和 C_{2a}),此外尚有少量次要成分。

一、理化性质

1. 碱性与溶解性　本类药物的分子中含有多个羟基和碱性基团,故为碱性、水溶性抗生素,能与矿酸或有机酸成盐,临床上应用的主要为其硫酸盐,其盐易溶于水。

2. 旋光性　本类药物分子结构中具有多个氨基糖,具有旋光性。

3. 稳定性

（1）链霉素

反应条件	水解产物	最终产物
酸性条件	（1）链霉胍 （2）链霉双糖胺	链霉糖和 N-甲基-L-葡萄糖胺
pH 5.0～7.5	稳定	
碱性条件	（1）链霉胍 （2）链霉双糖胺	麦芽酚

（2）硫酸庆大霉素对光、热、空气均较稳定,水溶液亦稳定。

4. 紫外吸收特征　链霉素在 230nm 处有紫外吸收,庆大霉素则无紫外吸收。

二、鉴别试验

1. 化学鉴别法

鉴别项目	原理或方法	备注
茚三酮反应	氨基糖苷具有 α-羟基胺结构,类似于 α-氨基酸的性质,可与茚三酮缩合生成蓝紫色化合物	
N-甲基葡萄糖胺反应(Elson-Morgan 反应)	水解产生葡萄糖胺衍生物,在碱性溶液中与乙酰丙酮缩合成吡咯衍生物,再与对二甲氨基苯甲醛在酸性醇溶液中反应生成樱桃红色缩合物	
坂口(Sakaguchi)反应	链霉素在碱性条件下水解生成链霉胍,链霉胍和 8-羟基喹啉及次溴酸钠反应,生成橙红色化合物	链霉素的特征反应
麦芽酚(Maltol)反应	碱性条件下链霉素的水解产物链霉糖可发生分子重排生成麦芽酚,与高铁离子在微酸性溶液中可形成紫红色的配位化合物	链霉素的特征反应
硫酸盐反应	多为硫酸盐,采用硫酸盐反应进行鉴别	

2. 光谱法　本类药物多无紫外吸收,故很少采用紫外法对其进行鉴别,而是采用红外光谱法来对本类药物进行鉴别。

3. 色谱法　各国药典多采用 TLC 鉴别本类抗生素,也可根据组分检查或含量测定项下的 HPLC 方法来进行鉴别。

三、杂质检查

目前各国药典对本类抗生素中有关物质检查多采用 TLC 和 HPLC。由于本类抗生素多为同系物组成的混合物,各组分对微生物的活性虽无明显差异,但毒副作用和耐药性却不同,所以必须控制各组分的相对含量,保证药品质量。ChP 采用 HPLC-蒸发光散射检测器测定庆大霉素中庆大霉素 C 组分的含量。

四、含量测定

氨基糖苷类抗生素的效价测定主要有 HPLC 和微生物检定法。由于本类抗生素多数无紫外吸收,故其 HPLC 法不能直接用紫外或荧光检测器,而是采用电化学检测器、蒸发光散射检测器或经衍生化后再进行测定。

第四节　四环素类抗生素

本类药物在化学结构上均是由萘并萘环(或四并苯)构成,因分子中含 4 个六元环结构,故统称为四环素类(tetracyclines)抗生素。其分子结构中,C_2 位有酰胺基,C_4 位有二甲氨基,C_{10} 位有酚羟基,此外还有由酮基和烯醇基组成的共轭系统。典型药物有四环素、土霉素、多西环素和金霉素等。

一、理化性质

1. 酸碱性与溶解性　本类药物 C_4 位的二甲氨基呈弱碱性;C_{10} 位的酚羟基和由酮基和烯醇基组成的共轭系统呈弱酸性,所以四环素类抗生素为酸碱两性化合物,难溶于水,可与酸或碱成盐而溶解,临床常用其盐酸盐。

2. 旋光性　本类抗生素分子结构中具有多个手性碳原子,具有旋光性。

3. 稳定性　本类抗生素对酸、碱、各种氧化剂和光照均不稳定,不但抗菌活性下降,毒副作用还会增加。其水溶液随 pH 的不同,可发生酸碱降解或差向异构化等反应。

药物	反应条件	降解产物
四环素、金霉素和土霉素	pH<2	脱水四环素类(ATC)
四环素、金霉素和土霉素	碱性	异四环素
四环素和金霉素	pH2.0~6.0	差向四环素(ETC)和差向金霉素
脱水四环素	pH2.0~6.0	差向脱水四环素(EATC)

4. 紫外吸收特征和荧光特性　本类药物结构中具有苯环和其他共轭系统,具有紫外吸收。此外,这些抗生素在紫外光照射下可发出荧光,其降解产物也可产生荧光。

二、鉴 别 试 验

鉴别项目	原理或方法	备注
色谱法	TLC、HPLC	—
光谱法	(1) 具有紫外吸收特征,可采用紫外法进行鉴别	—
	(2) 红外光谱法	土霉素除外
显色法	(1) 遇硫酸立即变色,不同的四环素类抗生素具有不同的颜色,可据此互相区分	—
	(2) 结构中具有酚羟基,可与三氯化铁试液反应呈色	—
盐酸盐反应	临床多应用其盐酸盐,可采用氯化物的鉴别试验	—

三、杂 质 检 查

各国药典对四环素类抗生素中有关物质(ETC、ATC、EATC 等)检查均采用 HPLC。本类药物的异构体、降解产物等杂质的颜色较深,故可通过测定杂质吸收度的方法来控制杂质的限量。

四、含 量 测 定

基于四环素类抗生素杂质多、共存成分结构相近的特点,各国药典大多采用 HPLC 测定四环素类抗生素的含量。

第五节　抗生素类药物中高分子杂质的检查

抗生素的主要不良反应为过敏反应,尤以 β-内酰胺类抗生素最为严重,研究表明,抗生素所致速发型过敏反应主要与药物中存在的高分子杂质有关。

抗生素中的高分子杂质是指药物中分子量大于药物本身的杂质的总称,分子量一般为1000～5000Da,个别可至 10000Da。按其来源可分为外源性高分子杂质和内源性高分子杂质。目前,由于生产工艺的不断改进和提高,产品中的外源性杂质日趋减少,因此内源性杂质是当前抗生素类药物中高分子杂质控制的重点。本类药物中高分子杂质的控制方法主要有凝胶色谱法、RP-HPLC 和离子交换色谱法。

知 识 地 图

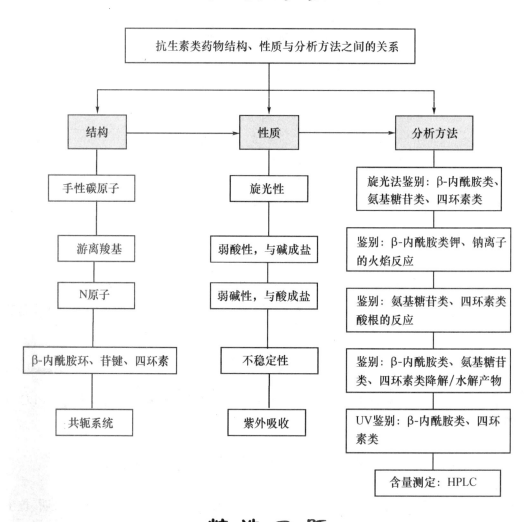

精 选 习 题

一、选择题

A 型题

1. 下列哪个药物可发生异羟肟酸铁反应（　　）

    A. 青霉素　　　　　　　　　　B. 链霉素　　　　　　　　　　C. 庆大霉素

    D. 维生素 A　　　　　　　　　E. 硫酸阿托品

2. 可用下列哪种反应鉴别链霉素（　　）

    A. 重氮化-偶合反应　　　　　　B. 三氯化铁反应　　　　　　　C. 与浓硫酸显色

    D. 坂口反应　　　　　　　　　E. 三氯化锑反应

3. 链霉素分子结构中具有碱性中心的数目为（　　）

    A. 1 个　　　　　　　　　　　B. 2 个　　　　　　　　　　　C. 3 个

D. 4个   E. 5个

4. 下列不属于四环素类的抗生素是( )
     A. 土霉素   B. 金霉素   C. 多西环素
     D. 四环素   E. 氯霉素

5. 以下叙述错误的是( )
     A. 青霉素类药物分子母核是 6-氨基青霉烷酸
     B. 头孢菌素类药物分子母核是 7-氨基头孢烷酸
     C. 链霉素为链霉胍和链霉双糖胺缩合而成的碱性苷
     D. 四环素类抗生素是酸碱两性化合物
     E. β-内酰胺类抗生素没有旋光性

6. 目前世界各国药典所收载的抗生素含量测定的理化方法主要是( )
     A. 容量法   B. UV   C. HPLC
     D. GC   E. 微生物检定法

7. 青霉素分子中含有的手性碳原子数目为( )
     A. 1个   B. 2个   C. 3个
     D. 4个   E. 5个

8. 头孢菌素分子中含有的手性碳原子数目为( )
     A. 1个   B. 2个   C. 3个
     D. 4个   E. 5个

9. 氨基糖苷类抗生素结构中的苷元为( )
     A. 环戊烷并多氢菲   B. 6-APA   C. 碱性环己多元醇
     D. 甾醇   E. 具有共轭多烯侧链的环己烯

10. 在碱性条件下,青霉素的水解产物为( )
     A. 青霉烯酸   B. 青霉噻唑酸   C. 青霉醛
     D. 青霉胺   E. 青霉酸

11. 对 β-内酰胺类抗生素中特殊杂质的检查,一般采用( )
     A. 紫外法   B. 官能团显色反应   C. HPLC
     D. GC   E. TLC

12. 关于链霉素,下列说法正确的是( )
     A. 属于大环内酯类抗生素   B. 结构中含有多个羟基
     C. 没有紫外吸收   D. 链霉胍和链霉双糖胺之间的结合较牢
     E. 属于酸性化合物

13. 链霉素的麦芽酚反应产物为( )
     A. 蓝紫色   B. 砖红色   C. 紫红色
     D. 黄色   E. 白色

14. 庆大霉素的茚三酮反应产物为( )
     A. 蓝紫色   B. 砖红色   C. 紫红色
     D. 黄色   E. 白色

15. 抗生素药物中的高分子杂质的分子量一般在多少 Da( )
     A. 500~1000   B. 1000~5000   C. 5000~10000
     D. 10000~15000   E. 15000 以上

16. 当前抗生素高分子杂质控制的重点是( )

    A. 多肽   B. 蛋白   C. 多糖

    D. 抗生素与蛋白的结合物   E. 内源性聚合物

17. 能用麦芽酚反应来鉴别的药物为（　　　）

    A. 庆大霉素   B. 链霉素   C. 维生素 C

    D. 青霉素   E. 四环素

18. 庆大霉素 C 组分的检查方法是（　　　）

    A. TLC   B. 衍生化后的 UV   C. 衍生化后的荧光法

    D. 衍生化后的 HPLC   E. GC

19. 采用 TLC 鉴别四环素类药物时,在薄层板黏合剂中加入 EDTA 的目的为（　　　）

    A. 调节 pH   B. 防止斑点拖尾现象   C. 显色剂

    D. 与药物形成络合物   E. 防止药物分解

20. 下列哪项不是微生物检定法的特点（　　　）

    A. 灵敏度高   B. 操作繁琐,测定时间长

    C. 供试品需要量大   D. 能够确定抗生素的医疗价值

    E. 对同一类型的抗生素无需分离,即可一次测定其总效价

21. 在 pH2～6 条件下,可发生差向异构化的药物是（　　　）

    A. 青霉素   B. 庆大霉素   C. 链霉素

    D. 头孢氨苄   E. 四环素

22. 青霉素类药物分子结构中最不稳定的部分是（　　　）

    A. 酰胺基   B. β-内酰胺环   C. 苯环

    D. 羧基   E. 苄基

23. 采用 TLC 鉴别四环素类药物时,常用的薄层板载体为（　　　）

    A. 硅胶   B. 硅藻土   C. 分子筛

    D. 硅胶 GF_{254} E. 氧化铝

24. 链霉素中发生坂口反应的基团为（　　　）

    A. N-甲基-L-葡萄糖胺   B. 链霉糖   C. 2-脱氧链霉胺

    D. 加洛糖胺   E. 链霉胍

B 型题

    A. 麦芽酚反应   B. 羟肟酸铁反应   C. 三氯化铁反应

    D. 银盐反应   E. 重氮化-偶合反应

以下药物的鉴别反应为

25. 巴比妥钠（　　　）

26. 头孢哌酮（　　　）

27. 硫酸链霉素（　　　）

28. 四环素（　　　）

    A. 绛红糖胺   B. 链霉胍   C. 氢化噻唑环

    D. 酚羟基   E. 氢化噻嗪环

以下药物的分子结构中具有

29. 阿莫西林（　　　）

30. 庆大霉素（　　　）

31. 链霉素（　　　）

32. 四环素（　　　）

33. 头孢氨苄（　　）

A. 分子排阻色潜法　　　　　　B. 杂质吸光度　　　　　C. HPLC

D. GC　　　　　　　　　　　E. HPCE

下列药物中杂质的检查方法为

34. β-内酰胺类抗生素的高分子聚合物（　　　）

35. 庆大霉素 C 组分的测定（　　　）

36. 四环素类抗生素的降解产物（　　　）

37. β-内酰胺类抗生素中有机溶剂残留量（　　　）

X 型题

38. 青霉素的降解产物包括（　　）

　　A. 青霉烯酸　　　　　　　　B. 青霉醛　　　　　　　C. 青霉胺

　　D. β-内酰胺　　　　　　　　E. 青霉噻唑酸

39. 抗生素类药物的特点是（　　）

　　A. 化学纯度较低　　　　　　B. 活性组分易发生变异

　　C. 稳定性差　　　　　　　　D. 结构、组成比化学合成药物简单

　　E. 不易降解

40. 抗生素类药物常用的鉴别试验方法有（　　　）

　　A. 官能团的显色反应　　　　B. 光谱法　　　　　　　C. 色谱法

　　D. 生物学法　　　　　　　　E. 电化学法

41. 抗生素类药物的检查项目包括（　　　）

　　A. 结晶性　　　　　　　　　B. 异常毒性　　　　　　C. 有关物质

　　D. 残留溶剂　　　　　　　　E. 无菌

42. β-内酰胺类抗生素具有下列哪些性质（　　　）

　　A. 酸性　　　　　　　　　　B. 旋光性　　　　　　　C. 紫外吸收特性

　　D. 不稳定性　　　　　　　　E. 还原性

43. 庆大霉素由下列哪些结构缩合而成（　　　）

　　A. 绛红糖胺　　　　　　　　B. 链霉胍　　　　　　　C. 脱氧链霉胺

　　D. 加洛糖胺　　　　　　　　E. 链霉双糖胺

44. 链霉素由下列哪些结构缩合而成（　　　）

　　A. 绛红糖胺　　　　　　　　B. 链霉胍　　　　　　　C. 脱氧链霉胺

　　D. 加洛糖胺　　　　　　　　E. 链霉双糖胺

45. 关于 β-内酰胺环，下列正确的是（　　　）

　　A. 是 β-内酰胺类抗生素的结构活性中心

　　B. 性质不稳定

　　C. 其稳定性与含水量和纯度有很大关系

　　D. 其稳定性随 pH 和温度而有很大变化

　　E. 具有紫外吸收特性

46. 关于青霉素类药物的母核，下列说法正确的是（　　　）

　　A. 是 6-APA　　　　　　　　B. 是 7-ACA　　　　　　C. 具有酸性

　　D. 具有紫外吸收特性　　　　E. 具有旋光性

47. 关于头孢菌素类药物的母核，下列说法正确的是（　　　）

　　A. 是 6-APA　　　　　　　　B. 是 7-ACA　　　　　　C. 具有酸性

D. 具有紫外吸收特性　　　　　E. 具有旋光性

48. 下列药物中具有旋光性的是（　　）
    A. 四环素　　　　　　　　B. 青霉素　　　　　　　　C. 头孢菌素
    D. 维生素 C　　　　　　　E. 氢化可的松

49. 硫酸链霉素的鉴别反应包括（　　）
    A. 麦芽酚反应　　　　　　B. N-甲基葡萄糖胺反应　　C. 茚三酮反应
    D. 与氯化钡反应　　　　　E. 与硝酸银反应

50. 抗生素药物中的高分子杂质,按其来源可分为（　　）
    A. 生产过程中产生的高分子杂质
    B. 贮存过程中产生的高分子杂质
    C. 治疗过程中产生的高分子杂质
    D. 外源性杂质
    E. 内源性杂质

51. 抗生素中高分子杂质的主要控制方法有（　　）
    A. 反相高效液相色谱法　　B. 凝胶色谱法　　　　　　C. 离子交换色谱法
    D. 高效毛细管电泳法　　　E. 聚丙烯酰胺凝胶电泳法

52. 用坂口反应鉴别链霉素时,所用的试剂有（　　）
    A. 乙酰丙酮　　　　　　　B. 氢氧化钠　　　　　　　C. 8-羟基喹啉
    D. 次溴酸钠　　　　　　　E. 对-二甲氨基苯甲醛

53. 下列药物易发生差向异构化反应的是（　　）
    A. 四环素　　　　　　　　B. 土霉素　　　　　　　　C. 青霉素
    D. 金霉素　　　　　　　　E. 氯霉素

54. 四环素类抗生素的理化性质为（　　）
    A. 易发生异构化反应　　　B. 具有紫外吸收　　　　　C. 酸碱两性化合物
    D. 可与三氯化铁反应显色　E. 具有旋光性

55. 抗生素类药物与临床安全性密切相关的检查项目包括（　　）
    A. 有关物质　　　　　　　B. 异常毒性　　　　　　　C. 降压物质
    D. 无菌　　　　　　　　　E. 细菌内毒素

二、填空题

1. 青霉素类药物的母核结构为_____,头孢菌素类药物的母核结构为_____。

2. β-内酰胺类抗生素的稳定性与_____和_____有很大关系。

3. β-内酰胺环在青霉素酶作用下可降解生成_____,遇氯化汞后可继续降解为_____和_____。

4. 青霉素类抗生素的含量测定大多采用_____法。

5. 氨基糖苷类抗生素的化学结构都是以_____为苷元,与_____缩合而成的苷。

6. 四环素类药物为_____性药物,临床多用其_____盐。

7. 四环素类抗生素在弱酸性(pH2～6)条件下会发生_____反应,在碱性溶液中可生成_____。

8. 目前抗生素类药物中高分子杂质控制的重点是对_____的控制。

三、中英文对译

1. 链霉素　　　　　　　　　　2. 坂口反应

3. 差向脱水四环素　　　　　　4. 四环素类

5. Antibiotics

6. 6-APA

7. 7-ACA

8. Elson-Morgan 反应

四、名词解释

1. 抗生素

2. 效价

3. β-内酰胺类抗生素

4. 氨基糖苷类抗生素

5. 坂口反应

6. 抗生素药物中高分子杂质

五、问答题

1. 青霉素类抗生素分子中哪部分结构最不稳定？易受哪些试剂作用发生降解反应而失活？

2. 如何用简便的方法区别青霉素 V 钾和苯唑西林钠？

3. 链霉素理化性质如何？具有哪些特征鉴别反应？

4. 抗生素类药物具有哪些特点？

5. 抗生素类药物常用哪些方法进行鉴别？

6. 采用生物学检定法和理化方法对抗生素进行效价测定各有什么优缺点？

7. 氨基糖苷类抗生素可采用哪些方法进行鉴别？

8. 为何要对庆大霉素进行庆大霉素 C 组分分析？ChP 采用何种方法进行检查？

9. 四环素类抗生素中的有关物质包括哪些？是如何产生的？

10. 简述 β-内酰胺类抗生素中高分子杂质的来源与分类。

11. 庆大霉素无紫外吸收，如何对其进行庆大霉素 C 组分的检测？

❖❖❖❖❖❖ 参 考 答 案 ❖❖❖❖❖❖

一、选择题

A 型题

1. A　2. D　3. C　4. E　5. E　6. C　7. C　8. B　9. C　10. B　11. C　12. B　13. C　14. A　15. B　16. E　17. B　18. D　19. B　20. C　21. E　22. B　23. B　24. E

B 型题

25. D　26. B　27. A　28. C　29. C　30. A　31. B　32. D　33. E　34. A　35. C　36. B　37. D

X 型题

38. ABCE　39. ABC　40. ABCD　41. ABCDE　42. ABCD　43. ACD　44. BE　45. ABCD　46. ACE　47. BCDE　48. ABCDE　49. ABCD　50. DE　51. ABC　52. BCD　53. AD　54. ABCDE　55. BCDE

二、填空题

1. 6-氨基青霉烷酸(6-APA)　　7-氨基头孢菌烷酸(7-ACA)

2. 含水量　纯度

3. 青霉噻唑酸　青霉醛　青霉胺

4. HPLC

5. 碱性环己多元醇　氨基糖

6. 酸碱两　盐酸

7. 差向异构化　异四环素

8. 内源性聚合物

三、中英文对译

1. Streptomycin

2. Sakaguchi 反应

3. EATC (Epianhydrotetracycline)

4. Tetracyclines

5. 抗生素

6. 6-氨基青霉烷酸

7. 7-氨基头孢菌烷酸

8. N-甲基葡萄糖胺反应

四、名词解释

1. 抗生素:抗生素是由生物在其生命活动中产生的,在低微浓度下即可对其他生物的生命活动有特异性抑制作用的化学物质的总称。

2. 效价:抗生素的活性以效价单位来表示,即每 1ml 或每 1mg 中含有某种抗生素的有效成分的多少。效价用单位(U)或微克(μg)来表示。

3. β-内酰胺类抗生素:本类抗生素包括青霉素类和头孢菌素类,其分子结构中均含有 β-内酰胺环,故统称为 β-内酰胺类抗生素。

4. 氨基糖苷类抗生素:氨基糖苷类抗生素的化学结构都是以碱性环己多元醇为苷元,并与氨基糖缩合而成的苷,故称为氨基糖苷类抗生素。

5. 坂口反应:是链霉素水解产物链霉胍的特有反应。链霉胍和 8-羟基喹啉(或 α-萘酚)分别同次溴酸钠反应,其各自产物再相互作用生成橙红色化合物。

6. 抗生素药物中高分子杂质:是指药物中分子量大于药物本身的杂质的总称,分子量一般为 1000~5000Da,个别可至 10000Da。

五、问答题

1. 答:β-内酰胺环是该类抗生素的结构活性中心,其性质活泼,是分子结构中最不稳定部分。其稳定性与含水量和纯度有很大关系。干燥条件下较稳定,但水溶液很不稳定,随 pH 和温度而有很大变化,青霉素水溶液在 pH6~6.8 时较稳定。在酸、碱、青霉素酶、羟胺及某些金属离子(铜、铅、汞和银)或氧化剂作用下,易发生水解和分子重排,导致 β-内酰胺环的破坏而失去抗菌活性。

2. 答:利用焰色反应:青霉素 V 钾显紫色火焰,苯唑西林钠显鲜黄色火焰。

3. 答:理化性质:呈碱性,能与硫酸成盐;含有多个羟基,水溶性好,在 pH5.0~7.5 范围内稳定;具有一定的紫外吸收特性;含有多个氨基糖,具有旋光性,一般为右旋。特征鉴别反应:坂口反应、麦芽酚反应。

4. 答:抗生素主要由微生物发酵、经化学纯化、精制和化学修饰而成。具有化学纯度低、活性组分易发生变异、稳定性差等特点。

5. 答:主要为理化方法,常用的有:官能团的显色反应、光谱法、色谱法和生物学法。

6. 答:(1) 微生物检定法:优点是灵敏度高、需用量小,测定结果较为直观;测定原理与临床应用的要求相一致,故此法能确定抗生素的医疗价值;具有较广的应用范围,无论是较纯的精制品,还是纯度较差的制品,已知结构的或新开发的抗生素均能应用。但本法具有操作繁琐、测定时间长和误差较大等缺点,随着分析方法的发展,以逐渐被理化方法所取代。

(2) 理化方法:本法适用于提纯的及化学结构明确的抗生素,依据抗生素的结构特点及其理化性质进行测定。优点是操作简单、省时,具有一定的专属性,能较为准确、快速地测定其效价。但本法所测结果只能代表药物的总含量,并不能代表抗生素的生物效价,且本法易受到具有相同官能团的杂质的干扰,所以,只有当理化方法的测定结果与生物效价相吻合时,才能用于抗生素类药物的效价测定。

7. 答:茚三酮反应;Molisch 反应;N-甲基葡萄糖胺反应;麦芽酚反应;坂口反应;硫酸盐反应;色谱法和光谱法。

8. 答:由于本类抗生素多为同系物组成的混合物,各组分对微生物的活性虽无明显差异,但毒副作用和耐药性却不同,所以必须控制各组分的相对含量,保证药品质量。

ChP 采用 HPLC-蒸发光散射检测器测定庆大霉素中庆大霉素 C 组分的含量。

9. 答:四环素类药物中的有关物质主要指在生产和贮存过程中易形成的异构杂质、降解杂质(ETC、ATC、EATC)等。

本类抗生素对酸、碱、各种氧化剂和光照均不稳定,易破坏变色,不但抗菌活性下降,毒副作用还会增加。水溶液随 pH 的不同,可发生酸碱降解或差向异构化等反应,从而产生相应的降解杂质和异构杂质。

10. 答：分为外源性杂质和内源性杂质两类。外源性杂质一般源于发酵工艺，由药物与蛋白、多肽、多糖等杂质相结合而产生。内源性杂质为抗生素药物自身聚合的产物，聚合物既可来自生产过程，也可在贮存过程甚至用药过程中产生。

11. 答：各国药典均采用 HPLC 检测庆大霉素 C 组分，因为庆大霉素没有紫外吸收，当采用紫外检测器检测时，需要进行衍生化处理，使其与邻苯二醛、巯基醋酸在 pH10.4 的硼酸盐缓冲液中反应，生成的衍生物在 330nm 处有强吸收。此外，也可采用蒸发光散射检测器进行检测。

（大连医科大学　齐　艳）

第十七章 合成抗菌药物的分析

━━━━━━━ **知 识 要 点** ━━━━━━━

合成抗菌药包括喹诺酮类、磺胺类、抗结核药、抗真菌药等。本章主要讨论喹诺酮类和磺胺类药物的理化性质、鉴别反应、杂质检查及含量测定方法。

第一节 喹诺酮类药物的分析

喹诺酮类抗菌药主要是由吡啶酮酸并联苯环、吡啶环和嘧啶环等芳香环组成的化合物，按其基本母核特征可分为萘啶羧酸类、吡啶并嘧啶羧酸类、喹啉羧酸类及噌啉羧酸类。其中噌啉羧酸类药物仅有西诺沙星。

一、理 化 性 质

1. 酸碱两性	喹诺酮类药物分子中含有—COOH，同时又含有碱性 N 原子，所以显酸碱两性
2. 溶解性	在水和乙醇中溶解度小，在碱性和酸性水溶液中有一定溶解度
3. 旋光性	左氟沙星有旋光性，氧氟沙星和环丙沙星等无旋光性
4. 分解反应	喹诺酮类抗菌药物遇光照分解，对患者会产生光毒反应
5. 与金属离子反应	结构中 3、4 位为羧酸和酮羰基的喹诺酮类药物，极易和金属离子形成螯合物，降低药物的抗菌活性
6. 紫外吸收	分子结构中具有共轭系统，在紫外区有特征吸收

二、鉴 别 试 验

鉴别项目	原理或特征	备注
与丙二酸的反应	喹诺酮类药物为叔胺化合物，与丙二酸在醋酐中共热时，有棕色、红色、紫色或蓝色呈现	此反应对叔胺有选择性
紫外-可见分光光度法	分子结构中具有共轭系统，在紫外区有特征吸收	
红外光谱	利用喹诺酮类药物的红外特征吸收峰进行鉴别	
色谱法	TLC、HPLC	

三、特殊杂质检查

喹诺酮类药物有关物质的来源主要分为两个途径：一是工艺杂质，即生产中可能引入的起始原料、试剂、中间体、副产物和异构体等；二是降解产物，即药物在贮藏、运输、使用过程中，由于自身性质不稳定而生产的各种杂质。ChP 2010 采用 HPLC 法检查喹诺酮类药物的有关物质。

药物名称	有关物质	检查方法	备注
氧氟沙星	最后一步反应的中间体及副反应产物	HPLC	BP 和 EP 均收载了 6 个已知杂质，ChP 2010 收载了 2 个已知杂质
盐酸环丙沙星	6 个已知杂质	HPLC	—
左氧氟沙星	光学异构体——右氧氟沙星	HPLC 配合交换手性流动相	该法是分离手性氨基酸和类似氨基酸药物的常用方法，但只有能与过渡金属离子形成相应配合物的药物才能被分离，常用的金属离子是 Cu^{2+}、Zn^{2+} 和 Ni^{2+} 等，配合剂有 L-脯氨酸和 D-丙氨酸等氨基酸

四、含量测定

目前中国药典主要采用非水溶液滴定法、紫外分光光度法和高效液相色谱法等。

方法	原理	备注
非水溶液滴定法	喹诺酮类药物具有酸碱两性的性质，且大部分该类药物为疏水性，不能在水溶液中直接滴定。用非水溶剂将供试品溶解，在溶解的作用下增强了弱碱（酸）的强度，从而在非水介质中能进行滴定	1. 以碱量法最常用 2. ChP 2010 采用此法测定吡哌酸的含量：冰醋酸作溶剂，结晶紫指示液，用 $HClO_4$ 滴定至显纯蓝色。结果用空白校正
紫外分光光度法	喹诺酮类药物分子结构中具有共轭系统，在紫外区具有特征吸收。又因其具有酸碱两性特征，在碱性或酸性溶液中皆可溶解，并且稳定性良好。因此可利用吸收系数和对照品对照法进行含量测定	1. 可用于本类药物及其制剂的含量测定
高效液相色谱法	喹诺酮类药物是两性化合物，在使用常规 HPLC 法以乙腈-水或甲醇-水为流动相洗脱时，常出现色谱峰拖尾严重、分离度低和保留值不稳定等问题。采用离子抑制或离子对色谱等技术克服上述问题	1. ChP 2010 采用 HPLC 法对所收载的喹诺酮类药物（吡哌酸除外）进行含量测定 2. 常用离子对试剂：戊烷磺酸钠、枸橼酸钠和高氯酸钠等 3. 外标法计算含量

第二节　磺胺类药物的分析

磺胺类药物是对氨基苯磺酰胺的衍生物。其母体为对氨基苯磺酰胺，将磺酰氨基的 N 原子称为 N_1，芳伯胺基的 N 原子称为 N_4。

按照 N_1 和 N_4 上取代基的不同分类，有 N_1 取代物、N_4 取代物和 N_1、N_4 取代物。其中 N_1 取代物，如磺胺嘧啶、磺胺林、磺胺多辛、磺胺异噁唑和磺胺甲噁唑等，这类药较为常用，其分子结构中的芳伯氨基是进行化学鉴别和含量测定的重要基团；另两类药较为少用。

一、理 化 性 质

1. 性状	本类药物多为白色或类白色结晶性粉末。在水中几乎不溶，溶于稀盐酸或氢氧化钠溶液，易溶于乙醇、丙酮，具有一定的熔点
2. 熔融变色	不同的磺胺类药物以直火加热熔融后，可呈现不同的颜色，产生不同的分解产物

（待续）

续表

3. 酸碱两性	磺胺类药物显两性(磺胺脒除外),N4 未被取代而形成—NH2,显示弱碱性;受磺酰基吸电子效应的影响,磺酰胺基上的氢原子比较活泼,即具有一定的酸性
4. 芳伯胺基反应	1) 磺胺类药物一般含有芳伯氨基,在酸性条件下可与亚硝酸钠发生重氮化反应,生成重氮盐,进一步与碱性 β-萘酚偶合,产生橙黄色或猩红色沉淀。ChP 2010 利用该性质对磺胺类药物进行鉴别 2) 由于芳伯氨基的存在使得磺胺类药物易被氧化变色,在日光或重金属离子等催化下,氧化反应能加速进行。因此,须避光保存
5. 磺酰胺基的反应	磺胺类药物分子结构中磺酰胺基上的氢原子比较活泼,可被金属离子(如银、铜、钴等)取代,生成不同颜色金属盐沉淀
6. 苯环上的反应	磺胺类药物分子结构中的苯环因受芳伯胺基的影响,在酸性条件下可发生卤代反应
7. N1 和 N4 上取代基的反应	主要是 N1 上取代基的反应,取代基为含氮杂环,其可与生物碱沉淀剂反应生成沉淀,还可以发生溴代反应

二、鉴 别 试 验

鉴别项目	原理或特征	备注
金属离子的取代反应	磺胺类药物 N1 取代物分子中的磺酰亚氨基呈酸性,能与氢氧化钠试液作用生成易溶于水的钠盐,这些钠盐可与铜、银和钴等金属离子反应,生成金属取代物的沉淀 铜盐沉淀的颜色随 N1 取代基的不同而异,有的还有颜色变化过程,常用于磺胺类药物的鉴别	磺胺甲噁唑:草绿色 磺胺异噁唑:淡棕色,放置后析出暗绿色絮状沉淀 磺胺嘧啶:黄绿色,放置后变为紫色 磺胺多辛:黄绿色,放置后变为淡蓝色
芳香第一胺反应	磺胺药的 N1 取代物分子中含有芳伯氨基,可在酸性溶液中与亚硝酸钠溶液发生重氮化反应,生成重氮盐。重氮盐遇碱性 β-萘酚发生偶合反应,生成由橙黄色至猩红色的沉淀	ChP 2010 规定采用芳香第一胺反应鉴别此类药物
红外光谱法	利用红外分光光度法具有指纹性的特点	ChP 2010 对所收载的磺胺类药物采用红外分光光度法作为鉴别方法之一

三、特殊杂质检查

　　磺胺类药物大多需要进行酸度、碱性溶液的澄清度与颜色、氯化物等一般杂质的检查;还需要进行特殊杂质的检查,磺胺类药物的特殊杂质检查一般采用 TLC 法。

四、含 量 测 定

　　磺胺类药物的含量测定方法有高效液相色谱法、滴定法(非水溶液滴定法、永停滴定法和沉淀滴定法)。

方法	原理或特征	备注
永停滴定法(亚硝酸钠滴定法)	利用磺胺类药物的 N1 取代物分子中含有芳伯氨基,可在盐酸介质中,低温状态下与亚硝酸盐发生重氮化反应,测定磺胺类药物的含量	ChP 2010 采用此法测定磺胺嘧啶钠、磺胺嘧啶锌、磺胺甲噁唑、磺胺多辛和磺胺醋酰钠等原料药和制剂以及磺胺嘧啶原料的含量

(待续)

续表

方法	原理或特征	备注
高效液相色谱法	专属性强,按外标法	ChP 2010 采用此法测定磺胺嘧啶片剂、混悬剂复方磺胺嘧啶片和复方磺胺甲噁唑制剂(片、混悬液、注射液、胶囊和颗粒)的含量
非水溶液滴定法	磺胺异噁唑不能采用亚硝酸钠滴定法测定含量。但利用其磺酰胺基具有酸性的特点,采用非水酸量法测定其含量	以二甲基甲酰胺为溶剂,偶氮紫为指示剂,用甲醇钠标准滴定溶液滴定
双波长紫外-可见分光光度法测定	在盐酸溶液中,磺胺嘧啶于308nm 处有最大吸收波长,而甲氧苄啶在该波长处无吸收;在盐酸溶液中,甲氧苄啶于277.4nm 波长处有最大吸收,而磺胺嘧啶在此波长附近也有吸收,且其吸光度与308nm 波长处的吸光度相等	ChP 2005 中采用双波长紫外-可见分光光度法测定复方磺胺嘧啶片的含量。磺胺嘧啶在308nm 波长处直接测定吸光度以计算其含量,甲氧苄啶以277.4nm 波长作为测定波长,以308nm 波长作为参比波长,采用双波长分光光度法不经分离即求出甲氧苄啶的含量

❖❖❖❖❖❖ 知 识 地 图 ❖❖❖❖❖❖

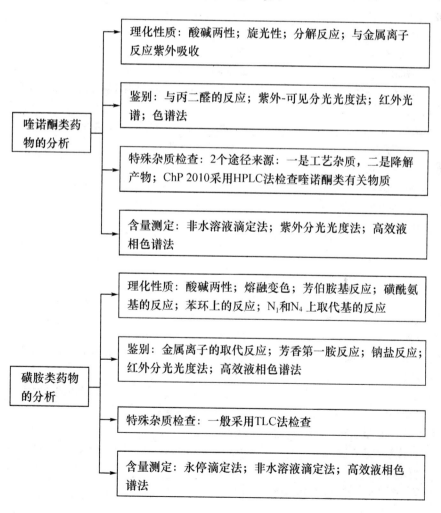

精 选 习 题

一、选择题

A型题

1. ChP 2010 采用的鉴别诺氟沙星乳膏的方法是（ ）
   - A. 紫外分光光度法
   - B. 薄层色谱法
   - C. 高效液相色谱法
   - D. 化学反应鉴别法
   - E. 红外分光光度法

2. 具有丙二酸呈色反应的药物是（ ）
   - A. 诺氟沙星
   - B. 磺胺嘧啶
   - C. 磺胺甲噁唑
   - D. 司可巴比妥
   - E. 盐酸氯丙嗪

3. ChP 2010 氧氟沙星中"有关物质"检查采用的方法是（ ）
   - A. 紫外分光光度法
   - B. 薄层色谱法
   - C. 高效液相色谱法
   - D. 气相色谱法
   - E. 该采用该以上都不是

4. ChP 2010 对于盐酸洛美沙星的含量测定采用的方法是（ ）
   - A. 紫外分光光度法
   - B. 非水溶液滴定法
   - C. 离子对高效液相色谱法
   - D. 气相色谱法
   - E. 荧光分光光度法

5. 与硫酸铜生成草绿色沉淀的是（ ）
   - A. 磺胺甲噁唑
   - B. 磺胺嘧啶
   - C. 磺胺异噁唑
   - D. 磺胺醋酰钠
   - E. 磺胺多辛

6. 在左氧氟沙星原料药的含量测定中 ChP 2010 采用的是离子对高效液相色谱法,其中所用的离子对试剂是（ ）
   - A. 高氯酸钠
   - B. 乙二胺
   - C. 磷酸二氢钠
   - D. 庚烷磺酸钠盐
   - E. 氢氧化四丁基铵

7. 复方磺胺甲噁唑中所包含的有效成分是（ ）
   - A. 磺胺甲噁唑和磺胺嘧啶
   - B. 磺胺嘧啶和对氨基苯磺酸
   - C. 磺胺异噁唑和磺胺甲噁唑
   - D. 磺胺甲噁唑和甲氧苄啶
   - E. 磺胺和对氨基苯磺酸

8. 下列含量测定方法中磺胺类药物未采用的方法是（ ）
   - A. 沉淀滴定法
   - B. 溴酸钾法
   - C. 紫外分光光度法
   - D. 非水溶液滴定法
   - E. 亚硝酸钠滴定法

9. 用亚硝酸钠滴定法测定磺胺甲噁唑含量时,ChP2010 选用的指示剂或指示终点的方法是（ ）
   - A. 永停法
   - B. 外指示剂法
   - C. 内指示剂法
   - D. 淀粉
   - E. 碘化钾-淀粉

10. 对复方磺胺甲噁唑注射液中磺胺、对氨基苯磺酸以及甲氧苄啶降解产物的检查,ChP2010 采用的方法是（ ）
    - A. 薄层色谱法
    - B. 紫外分光光度法
    - C. 高效液相色谱法
    - D. 比色法
    - E. 高效毛细管电泳法

11. ChP 2010 收载磺胺甲噁唑原料的含量测定方法是（ ）
    - A. 非水溶液滴定法
    - B. 紫外分光光度法
    - C. 高效液相色谱法
    - D. 亚硝酸钠滴定法
    - E. 碘量法

12. 磺胺甲噁唑片含量测定使用的滴定液是（ ）

A. 硫酸铈滴定液　　　　　　B. 亚硝酸钠滴定液　　　　C. 硝酸银滴定液
D. 氢氧化钠滴定液　　　　　E. 甲醇钠滴定液

13. 用亚硝酸钠滴定液(0.1mol/L)滴定磺胺甲噁唑(分子量为 253.28)的滴定度是(　　)
　　A. 126.6mg　　　　　　　B. 253.3mg　　　　　　　C. 50.66mg
　　D. 25.33mg　　　　　　　E. 12.66mg

14. 左氧氟沙星应检查的相关物质是(　　)
　　A. 反应中间体　　　　　　B. 分解产物　　　　　　　C. 氧化产物
　　D. 光学异构体　　　　　　E. 都不是

15. 可用于磺胺类药物鉴别的化学反应是(　　)
　　A. 与硫酸铜的反应　　　　B. 重氮化偶合反应　　　　C. 钠盐反应
　　D. 以上都是　　　　　　　E. 以上都不是

B 型题

A. 重氮化反应　　　　　　　B. 与生物碱沉淀剂反应　　C. 与金属离子反应
D. 与丙二酸反应　　　　　　E. 都不是

16. 利用磺胺类药物结构中的磺酰胺基进行鉴别的反应有(　　)

17. 利用磺胺类药物结构中 N_1 上的含氮杂环取代基进行鉴别的反应有(　　)

18. 利用磺胺类药物结构中的芳伯胺基进行鉴别的反应有(　　)

A. 紫外-可见分光光度法　　B. 薄层色谱法　　　　　　C. 非水滴定法
D. 永停滴定法　　　　　　　E. 高效液相色谱法

19. ChP2010 对氧氟沙星进行鉴别采用的是(　　)

20. ChP2010 检查喹诺酮类药物有关杂质采用的方法是(　　)

21. ChP2010 中复方嘧啶片的鉴别采用(　　)

22. ChP2010 中磺胺异噁唑的含量测定采用(　　)

23. ChP2010 中磺胺多辛的含量测定采用(　　)

A. 抗氧剂　　　　　　　　　B. 稳定剂　　　　　　　　C. 离子强度剂
D. 加速重氮化反应　　　　　E. 终点指示剂

24. 在重氮化反应中,加溴化钾的作用是(　　)

25. 维生素 C 注射液中亚硫酸氢钠的作用是(　　)

X 型题

26. 具有酸碱两性的药物是(　　)
　　A. 阿托品　　　　　　　　B. 吗啡　　　　　　　　　C. 硝苯地平
　　D. 环丙沙星　　　　　　　E. 磺胺嘧啶

27. 喹诺酮类药物采用的鉴别反应或方法有(　　)
　　A. 丙二酸反应　　　　　　B. 红外光谱法　　　　　　C. 硫酸铜反应
　　D. 紫外分光光度法　　　　E. 高效液相色谱法

28. 喹诺酮类药物的含量测定方法有(　　)
　　A. 非水溶液滴定法　　　　B. 紫外分光光度法　　　　C. HPLC 法
　　D. 荧光分光光度法　　　　E. 配位滴定法

29. 磺胺类药物的鉴别方法有(　　)
　　A. 红外光谱法　　　　　　B. 烯丙基反应　　　　　　C. 与硫酸铜反应
　　D. 三氯化铁反应　　　　　E. 芳香第一胺类反应

30. 测定磺胺类药物含量常用的方法有(　　)

A. 电泳法   B. 高效液相法   C. 非水溶液滴定法

D. 永停滴定法   E. 碘量法

二、填空题

1. 喹诺酮类药物分子中因含有_____而显酸性,同时又因含有_____而显碱性。

2. 喹诺酮类药物为_____化合物,与丙二酸在酸酐中共热时,有棕色、红色、紫色或蓝色呈现。

3. 喹诺酮类药物有关杂质的来源主要分为两个途径:一是_____,二是_____。

4. ChP2010 规定了左氧氟沙星原料药中_____的限量采用配合交换手性流动相 HPLC 法测定。

5. 磺胺类药物的母体为_____,将_____的氮原子称为 N_1,_____的氮原子称为 N_4。

三、中英文对译

1. Quinolone Antimicrobial Agents   2. 环丙沙星

3. Sulfamethoxazole   4. 磺胺异噁唑

5. Sulfadiazine   6. 左氧氟沙星

四、鉴别题

用化学方法区分并鉴别下列各组药物(要求写出试剂名称及反应现象):

1. 磺胺甲噁唑和磺胺异噁唑

2. 磺胺嘧啶和诺氟沙星

3. 磺胺嘧啶和盐酸普鲁卡因

五、简答题

1. 左氧氟沙星原料药中右氧氟沙星的限量。采用配合交换手性流动相高效液相色谱法进行测定,其原理是什么?

2. ChP 2005 中采用双波长紫外-可见分光光度法测定复方磺胺嘧啶片的原理是什么? 复方磺胺嘧啶片为磺胺嘧啶和甲氧苄啶(8:1)组成的复方制剂。

六、计算题

精密称取磺胺异噁唑 0.5101g,加二甲基甲酰胺适量使溶解,加偶氮紫指示液 3 滴,用甲醇钠滴定液 0.1000mol/L 滴定至终点,结果消耗滴定液 19.05ml,空白试验消耗 0.07ml。求磺胺异噁唑的含量。每 1ml 甲醇钠滴定液 0.1mol/L 相当于 26.73mg 的 $C_{11}H_{13}N_3O_3S$。

·•·•·•·•· 参 考 答 案 ·•·•·•·•·

一、选择题

A 型题

1. D 2. A 3. C 4. C 5. A 6. A 7. D 8. B 9. A 10. A 11. D 12. B 13. D 14. D 15. D

B 型题

16. C 17. B 18. A 19. B 20. E 21. E 22. C 23. D 24. D 25. A

X 型题

26. DE 27. ABDE 28. ABC 29. ACE 30. BCD

二、填空题

1. 羧基   碱性氮原子

2. 叔胺

3. 工艺杂质   降解产物

4. 右氧氟沙星

5. 对氨基苯磺酰胺　磺酰胺　芳伯胺基

三、中英文对译

1. 喹诺酮类抗菌药

2. Ciprofloxacin

3. 磺胺甲噁唑

4. Sulfafurazole

5. 磺胺嘧啶

6. Levofloxacin

四、鉴别题

1. 磺胺甲噁唑和磺胺异噁唑的鉴别：

加 NaOH 试液，再加 CuSO₄ 溶液，磺胺甲噁唑即生成草绿色沉淀；磺胺异噁生成淡棕色沉淀放置后析出暗绿色絮状沉淀。

2. 磺胺嘧啶和诺氟沙星的鉴别：

加入丙二酸和酸酐，水浴加热 10 分钟。诺氟沙星显红棕色，磺胺嘧啶无反应（或采用其他鉴别方法）。

3. 磺胺嘧啶和盐酸普鲁卡因的鉴别：

加 NaOH 试液，再加 CuSO₄ 溶液，磺胺嘧啶生成黄绿色沉淀放置后变为紫色，盐酸普鲁卡因无反应（或采用其他鉴别方法）。

五、简答题

1. 答：将手性试剂加到 HPLC 流动相中与手性药物生成可逆的非对映体复合物，根据复合物的稳定性、在流动相中的溶解性以及与固定相的键合力差异而在非手性固定相上实现对映体分离。该法是分离手性氨基酸和类似氨基酸药物的常用方法，但只有能与过渡金属离子形成相应配合物的药物才能被分离，常用的金属离子是 Cu^{2+}、Zn^{2+} 和 Ni^{2+} 等，配合剂有 L-脯氨酸和 D-苯丙氨酸等氨基酸。

2. 答：在盐酸溶液中，磺胺嘧啶于 308nm 处有最大吸收波长，而甲氧苄啶在该波长处无吸收，故可以直接测定磺胺嘧啶在此波长处的吸光度以计算其含量。在盐酸溶液中，甲氧苄啶于 277.4nm 波长处有最大吸收，而磺胺嘧啶在此波长附近也有吸收，且其吸光度与 308nm 波长处的吸光度相等。甲氧苄啶在这两个波长处的吸光度差异大，选定 277.4nm 波长作为测定波长，以 308nm 波长作为参比波长，采用双波长分光光度法不经分离即可求出甲氧苄啶的含量。

六、计算题

$$含量\% = \frac{V \times T \times 10^{-3}}{S} \times 100\% = \frac{(19.05 - 0.07) \times 26.73 \times 10^{-3}}{0.5101} \times 100\% = 99.5\%$$

（辽宁中医药大学　杨燕云）

第十八章 药物制剂分析

--◆-◇-◆-◇-◆- **知 识 要 点** -◆-◇-◆-◇-◆--

药物制剂分析是药物分析的一个重要组成部分。与原料药相比,由于药物制剂组成复杂、药物含量低、需要进行剂型检查等原因,所以药物制剂分析具有不同的特点。药物制剂的类型主要有片剂、胶囊剂、注射剂等,本章主要对片剂和注射剂分析中的剂型检查、辅料的干扰和排除方法进行了介绍。

第一节 药物制剂类型及其分析特点

与原料药相比较,药物制剂分析具有不同的特点。

分析项目	特点
性状	是药物制剂质量控制不可缺少的一部分
鉴别试验	提取分离后或采用具有分离分析功能的色谱技术
检查	包括杂质检查、剂型检查和安全性检查
含量测定	采用过滤、提取、色谱分离等方法排除辅料的干扰,或改用选择性更强的分析方法;含量多是按相当于标示量的百分含量表示

第二节 片 剂 分 析

片剂指药物与适宜的辅料混匀并压制而成的圆片状或异形片状的固体制剂。片剂以口服普通片为主,另有含片、咀嚼片、缓释片、控释片与肠溶片等。

片剂的外观性状应完整光洁,色泽均匀,还应符合正文各品种项下的性状描述。

片剂的鉴别一般采用过滤、离心、提取等操作以排除辅料干扰,再依据药物的性质,参考原料药的鉴别方法,选用2~4种不同原理的分析方法进行鉴别。

片剂的剂型检查项目如下表:

剂型 检查项目	定义	方法	备注
重量差异	每片的重量与平均片重之间的差异	取20片检查,精密称定总重和各片重量,每片重量与平均片重比较,记录超过重量差异限度的药片数	平均片重0.30g以下,重量差异限度是7.5%;平均片重0.30g及0.30g以上,重量差异限度是5%

(待续)

续表

剂型 检查项目	定义	方法	备注
含量均匀度	指小剂量或单剂量的固体制剂、半固体制剂或非均相液体制剂的每片(个)含量符合标示量的程度	取10片(个),照规定方法测定每片(个)以标示量为100的相对含量(X),并求其平均值($\overline{X}$)和标准差(S),及标示量与均值之差的绝对值(A),即 A=｜100-$\overline{X}$｜。若 A+1.80S≤15.0,则符合规定;若 A+S>15.0,则不符合规定;若 A+1.80S>15.0,且 A+S≤15.0,则另取20片(个)复试	ChP2010 规定:标示量不大于25mg 或主药含量不大于25%(g/g)的片剂应检查含量均匀度
崩解时限	指口服固体制剂在规定介质中崩解溶散至小于2.0mm碎粒(或熔化、软化)所需时间的限度	取6片检查,不同片剂有不同的时间要求。普通片在水中15分钟崩解,薄膜衣片在盐酸溶液(9→1000)中30分钟崩解,糖衣片在水中60分钟崩解,肠溶衣片在盐酸溶液(9→1000)中120分钟,每片均不得有裂缝、崩解或软化现象,磷酸盐缓冲液(pH6.8)中60分钟崩解	凡规定检查溶出度的制剂,不再检查崩解时限
溶出度	药物从片剂(或胶囊剂)等固体制剂在规定溶剂中溶出的速率和程度	取6片,(37±0.5)℃下测试,分转篮法、桨法和小杯法。按标示量计算,均应不低于规定限度	难溶药物的片剂应以溶出度测定替代崩解时限检查

二、赋形剂的干扰与排除

片剂中常用的赋形剂有糖类、硬脂酸镁等,这些赋形剂常干扰片剂的含量测定。

赋形剂	干扰原因	排除方法
糖类	淀粉糊精蔗糖水解产生的葡萄糖具有还原性,乳糖是还原糖,均干扰氧化还原滴定测定法	避免使用氧化性强的滴定剂,同时应进行阴性对照试验,若有干扰则选择其他方法测定(如铈量法)或采用适当措施排除干扰
硬脂酸镁	镁离子(Mg^{2+})干扰络合滴定,硬脂酸根离子($C_{17}H_{35}COO^-$)干扰非水滴定	采取有机溶剂提取、加掩蔽剂(酒石酸、草酸等)或换用其他含量测定方法等
滑石粉	对比色、比浊、旋光、分光光度法有干扰	采用滤过或提取分离方法

第三节　注射剂分析

一、注射剂的常规检查

ChP2010 附录"制剂通则"注射剂项下规定,除另有规定外,注射液应进行以下常规检查:装量、渗透压摩尔浓度、可见异物、不溶性微粒、无菌和细菌内毒素或热源等。常规检查项目的定义和方法如下表。

剂型检查项目	定义	方法
装量	对注射液及注射用浓溶液的装量进行检查	取标示装量不大于2ml供试品5支,取2ml以上至50ml供试品3支进行装量检查
渗透压摩尔浓度	是指溶液中各种溶质对溶液渗透压贡献的总和	通常采用测量溶液的冰点下降来间接测定其渗透压摩尔浓度
可见异物	指存在于注射剂、滴眼剂中,在规定条件下目视可以观测到的不溶性物质,其粒径或长度通常大于$50\mu m$	灯检法和光散射法
不溶性微粒	指在可见异物检查符合规定后,用以检查溶液型静脉用注射剂中不溶性微粒的大小和数量	光阻法和显微计数法
无菌	指用于检查药典要求无菌的药品、原料、辅料及其他品种是否无菌的一种方法	薄膜过滤法和直接接种法
热源	指由微生物产生的能引起人体体温异常升高的致热物质	家兔法
细菌内毒素	是指革兰阴性菌细胞壁的脂多糖,具有致热作用。热源和细菌内毒素均是用来控制药物中引起体温升高的杂质,检查时选择其中一种方法即可	鲎试剂法

四、附加剂的干扰与排除

注射剂在制剂过程中常加入溶剂和附加剂,在测定注射剂的含量时,这些溶剂和附加剂如不产生干扰,可采用原料药的含量测定方法;否则,需通过预处理排除干扰后,再测定。附加剂干扰原因及排除方法见下表。

附加剂	干扰原因	排除方法
含硫抗氧化剂(亚硫酸钠、亚硫酸氢钠等)	干扰氧化还原滴定测定法	1. 加入丙酮或甲醛使生成加成物而消除干扰 2. 加强酸分解,使产生SO_2气体,经加热逸出而消除干扰 3. 加弱氧化剂,使氧化成硫酸盐 4. 提取分离后再测定或用色谱法测定
具有紫外吸收的抗氧剂(如V_c)	对紫外法测定含量有干扰	选用抗氧剂无吸收的波长测定含量。采用滤过或提取分离方法
注射用植物油	对以水为溶剂的分析方法有干扰(如容量法、光谱法、色谱法)	采用稀释法、萃取法或柱色谱分离法排除干扰
溶剂水	对非水滴定法有干扰	通过碱化、有机溶剂提取游离药物,排除水的干扰

第四节　复方制剂分析

复方制剂分析的特点:

(1) 赋形剂、附加剂对有效成分的影响。

（2）各有效成分之间的相互影响,关键在于复方制剂中相互干扰的成分能否定量地进行分离。

（3）分离后各成分的鉴别和含量测定方法可采用原料药的分析方法,但有时需考虑制剂中所含各成分的量,若含量少、浓度低的制剂,应选灵敏、专属的其他方法。

（4）高效液相色谱法是复方制剂分析中应用最广的方法。

知 识 地 图

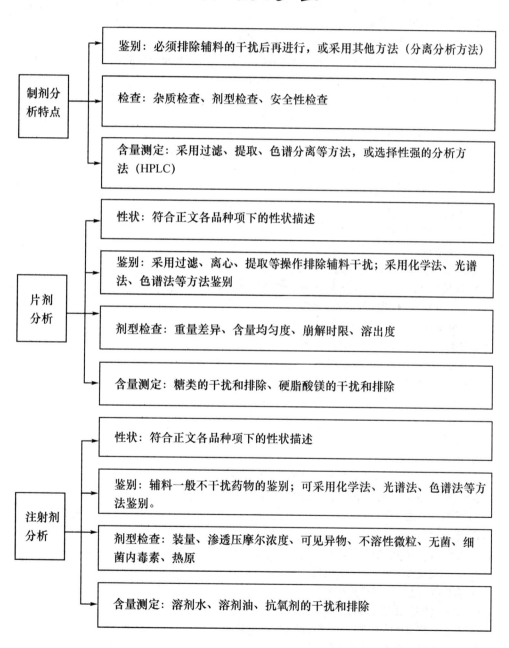

制剂分析特点	鉴别：必须排除辅料的干扰后再进行，或采用其他方法（分离分析方法）
	检查：杂质检查、剂型检查、安全性检查
	含量测定：采用过滤、提取、色谱分离等方法，或选择性强的分析方法（HPLC）

片剂分析	性状：符合正文各品种项下的性状描述
	鉴别：采用过滤、离心、提取等操作排除辅料干扰；采用化学法、光谱法、色谱法等方法鉴别
	剂型检查：重量差异、含量均匀度、崩解时限、溶出度
	含量测定：糖类的干扰和排除、硬脂酸镁的干扰和排除

注射剂分析	性状：符合正文各品种项下的性状描述
	鉴别：辅料一般不干扰药物的鉴别；可采用化学法、光谱法、色谱法等方法鉴别。
	剂型检查：装量、渗透压摩尔浓度、可见异物、不溶性微粒、无菌、细菌内毒素、热原
	含量测定：溶剂水、溶剂油、抗氧剂的干扰和排除

精 选 习 题

一、选择题

A 型题

1. 关于药物制剂分析与原料药分析,下列说法中不正确的是( )

 A. 在制剂分析中,对所有原料药物所做的检查项目均需检查

 B. 制剂中的杂质,主要来源于制剂中原料药物的化学变化和制剂的制备过程

 C. 制剂分析增加了各制剂的常规检查法

 D. 分析结果的表示方法不同于原料药的表示方法

 E. 含量限度的要求与原料药物不同,一般原料药的分析方法的准确度要求更高

2. 片重在 0.3g 或 0.3g 以上的片剂的重量差异限度为( )

 A. ±7.5%   B. ±5.0%   C. 5.0%

 D. 7.0%   E. ±0.5%

3. 片剂重量差异限度检查法中应取药片多少片( )

 A. 6 片   B. 10 片   C. 15 片

 D. 20 片   E. 2 片

4. 片剂或注射液含量测定结果的表示方法为( )

 A. 主药的百分含量   B. 相当于重量的百分含量

 C. 相当于标示量的百分含量   D. kg/100L

 E. 百分含量

5. 关于药物制剂的分析,下列说法中不正确的是( )

 A. 含量测定方法需要考虑定量限、选择性及准确度等指标

 B. 要考虑赋形剂、附加剂对含量测定的影响

 C. 复方制剂需要考虑各种药物间的相互干扰

 D. 对不同剂型,采用不同的检测方法

 E. 药物制剂如其原料药符合药典规定则可以不再进行任何分析

6. 药物制剂的检查中( )

 A. 杂质检查项目应与原料药的检查项目相同

 B. 杂质检查项目与辅料的检查项目相同

 C. 杂质检查主要是检查制剂生产、储存过程中引入或产生的杂质

 D. 不再进行杂质检查

 E. 除杂质检查外还应进行制剂学方面的有关检查

7. 化学原料药的含量测定中首选的分析方法是( )

 A. 容量分析法   B. 色谱法   C. 分光光度法

 D. 重量法   E. 荧光法

8. 下列关于溶出度的叙述错误的是( )

 A. 溶出度检查主要适用于难溶性药物

 B. 溶出度检查法有转篮法和桨法

 C. 溶出度检查法规定的温度为 37℃

 D. 凡检查溶出度的片剂,不再进行崩解时限检查

 E. 溶出度与体内的生物利用度直接相关

9. 溶出度测定中每片溶出量应不低于 Q 值,Q 是指(　　)

    A. 按标示量计的规定限度　　　　　B. 标示量的 80%　　　　　C. 标示量的 95%

    D. 按平均含量计的规定限度　　　　E. 规定的含量限度

10. 溶出度测定中,溶出介质的温度应控制在(　　)

    A. 36℃±1℃　　　　　　　　　　　B. 37℃　　　　　　　　　C. 37℃±0.5℃

    D. 37℃±1℃　　　　　　　　　　　E. 38℃

11. 《中国药典》(2010 年版)中规定的片剂溶出度测定结果判断标准中,规定的限度(Q)应为标示量的

    (　　)

    A. 50%　　　　　　　　　　　　　B. 80%　　　　　　　　　C. 30%

    D. 90%　　　　　　　　　　　　　E. 70%

12. 硫酸亚铁原料药采用高锰酸钾法测定,而其片剂采用铈量法测定含量的原因(　　)

    A. 因为片剂中辅料对指示剂变色有封闭作用

    B. 因为片剂中药物在高锰酸钾滴定条件下不易反应完全

    C. 为消除稳定剂枸橼酸钠的干扰

    D. 因为片剂中糖类辅料对高锰酸钾法有干扰

    E. 为消除抗氧剂亚硫酸氢钠的干扰

13. 进行单剂量固体制剂含量均匀度的检查是为了(　　)

    A. 控制小剂量固体制剂、单剂中含药量的均匀度

    B. 严格重量差异的检查

    C. 严格含量测定的可信度

    D. 避免制剂工艺的影响

    E. 避免辅料造成的影响

14. 下列哪种制剂需要检查含量均匀度(　　)

    A. 滴眼剂　　　　　　　　　　　　B. 软膏剂　　　　　　　　C. 注射剂

    D. 小剂量片剂　　　　　　　　　　E. 糖浆剂

15. 《中国药典》规定:凡检查含量均匀度的制剂不再检查(　　)

    A. 装量差异　　　　　　　　　　　B. 溶出度　　　　　　　　C. 澄明度

    D. 崩解时限　　　　　　　　　　　E. 装量

16. 含量均匀度检查主要针对(　　)

    A. 小剂量的片剂　　　　　　　　　B. 大剂量的片剂　　　　　C. 所有片剂

    D. 难溶性药物片剂　　　　　　　　E. 以上均不对

17. 需做含量均匀度检查的药品有(　　)

    A. 标示量不大于 25mg 或主药含量不大于 25%(g/g)的片剂药品

    B. 主药含量大于 30mg,且分散性不好、混合不均匀的药品

    C. 溶解性能差或体内吸收不良的口服固体制剂

    D. 主药含量虽较大(如 50mg),但不能用重量差异控制质量的药品

    E. 注射剂和糖浆剂

18. 《中国药典》收载的含量均匀度检查法,采用(　　)

    A. 计量型、一次抽检法,以标示量为参照值

    B. 计量型、二次抽检法,以标示量为参照值

    C. 计数型、一次抽检法,以平均含量均值为参照值

    D. 计数型、二次抽检法,以平均含量均值为参照值

E. 计数型,二次抽检法,以标示量为参照值

19. 含量均匀度符合规定的片剂,其测定结果应为( )

    A. A+S>15.0   B. A+1.80S≤1.50   C. A+1.80S>1.5

    D. A+1.45S>15.0   E. A+S<15.0

20. 下列说法不正确的是( )

    A. 凡规定检查溶出度的制剂,不再进行崩解时限检查

    B. 凡规定检查释放度的制剂,不再进行崩解时限检查

    C. 凡规定检查融变时限的制剂,不再进行崩解时限检查

    D. 凡规定检查重量差异的制剂,不再进行崩解时限检查

    E. 凡规定检查含量均匀度的制剂,不再进行重量差异检查

21. 注射剂中加入的抗氧剂有多种,下列答案不属于抗氧剂的为( )

    A. 亚硫酸钠   B. 焦亚硫酸钠   C. 硫代硫酸钠

    D. 连四硫酸钠   E. 亚硫酸氢钠

22. 维生素C注射液用碘量法滴定时,排除亚硫酸氢钠的干扰可用的掩蔽剂为( )

    A. 丙酮   B. 甲苯   C. 乙醇

    D. NaCl   E. 草酸

23. 《中国药典》规定,硫酸亚铁片的含量测定采用以下哪种方法以消除糖类赋形剂的干扰( )

    A. 高锰酸钾法   B. 铈量法   C. 碘量法

    D. 溴量法   E. 络合滴定法

24. 赋形剂中如有淀粉、糊精、蔗糖等,它们经水解后均生成葡萄糖,它对哪种测定有干扰( )

    A. 非水滴定   B. 氧化还原   C. 重量法

    D. 比色法   E. 荧光法

25. 要排除焦亚硫酸钠(作抗氧剂)对碘量法测定的干扰,可采取的方法是( )

    A. 加浓碱   B. 加甲醛   C. 加水稀释

    D. 加乙醚萃取   E. 加有机溶剂稀释

26. 片剂中常用的赋形剂不包括( )

    A. 糖类   B. 硬脂酸镁   C. 滑石粉

    D. 淀粉   E. 维生素C

27. 赋形剂硬脂酸镁对哪种定量方法有干扰( )

    A. 高锰酸钾法   B. 配位滴定法   C. 银量法

    D. 溴酸钾法   E. 亚硝酸钠法

28. 关于抗氧剂的干扰,下列说法中不正确的是( )

    A. 常用的抗氧剂有维生素C、亚硫酸钠等

    B. 用氧化还原法测定注射剂含量时,抗氧剂干扰测定

    C. 常加入丙酮或甲醛消除亚硫酸钠等的干扰

    D. 也可采用加酸、加热,使抗氧剂分解

    E. 还可加入强还原剂,将亚硫酸盐还原而消除其干扰

29. 控制注射液中不溶性物质(粒径或长度>50μm)的检查项目是( )

    A. 溶化性   B. 可见异物   C. 粒度

    D. 溶液澄清度   E. 不溶性微粒

30. 用于细菌内毒素检查的方法是( )

    A. 家兔法   B. 光阻法   C. 薄膜过滤法

D. 鲎试剂法　　　　　　　　E. 微生物限度法

31. 盐酸异丙嗪注射液选择吸收系数较低的 299nm 波长测定含量的原因是（　　）

A. 为消除抗氧剂维生素 C 的干扰　B. 为消除抗氧剂亚硫酸氢钠的干扰

C. 为消除稳定剂枸橼酸钠的干扰　D. 该波长下测得值较稳定

E. 作为制剂常量分析,选择任意 λmax 均可

32. 已知某一片剂,规格为 0.3g,测得 10 片重 3.5670g,欲称取相当于该药物 0.5g 的量,应取片粉多少克（　　）

A. 0.4500g　　　　　　　　B. 0.5500g　　　　　　　　C. 0.5945g

D. 0.3567g　　　　　　　　E. 0.5g

B 型题

A. 含量均匀度　　　　　　　B. 不溶性微粒　　　　　　　C. 崩解时限

D. 粒度　　　　　　　　　　E. 溶出度

33. 小规格片剂需检查（　　）

34. 难溶性片剂需检查（　　）

35. 肠溶衣片需检查（　　）

36. 溶液型静脉用注射剂（　　）

A. 显微计数法　　　　　　　B. 灯检法　　　　　　　　　C. 薄膜过滤法

D. 粒径测定仪法　　　　　　E. 目视法

37. 可见异物（　　）

38. 不溶性微粒（　　）

A. 10 个　　　　　　　　　B. 20 个　　　　　　　　　C. 30 个

D. 6 个　　　　　　　　　　E. 5 个

39. 含量均匀度检查时需取样（　　）

40. 崩解时限检查时需取样（　　）

41. 注射用无菌粉末检查装量差异时需取样（　　）

42. 可见异物检查时需取样（　　）

A. $C_X = f \times \dfrac{A_x}{A'_s/C'_s}$　　B. $C_样 = \dfrac{A_样}{A_对} \times C_对$　　C. $C\% = \dfrac{a \times 100}{[a]_b^t \times L}$

D. $\dfrac{(V_0 - V) \times F \times T}{W} \times 100\%$　　E. $\dfrac{(V - V_0) \times F \times T}{W} \times 100\%$

43. 剩余滴定法计算被测物含量（　　）

44. 紫外对照品比较法计算测定液中被测物浓度（　　）

45. 高效液相-外标法计算测定液中被测物浓度（　　）

（46～48 题共用备选答案）

A. 15 分钟　　　　　　　　B. 1 小时　　　　　　　　　C. 30 分钟

D. 1.5 小时　　　　　　　　E. 5 分钟

46. 薄膜衣片应在盐酸溶液中在（　　）内崩解

47. 泡腾片在水中应在（　　）内崩解

48. 普通片剂在水中应在（　　）内崩解

A. 丙酮　　　　　　　　　　B. 正丁醇　　　　　　　　　C. 氯仿

D. 甲醇　　　　　　　　　　E. 乙酸乙酯

49. 碘量法测定维生素 C 注射液的含量时,选用（　　）为掩蔽剂

50. 碘量法测定安定注射液的含量时,选用( )为掩蔽剂

X 型题

51. 片剂的常规检查一般包括( )
    A. 重量差异检查   B. 崩解时限检查   C. 溶出度检查
    D. 含量均匀度测定   E. 澄明度检查

52. 片剂中含有硬脂酸镁(润滑剂),干扰配位滴定法和非水滴定法测定其含量,消除的方法为( )
    A. 加入碳酸钠溶液   B. 加酒石酸溶液   C. 提取分离
    D. 采用双相滴定   E. 加入草酸盐

53. 某些注射液中常含有抗氧剂(亚硫酸盐、焦亚硫酸盐),干扰碘量法、银量法、亚硝酸钠滴定法的滴定,消除的方法为( )
    A. 加酸   B. 加过氧化氢   C. 加丙酮
    D. 加甲醛   E. 加淀粉

54. 注射剂的一般检查项目为( )
    A. 可见异物   B. 装量限度   C. 热原
    D. 无菌   E. pH 检查

55. 制剂与原料药分析的不同点在于( )
    A. 检查项目不同   B. 制剂含量测定要考虑附加成分影响
    C. 对原料药的分析方法要求低   D. 复方制剂要考虑各主成分间的干扰
    E. 含量计算与表示方法不同

56. 制剂中的杂质检查主要检查( )
    A. 原料药带入的物质   B. 制剂在制备过程中引入的物质
    C. 合成制备中试剂的残留物   D. 储存过程中变质生成的物质
    E. 热原的检查

57. 注射液为了配成等渗,往往在注射液中加入氯化钠,它可对下列哪种测定法存在干扰( )
    A. 银量法   B. 离子交换法   C. 非水滴定法
    D. 紫外分光光度法 E. 比旋法

58. 制剂分析中,对于消除辅料的干扰,下列说法不正确的是( )
    A. 消除滑石粉的干扰可以用过滤法
    B. 消除硬脂酸镁对硫酸奎宁片含量测定的干扰,可用碱化后提取分离法
    C. 糖类一般对氧化还原滴定法没有干扰
    D. 消除亚硫酸钠的干扰,可以加入甲醛作掩蔽剂
    E. 消除维生素 C 的干扰可以用加酸分解法

59. 以下属于制剂中常用的抗氧剂的是( )
    A. 维生素 C   B. 维生素 E   C. 亚硫酸钠
    D. 甲醛   E. 丙酮

60. 下列测定方法中,主要受滑石粉、硫酸钙、淀粉等水中不易溶解的辅料影响的是( )
    A. 比色法   B. GC 法   C. 纸色谱法
    D. 比旋法   E. 比浊法

61. 单剂量固体制剂检查溶出度是为了保证( )
    A. 制剂的有效性   B. 制剂含药量的均匀度
    C. 制剂含药量与标示量的符合程度 D. 制剂中药物的可释放程度
    E. 制剂中药物能被利用的程度

62.《中国药典》收载的溶出度测定方法有（　　）

    A. 小杯法 　　　　　　　　　B. 过滤法 　　　　　　　　　C. 吊篮法

    D. 转篮法 　　　　　　　　　E. 浆法

63. 片剂中常见赋形剂有（　　）

    A. 硬脂酸镁 　　　　　　　　B. 焦亚硫酸钠 　　　　　　　C. 糊精

    D. 淀粉 　　　　　　　　　　E. 滑石粉

64. 片剂的标示量即（　　）

    A. 单剂含量 　　　　　　　　B. 测得含量 　　　　　　　　C. 规格量

    D. 平均含量 　　　　　　　　E. 生产时的处方量

65. 软膏剂、乳膏剂和糊剂中含有大量基质，排除基质干扰的方法有（　　）

    A. 加强酸分解后测定 　　　　　　　B. 溶解基质后测定

    C. 滤除基质后测定 　　　　　　　　D. 选用专属的 HPLC 法测定

    E. 提取分离后测定

66. 注射剂的常规检查项目包括（　　）

    A. 外观色泽 　　　　　　　　B. 可见异物 　　　　　　　　C. 热原

    D. 无菌检查 　　　　　　　　E. 重量差异

67. 控制药物中引起体温升高的杂质检查项目是（　　）

    A. 热原 　　　　　　　　　　B. 无菌 　　　　　　　　　　C. 微生物

    D. 细菌内毒素 　　　　　　　E. 不溶性微粒

68. 排除注射剂中注射用油干扰的方法有（　　）

    A. 有机溶剂稀释法 　　　　　B. 柱色谱法 　　　　　　　　C. 加入掩蔽剂

    D. 有机溶剂萃取法 　　　　　E. 加入氧化剂

69. 对复方制剂的分析，通常根据主成分之间的理化性质差异，采用（　　）

    A. 选择相对专属的方法或条件，不经分离，分别测定各主成分含量

    B. 一般需通过柱色谱分离后再分别测定各主成分含量

    C. 经适当分离后分别采用不同的方法测定各主成分含量

    D. 常用紫外分光光度法测定主成分含量

    E. 选用具有分离分析功能的 HPLC 法同时测定各主成分含量

70. 需要检查装量差异的制剂有（　　）

    A. 胶囊剂 　　　　　　　　　B. 糖浆剂 　　　　　　　　　C. 颗粒剂

    D. 注射用无菌粉末 　　　　　E. 注射剂

二、填空题

1. 注射剂中抗氧剂的排除采用加_____或_____为掩蔽剂。

2. 复方阿司匹林制剂中加入枸橼酸钠的目的是_____。

3. 药物制剂检查包括_____、_____和_____。

4. 溶出度是指在规定条件下药物从片剂等制剂中溶出的_____和_____。

5. 释放度测定法用于_____、_____或_____。

6. 可见异物的检查通过目视可以检出粒径或长度大于_____的不溶性物质。

三、中英文对译

1. 重量差异 　　　　　　　　　2. 含量均匀度

3. 崩解时限 　　　　　　　　　4. 溶出度

5. foreign insoluble matter   6. sub-visible particles

7. pyrogens   8. bacterial endotoxins

四、名词解释

1. 标示量   2. 重量差异

3. 崩解时限   4. 含量均匀度

5. 溶出度   6. 可见异物

7. 热原   8. 细菌内毒素

五、简答题

1. 制剂分析与原料药分析有何不同?

2. 制剂的检查项目包括哪几方面? 含量限度表示方法有哪几种?

3. 什么叫含量均匀度及其如何检查?

4. 片剂中的糖类对哪些分析测定方法有干扰? 如何进行消除?

5. 硬脂酸镁对哪些方面有干扰? 如何进行消除?

6. 注射液的常规分析项目有哪些?

7. 简述注射液中抗氧剂的干扰与排除方法。

8. 什么叫复方制剂? 其分析有何特点? 如何进行复方制剂分析?

六、计算题

1. 精密呋喃苯胺注射液(示量为 20mg/2ml)2ml 置 100ml 量瓶中,用 0.1mol/L NaOH 稀释至刻度,摇匀,精密量取 5ml 置 100ml 量瓶中用 0.1mol/L NaOH 稀释至刻度,摇匀。在 271nm 波长处测 A＝0.565,按 $E_{1cm}^{1\%}$＝595 计算标示量%?

2. 取维生素 B_2 10 片(标示量＝10mg/片)精密称定为 0.1208g,研细,取细粉 0.0110g,置 1000ml 量瓶中,加冰 HAc 5ml 与水 100ml 置水浴上加热,使维生素 B_2 溶解,加水稀释至刻度,摇匀,过滤,弃初滤液。取续滤液置 1cm 比色池中,在 444nm 处测 A＝0.312,按 $C_{17}H_{20}O_8N_4$ 的 $E_{1cm}^{1\%}$＝323 计算标示量%?

3. 烟酸片(标示量 0.3g/片)的含量测定:取本品 10 片,精密称定总重量为 3.5840g 研细,取细粉 0.3729g,加新沸的水 50ml,置水浴上加热,使其溶解,放冷至室温,加酚酞指示剂 3 滴,用 NaOH (0.1005mol/L)滴定,消耗 25.20ml,求标示量%? (已知 1ml 0.1mol/L NaOH 相当于 12.31mg 烟酸)

4. 复方酮康唑乳膏剂中酮康唑、丙酸氯倍他索的含量测定:按 HPLC 法,取本品约 4g,精密称定为 4.0125g,加无水乙醇适量,水浴加热使溶解,并稀释至 50.0ml,滤过,精密量取续滤液 10μl,注入液相色谱仪,记录色谱图;另取酮康唑对照品与丙酸氯倍他索对照品适量,精密称定,加无水乙醇溶解并定量稀释制成每 1ml 中含酮康唑 0.803mg 与丙酸氯倍他索 20.2μg 的溶液,摇匀,同法测定。按外标法以峰面积计算。测得对照液中酮康唑、丙酸氯倍他索的峰面积分别为 504 和 778;供试液中酮康唑、丙酸氯倍他索的峰面积分别为 498 和 768。已知乳膏规格:10mg 酮康唑和 0.25mg 丙酸氯倍他索/g,计算各成分相当于标示量的百分含量。

5. 对乙酰氨基酚片溶出度测定:取规格为 0.3g 的本品 6 片,依法在 1000ml 溶剂中测定溶出度。经 30 分钟时,取溶液 5ml 滤过,精密吸取续滤液 1ml,加 0.04%氢氧化钠溶液稀释至 50ml,摇匀,在 257nm 波长处测得每片的吸光度分别为 0.345、0.348、0.351、0.359、0.356 和 0.333,按其百分吸收系数为 715 计算出各片的溶出量(限度为标示量的 80%),并判断其溶出度是否符合规定。

6. 地西泮片含量均匀度测定:取本品 1 片(规格 2.5mg),置 100ml 量瓶中,加水 5ml,振摇,使药片崩解,加 0.5%硫酸的甲醇液约 60ml,充分振摇,使地西泮溶解,并稀释至刻度。滤过,精密量取续滤液 10ml,置 25ml 量瓶中,用 0.5%硫酸的甲醇溶液稀释至刻度。在 282nm 波长处测定吸光度,按其百分吸收系数为 454 计算含量(测得 10 片溶液的吸光度分别为 0.456、0.473、0、483、0.442、0.451、0.493、0.485、0.421、0.411 和 0.435),并判断含量均匀度是否符合规定。

参 考 答 案

一、选择题

A 型题

1. A　2. B　3. D　4. C　5. E　6. C　7. A　8. E　9. A　10. C　11. E　12. D　13. A　14. D
15. A　16. A　17. A　18. B　19. B　20. D　21. D　22. A　23. B　24. B　25. B　26. E　27. B　28. E
29. B　30. D　31. A　32. C

B 型题

33. A　34. E　35. C　36. B　37. B　38. A　39. A　40. D　41. E　42. B　43. D　44. B　45. B　46. C
47. E　48. A　49. A　50. D

X 型题

51. AB　52. BC　53. ABCD　54. ABCD　55. ABDE　56. BD　57. AB　58. CE　59. AC　60. ADE
61. ADE　62. ADE　63. ACDE　64. CE　65. BE　66. BCD　67. AD　68. ABD　69. ACE　70. ACD

二、填空题

1. 丙酮　甲醛

2. 防止阿司匹林水解

3. 杂质检查　剂型检查　安全检查

4. 速率　程度

5. 缓释制剂　控释制剂　肠溶制剂

6. 50μm

三、中英文对译

1. uniformity of mass

2. uniformity of content

3. disintegration

4. dissolution

5. 可见异物

6. 不溶性微粒

7. 热原

8. 细菌内毒素

四、名词解释

1. 标示量,即制剂的规格,生产时的处方量。

2. 重量差异,系指以规定称量方法测得的每片重量与平均片重之间的差异程度。

3. 崩解时限,系指口服固体制剂在规定条件下,全部崩解溶散或成碎粒,并通过筛网所需时间的限度。

4. 含量均匀度,系指小剂量或单剂量的固体制剂、半固体制剂和非均相液体制剂的每片(个)含量符合标示量的程度。

5. 溶出度,指药物从片剂、胶囊剂或颗粒剂等固体制剂中在规定条件下溶出的速率和程度。

6. 可见异物,指存在于注射剂、滴眼剂中,在规定条件下目视可以观测到的不溶性物质,其粒径或长度通常>50μm。

7. 热原,是指由微生物产生的能引起人体体温异常升高的致热物质,主要来源于细菌内毒素。

8. 细菌内毒素,是革兰阴性菌细胞壁的结构成分,为菌体破解后释放出来的毒性脂多糖。其量用内毒素单位(EU)表示。

五、简答题

1. 以制剂分析为例,二者的不同点表现为:

①鉴别的专属性和灵敏度不同,一般制剂需提取分离后按原料药方法鉴别,或采用具有分离分析功能

的色谱技术进行鉴别。②杂质检验项目不同,主要控制制剂生产过程和贮藏过程中产生的杂质,不重复原料药的检查项目。③制剂有常规检查和特殊检查,如片剂的崩解时限、重量差异;注射剂的装量、可见异物等常规检查。含量均匀度、溶出度、释放度等特殊检查。④含量测定方法、限度要求和表示方法不同,制剂含量测定偏重于方法的选择性,含量多按相当于标示量的百分含量表示,且限度要求较宽。

2. 制剂的检查项目包括片剂制备和贮存过程中引入或产生的杂质检查、制剂的常规检查和特殊检查。含量限度表示方法有:①相当于标示量的百分含量计算;②直接用百分含量规定范围;③以重量规定含量范围。

3. 含量均匀度是指小剂量或单剂量的固体制剂、半固体制剂和非均相液体制剂的每片(个)含量符合标示量的程度。

含量均匀度的检查方法:取 10 片(个),照规定方法测定每片(个)以标示量为 100 的相对含量(X),并求其平均值($\overline{X}$)和标准差(S),及标示量与均值之差的绝对值(A),即 $A=|100-\overline{X}|$。若 $A+1.80S \leqslant 15.0$,则符合规定;若 $A+S>15.0$,则不符合规定;若 $A+1.80S>15.0$,且 $A+S \leqslant 15.0$,则应另取 20 片(个)复试。

4. 糖类赋形剂干扰氧化还原滴定法,应避免使用氧化性强的滴定剂,或采用过滤法去除糖类辅料的干扰。

5. 硬脂酸镁类赋形剂干扰 EDTA 滴定和非水高氯酸滴定,采取加掩蔽剂,或用有机溶剂提取主药后测定,或改用其他方法测定。

6. 注射液的常规分析项目有装量、渗透压摩尔浓度、可见异物、不溶性微粒、无菌和细菌内毒素或热原。

7. 含硫抗氧剂(亚硫酸钠、亚硫酸氢钠、焦亚硫酸钠等)对氧化还原滴定法(如碘量法、亚硝酸钠法等)有干扰。可采用:①加入丙酮或甲醛使生成加成物而消除干扰;②加强酸分解,使产生二氧化硫气体,经加热逸出而消除干扰;③加若氧化剂(过氧化氢、硝酸等),使氧化成硫酸盐而消除干扰;④提取分离后再测定或直接用色谱法测定。

具紫外吸收的抗氧剂(维生素 C)对紫外法测定含量有干扰,可利用主药和抗氧剂的紫外吸收差异,选择抗氧剂无吸收的波长进行测定。

8. 复方制剂是含有 2 种或 2 种以上药物的制剂。复方制剂的分析较原料药、单方制剂复杂,不仅要考虑制剂附加剂对测定的影响,同时还要考虑所含有效成分之间的相互影响。复方制剂的分析通常有以下几种情况:①各有效成分结构和理化性质差异较大,可采取专属的方法,不经分离分别测定各成分的含量;②各有效成分之间相互有干扰,需根据它们的理化性质,采取适当的分离处理后,再分别进行测定;③采用具有分离分析功能的定量分析方法,如 HPLC 法,同时或分别测定各成分的含量。

六、计算题

1. 呋喃苯胺相当于标示量$\% = \dfrac{A \times D \times V \times 1}{E_{1cm}^{1\%} \times 100 \times W \times \text{标}} \times 100\%$

$$= \dfrac{0.565}{595 \times 100} \times \dfrac{100}{5} \times \dfrac{100 \times 1000}{2} \times \dfrac{2}{20} \times 100\% = 94.9\%$$

2. 维生素 B_2 相当于标示量$\% = \dfrac{A \times V \times \overline{W}}{E_{1cm}^{1\%} \times 100 \times W \times \text{标}} \times 100\%$

$$= \dfrac{0.312}{323 \times 100} \dfrac{1000}{0.0110 \times 10 \times 10^{-3}} \times \dfrac{0.1208}{10} \times 100\% = 106.1\%$$

3. 烟酸相当于标示量$\% = \dfrac{F \times T \times V \times \overline{W}}{W \times \text{标}} \times 100\%$

$$= \dfrac{0.1005}{0.1} \times \dfrac{12.31 \times 25.20}{0.3729 \times 0.3 \times 1000} \times \dfrac{3.5840}{10} \times 100\% = 99.9\%$$

4. 酮康唑相当于标示量$\% = \dfrac{A_S \times C_u}{A_u} \times \dfrac{V}{W \times 标} \times 100\%$

$$= \dfrac{498 \times 0.803}{504} \times \dfrac{50}{4.0125 \times 10} \times 100\% = 98.9\%$$

丙酸氯倍他索相当于标示量$\% = \dfrac{A_S \times C_u}{A_u} \times \dfrac{V}{W \times 标} \times 100\%$

$$= \dfrac{768 \times 20.2}{778} \times \dfrac{50}{4.0125 \times 0.25 \times 10^3} \times 100\% \times = 99.4\%$$

5. 对乙酰氨基酚每片溶出量$= \dfrac{A}{E_{1cm}^{1\%}} \times \dfrac{1000 \times 50}{0.3}$

6 片含量分别为 80.42%、81.12%、81.82%、83.68%、82.98%、77.62%，仅一片<80%，但未低于 Q-10%；平均 81.3%，故符合规定。

6. 地西泮每片含量$= \dfrac{A}{E_{1cm}^{1\%}} \times \dfrac{100 \times 25}{10 \times 2.5 \times 10^{-3}}$

10 片含量分别为 100.4%、104.2%、106.4%、97.4%、99.3%、108.6%、106.8%、92.7%、90.5%、95.8%；平均 100.2%，SD=6.21，A+1.8S=(100.2-100)+1.8×6.21=11.4≤15.0，符合规定。

（辽宁中医药大学　王　静）

第十九章　中药及其制剂分析概论

————— **知 识 要 点** —————

中药分析是以中医药理论为指导，应用现代分析方法，研究中药材、饮片、提取物和中药制剂质量的一门学科。

一、中药及其制剂的分类与质量分析要点

ChP2010 一部正文分为药材和饮片、植物油脂和提取物、成方制剂和单味制剂三个部分。各部分质量控制应严格执行国家药品标准。

分类	质量分析要点
中药材和饮片	显微鉴别是药材和饮片的特色鉴别方法，而化学显色反应、沉淀反应和光谱鉴别不适于中药的鉴别，已不作为国家标准
植物油脂和提取物	分析方法围绕着某类成分而建立，强调方法的专属性。药典收载的多种提取物均有特征图谱或指纹图谱标准
中药成方和单方制剂	
（1）丸剂	鉴别：由于丸剂往往含有处方中某些药材细粉，所以可采用显微组织观察作为鉴别方法之一 检查：水分、重（装）量差异、溶散时限和微生物限度检查 含量测定：应按照君臣佐使的方剂配伍原则，选择君药、贵重药、毒性大等药物中的成分测定，并注意蜂蜜等辅料对测定的影响
（2）散剂	鉴别：散剂为药材的粉末，适宜采用显微鉴别的方法 检查：粒度、外观均匀度、水分、装量差异、装量、无菌、微生物限度等检查（理化鉴别或含量测定时，需用溶剂将有效成分提取出后进行。分析方法可采用与药材相同的方法）
（3）颗粒剂	检查：颗粒剂应作粒度、水分、溶化性、装量差异、装量和微生物限度等检查 含量测定：常采用 HPLC 等色谱法
（4）合剂与口服液	合剂不得有酸败、异臭、产生气体或其他变质现象 质量标准中一般应制定相对密度、pH 检查项目。对单剂量灌装的合剂还应进行装量检查
（5）其他中药制剂	略

二、取　样

中药及其制剂的分析检验，一般多采用估计取样，取样要具有代表性，遵循均匀合理的基本原则，并严格按照中药材和饮片的取样法、中药制剂取样法进行取样。

三、中药分析用样品的制备

提取方法	特点
超声提取法	简便，不需加热，提取时间短
回流提取法	对热不稳定或具挥发性组分不宜采用
连续回流提取法	操作简便、节省溶剂、提取效率高
萃取法	主要用于液体制剂中组分的提取
水蒸气蒸馏法	挥发油、一些小分子的生物碱可采用本法提取
超临界流体萃取法	最常使用的超临界流体是 CO_2，本法适合于中药其制剂中待测组分的提取分离

四、中药的鉴别

　　中药及其制剂的鉴别主要是根据中药材、中药制剂性状，组织学特征及其所含化学成分的理化性质，采用一定的分析方法来判断该中药材及其制剂的真伪。根据中药及其制剂鉴别药味的选择原则，通过确认其中所含药味的存在或某些特征性成分的检出，从而达到鉴别的目的。中药及其制剂的鉴别主要包括性状鉴别、显微鉴别（药材和饮片及含药材粉末的制剂）、理化鉴别和色谱鉴别等。色谱鉴别法中，TLC 法应用的最多，GC 法适用于含挥发性成分的鉴别，HPLC 鉴别法常与含量测定同时进行。

五、中药的检查项目与内容

　　中药检查的对象是指药材及其制品在加工、生产和贮藏过程中可能含有并需要控制的物质或理化参数，内容包括安全性、有效性、均一性与纯度要求四个方面。

检查项目	备注
药材中混存的杂质	包括：来源与规定相同，但其性状或部位与规定不符；来源与规定不同的有机质和无机杂质，如砂石、泥块、尘土等
水分	ChP2010 一部附录收载 4 种方法：烘干法、甲苯法、减压干燥法和气相色谱法
总灰分和酸不溶性灰分	总灰分系指药材或制剂经加热炽灼灰化后残留的无机物。测定总灰分的目的主要是控制药材中泥土、砂土的量，同时还可以反映药材生理灰分的量
重金属及有害元素	中药材容易引入重金属杂质，中药制剂中重金属的限量同样需要控制，特别是新研制的中药制剂和出口产品
农药残留	对接触农药不明的样品，一般可以测定总有机氯和总有机磷的限量
有关物质	为了提高用药安全性，药典规定了一些中药中有关物质的检测项目，如：吡咯里西啶类生物碱-阿多尼弗林碱
黄曲霉素检测	对于易霉变的桃仁、杏仁等

六、中药及其制剂中化学成分的含量测定

1. 指标成分的选择原则

(1) 首选君药及贵重药、剧毒药,其次考虑臣药或其他药味。

(2) 中药和化学药品组成的复方制剂,不仅要求建立中药君药的测定项目,而且所含化学要品也必须建立含量测定项目。

(3) 有毒药物必须建立含量测定项目,含量太低无法测定时,应在检查项下规定限度检查项。

(4) 有效成分或指标成分清楚的,应首先测定其有效或指标成分的含量;有效成分类别清楚的,可测定某一类总成分含量。

(5) 测定成分应尽量与中医理论、用药的功能主治相近。

(6) 测定成分需考虑与生产工艺的关系。对于在炮制、加工、制备和贮藏过程中易损失或破坏的成分应进行含量或限度检查。

(7) 测定成分应归属某单一药味。处方中有(白芍、赤芍)、(当归、川芎)、(枳实、枳壳),一般不选择含量测定项目,但作为君药时应选择。

(8) 确实无法进行含量测定时,可测定药物的总固体量。

2. 测定方法 HPLC 法、GC 法、薄层色谱扫描法(TLCS 法)、高效毛细管电泳法(HPCE)、电化学法、分光光度法、化学分析法和生物学法等。

(1) HPLC:首选方法。

(2) GC:主要用于测定药材和饮片、制剂中含挥发油及其他挥发性组分的含量。定量方法有内标法、外标法、归一化法。内标法是其中最常用的方法。

(3) 薄层色谱扫描法:作为高效液相色谱法的补充,用于无紫外吸收或不能采用高效液相色谱法分析的组分。

七、中药及其制剂质量的整体控制和中药指纹图谱

根据中医药整体观的思想,中药药效的发挥是通过多种成分协同作用于机体的多个靶点而实现的,因此,应从整体上来控制中药的质量。中药及其制剂分析多选择多指标成分进行含量测定。但这种模式需要多个对照品,在中药中常含有同一类别的多种成分,可考虑采用"一测多评"法。

中药指纹图谱,特别是色谱指纹图谱,是目前最能满足表征中药成分整体特性的技术,它可通过多维分析测定手段对中药复杂多源物质体系进行表征,并尽可能全面地获得中药的化学成分群等整体特征信息。其将对中药的定性分析和特定目标成分的定量分析有机结合起来,用于中药的质量评价、质量控制和新药研究。

知 识 地 图

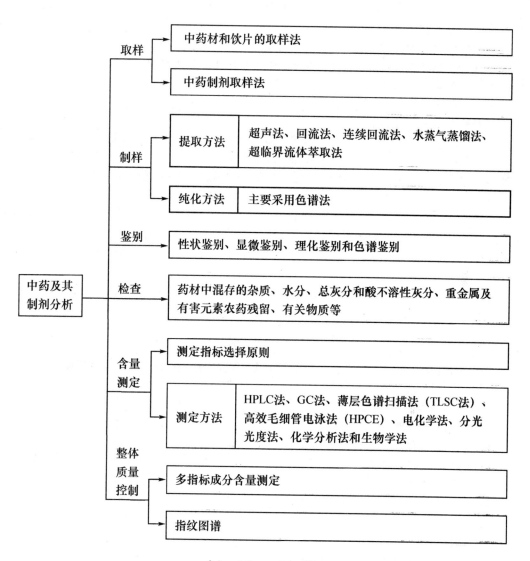

精 选 习 题

一、选择题

A 型题

1. 可从水提液中提取皂苷的溶剂是（　　）

　A. 氯仿　　　　　　　　　B. 苯　　　　　　　　　C. 甲醇

　D. 乙醇　　　　　　　　　E. 正丁醇

2. 合剂与口服液最常用的净化方法为（　　）

　A. 液-固萃取　　　　　　　B. 液-液萃取　　　　　　C. 蒸馏法

　D. 沉淀法　　　　　　　　E. 升华法

3. 中药制剂分析的主要对象是(　　)
    A. 中药制剂中的有效成分　　　　B. 影响中药制剂疗效和质量的化学成分
    C. 中药制剂中的毒性成分　　　　D. 中药制剂中的贵重药材
    E. 中药制剂中的指标性成分

4. 中药制剂一般杂质的检查包括(　　)
    A. 酸、碱、固形物、重金属、砷盐等　　B. 酸、碱、浸出物、重金属、砷盐等
    C. 酸、碱、氯化物、重金属、砷盐等　　D. 酸、碱、挥发油、重金属、砷盐等
    E. 酸、碱、土大黄苷、重金属、砷盐等

5. 农药残留量的测定主要采用的方法为(　　)
    A. 红外分光光度法　　　　B. 紫外分光光度法　　　　C. 色谱法
    D. 质谱法　　　　　　　　E. 电化学分析法

6. 关于生物样品中药物的提取,对于碱性药物的最佳 pH 应高于其 pKa 值几个单位(　　)
    A. 2　　　　　　　　　　B. 3　　　　　　　　　　C. 4
    D. 2~3　　　　　　　　　E. 1~2

7. 中药指纹图谱研究中样品采集应(　　)
    A. 大于 10 批　　　　　　B. 小于 10 批　　　　　　C. 大于 20 批
    D. 5 批　　　　　　　　　E. 1 批

8. 对于中药材、中药制剂和一些有机药物重金属的检查,通常需先将药品灼烧破坏,灼烧需控制温度在(　　)
    A. 400℃~500℃　　　　　B. 500℃~600℃　　　　　C. 600℃~700℃
    D. 300℃~400℃　　　　　E. 700℃~800℃

9. 薄层扫描定量时均采用随行标准法,即标准溶液与供试品溶液交叉点在同一块薄层板上,这是为了(　　)
    A. 防止边缘效应
    B. 消除点样量不准的影响
    C. 克服薄层板厚薄不均匀而带来的影响
    D. 消除展开剂挥发的影响
    E. 调整点样量

10. 用 HPLC 法分析中药及其制剂中的多糖和皂苷类成分,可选用的检测器是(　　)
    A. FID　　　　　　　　　B. UV　　　　　　　　　C. DAD
    D. ELSD　　　　　　　　E. FD

11. 采用气相色谱法进行中药及其制剂的含量测定,最常用的计算方法是(　　)
    A. 内标法　　　　　　　　B. 外标一点法　　　　　　C. 外标两点法
    D. 归一化法　　　　　　　E. 导数法

12. 总灰分与酸不溶性灰分的组成差别在于(　　)
    A. 有机酸　　　　　　　　B. 有机碱　　　　　　　　C. 泥土
    D. 沙石　　　　　　　　　E. 生理灰分

13. 在中药材的灰分检查中,更能准确地反映外来杂质质量的是(　　)
    A. 总灰分　　　　　　　　B. 硫酸盐灰分　　　　　　C. 酸不溶灰分
    D. 生理灰分　　　　　　　E. 碳酸盐灰分

14. 对中药制剂分析的项目叙述,错误的是(　　)
    A. 合剂、口服液检查项目有相对密度和 pH 测定等

B. 散剂的检查项目有粒度、水分、均匀度等

C. 颗粒剂的检查项目有粒度、水分、溶化性等

D. 丸剂的检查项目有水分、溶散时限和微生物限度等

E. 酒剂的检查项目有水分、乙醇量检查等

B 型题

A. 超声提取法   B. 回流提取法   C. 连续回流提取法

D. 水蒸气蒸馏法   E. 超临界流体萃取法

15. 需要使用索式提取器进行的提取方法是（   ）

16. 提取挥发性成分,常采用的方法是（   ）

A. 正丁醇   B. 乙酸乙酯   C. 三氯甲烷

D. 石油醚   E. 正辛醇

主要用于液体制剂中待测组分提取分离的试剂是

17. 黄酮类成分（   ）

18. 皂苷类成分（   ）

19. 生物碱类成分（   ）

20. 脂肪酸类成分（   ）

X 型题

21. 中药及其制剂定性分析中可以作为薄层鉴别用对照物的有（   ）

  A. 有效成分对照品   B. 有效部位   C. 内标溶液

  D. 对照药材   E. 供试品稀释液

22. 以下需要进行显微鉴别的是（   ）

  A. 药材   B. 饮片   C. 含有药材粉末的制剂

  D. 中药提取物   E. 所有中药制剂

23.《中国药典》2010 年版（一部）正文收载的药品有（   ）

  A. 中药材和饮片   B. 单方制剂   C. 成方制剂

  D. 植物油脂   E. 提取物

24. 从同批药材包件中抽取供检验用样品的原则是（   ）

  A. 药材总包件数不足 5 件的,逐件取样

  B. 5～99 件,随机抽 5 件取样

  C. 10～1000 件,按 5% 比例取样

  D. 超过 1000 件的,超过部分按 1% 比例取样

  E. 贵重药材,逐件取样

25. 在中药制剂分析中,常采用标准曲线进行定量的分析方法有（   ）

  A. 化学分析法   B. 分光光度法   C. 荧光分析法

  D. 气相色谱法   E. 原子吸收光谱法

26. 在中药制剂的含量测定中,下列哪些是测定成分的选择原则（   ）

  A. 测定有效成分   B. 测定毒性成分   C. 测定总成分

  D. 测定易损失成分   E. 测定总固体量

27. 以下项目可用气相色谱法分析的有（   ）

  A. 麝香   B. 冰片   C. 黄芪中有机氯农药残留

  D. 藿香挥发油   E. 肉桂油中含水量

28. 在高效液相色谱中,要改善组分间的分离度,可从下列哪些措施进行尝试（   ）

A. 增加柱长　　　　　　　B. 改用高灵敏检测器　　　　　C. 更换固定相
D. 改变流动相比例　　　　E. 改变柱温

二、填空题

1. 中药制剂分析常用的提取方法有_____、_____、_____、_____、_____等。

2. 中药及其制剂杂质检查中,ChP2010一部附录收载的水分测定方法有_____、_____、_____、_____。

3. 气相色谱法分析中常用的定量方法有_____、_____和归一化法。其中既适用于样品的所有组分不能全部流出色谱柱或检测器不能对每个组分都产生信号,又能抵消仪器稳定性差和进样量不够准确的定量方法是_____。

三、中英文对译

1. 中药指纹图谱　　　　　　　　　2. 超临界流体萃取

四、问答题

1. 试述中药及其制剂的鉴别药味选取原则。

2. 试述在中药及其制剂的含量测定中,测定成分的选择原则是什么?

参考答案

一、单选题

A型题

1. E　2. B　3. B　4. C　5. C　6. E　7. A　8. B　9. C　10. D　11. A　12. E　13. C　14. E

B型题

15. C　16. D　17. B　18. A　19. C　20. D

X型题

21. ABD　22. ABC　23. ABCDE　24. ABCDE　25. BCE　26. ABCE　27. ABCDE　28. ACDE

二、填空题

1. 超声法　回流法　连续回流提取法　水蒸气蒸馏法　超临界流体萃取法

2. 烘干法　甲苯法　减压干燥法　气相色谱法

3. 内标法　外标法　内标法

三、中英文对译

1. Traditional Chinese Medicine Fingerprint　　　　2. Supercritical fluid extraction

四、问答题

1. 答:(1)单味制剂直接选取单一药味进行鉴别。中药复方制剂,应按照君、臣、佐、使依次选择药味;(2)当药味较多时,应首选君药、臣药、贵重药、毒性药进行鉴别研究;(3)凡有原粉入药者,应做显微鉴别,有显微鉴别的,可同时进行其他方法的鉴别;(4)原则上处方中的每一药味均应进行鉴别研究,选择尽量多的药味制定在标准中,但最少也要超过处方的1/3。

2. 测定成分的选择原则:

(1)首选君药及贵重药、剧毒药,其次考虑臣药或其他药味。

(2)中药和化学药品组成的复方制剂,不仅要求建立中药君药的测定项目,而且所含化学要品也必须建立含量测定项目。

(3)有毒药物必须建立含量测定项目,含量太低无法测定时,应在检查项下规定限度检查项。

(4)有效成分或指标成分清楚的,应首先测定其有效或指标成分的含量;有效成分类别清楚的,可测定某一类总成分含量。

（5）测定成分应尽量与中医理论、用药的功能主治相近。

（6）测定成分需考虑与生产工艺的关系。对于在炮制、加工、制备和贮藏过程中易损失或破坏的成分应进行含量或限度检查。

（7）测定成分应归属某单一药味。处方中有（白芍、赤芍）、（当归、川芎）、（枳实、枳壳），一般不选择含量测定项目，但作为君药时应选择。

（8）确实无法进行含量测定时，可测定药物的总固体量。

（广州中医药大学　张　蕾）

第二十章 生物制品分析

························ 知 识 要 点 ························

生物制品是以微生物、细胞、动物或人源组织和体液等为原料,应用传统技术或现代生物技术制成,并用于人类疾病的预防、治疗和诊断的制品。

一、生物制品的分类

依据		分类
生物制品的用途	预防类	细菌类疫苗、病毒类疫苗、联合疫苗
	治疗类	抗毒素及免疫血清、血液制品、细胞因子、DNA重组技术制品和单克隆抗体
	诊断类	体内诊断类和体外诊断类
所采用的材料、制法或用途	疫苗类药物	细菌类疫苗、病毒类疫苗、联合疫苗、双价疫苗及多价疫苗
	抗毒素及抗血清类药物	抗毒素:如破伤风毒素、白喉抗毒素和肉毒抗毒素;抗菌或抗病毒血清:抗蝮蛇毒血清、抗狂犬病血清
	血液制品	如:人血白蛋白、人免疫球蛋白和人凝血因子
	重组DNA制品	细胞因子类、生长因子类、激素类、酶类、疫苗类、诊断制品

二、生物制品的质量要求

生物制品的质量标准有别于其他药品,强调其特殊性。

1. 安全性	使用安全,副作用小
2. 有效性	使用后能产生相应的效力
3. 可接受性	制品的生产工艺、储运条件、成品的药效、稳定性、外观、包装、使用方法和价格是可接受的

三、鉴 别 试 验

分类	原理与方法
免疫双扩散法	系在琼脂糖凝胶板上按一定距离打数个小孔,在相邻的两孔内分别加入抗原与抗体,若抗原、抗体相对应,浓度、比例适当,则一定时间后,在抗原与抗体之间形成免疫复合物的沉淀线,以此对供试品的特异性进行检查

(待续)

续表

分类	原理与方法
免疫电泳法	系将供试品通过电泳分离成区带的各抗原,然后与相应的抗体进行双向免疫扩散,当两者比例合适时形成可见的沉淀弧。将沉淀弧与已知标准抗原、抗体生成的沉淀弧的位置和形状进行比较,即可分析供试品中成分及其性质
免疫印迹法	系将供试品与特异性抗体结合后,抗体再与酶标抗体特异性结合,通过酶学反应的显色,对供试品的抗原特异性进行检查
免疫斑点法	原理同免疫印迹法,但具体操作有所不同
酶联免疫法	系将抗体与酶复合物结合,然后通过显色来检测

四、生物制品检查内容

1. 理化检定

1. 物理性状的检查	检查内容:外观、真空度及溶剂速率、装量
2. 蛋白质含量测定	常用的测定方法有:凯氏定氮法、酚试剂法和双缩脲法等
3. 防腐剂和灭活剂含量测定	
4. 纯度检查	常采用电泳法和高效液相色谱法
5. 相对分子质量或分子大小测定	常用凝胶色谱法、SDS-PAGE 法和超速离心分析法
6. 其他	如水分测定、酸碱度和氯化钠测定等

2. 安全检查
检查的对象为菌毒种和主要原材料、半成品(包括原液)和成品。检查内容如下表:

1. 过敏性物质的检查	过敏性试验(一般用豚鼠进行试验)、牛血清含量测定、血型物质的检测
2. 杀菌、灭活和脱毒检查	无菌试验、活毒检查和解毒试验
3. 残余毒力和毒性物质的检查	残余毒力检查、无毒性检查、毒性检查和防腐剂检查
4. 外源性污染的检查	野毒检查、热源试验、乙型肝炎表面抗原

3. 效力测定

内容	方法
免疫力试验	定量免疫定量攻击法、变量免疫定量攻击法、定量免疫变量攻击法、被动保护力测定
活菌数和活病毒滴度测定	活菌数测定:先用比浊法测出含菌浓度,再用菌落计数法 活病毒滴度测定:常用组织培养法或鸡胚感染法测定
血清学试验	沉淀试验、凝集试验、间接血凝抑制试验、反相血凝试验、补体结合试验和中和试验等

4. 杂质检查

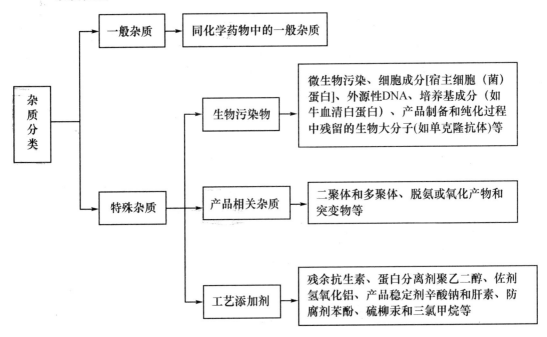

特殊杂质及其检查法：

特殊杂质	检查方法
宿主细胞(菌)蛋白残留量	酶联免疫法
外源性 DNA 残留量	DNA 探针杂交法或荧光染色法
残余抗生素	培养法检测氨苄西林或四环素的活性

五、生物制品质量控制实例

（一）人血白蛋白的检定方法

品种	检定项目	检定方法
原液	蛋白质含量	双缩脲法(附录ⅥB第三法)
	纯度	电泳法(附录ⅣA)
	pH	酸度计测定(附录ⅤA)
	残余乙醇量	康卫扩散皿法(附录ⅥD)
半成品	无菌检查	薄膜过滤法 、直接接种法(附录ⅫA)
	热源检查	家兔法(附录ⅫD)或细菌内毒素检查法(附录ⅫE)
成品	鉴别试验	免疫双扩散法(附录ⅧC)、免疫电泳法(附录ⅧD)
	热稳定性试验	用可见异物检查装置,肉眼观察
	化学检定	pH(附录ⅤA)、蛋白质含量(凯氏定氮法,附录ⅥB第一法)
	无菌检查	薄膜过滤法、直接接种法(附录ⅫA)
	热源检查	家兔法(附录ⅫD)
	异常毒性检	小鼠试验法、豚鼠试验法(附录ⅫF)

（二）乙型脑炎减毒活疫苗的检定方法

品种	检定项目
生产用细胞	应符合"生物制品检定用动物细胞基质制备及检定规程"规定
种子批毒种	鉴别试验、病毒滴定、无菌检查、支原体检查、病毒外源因子检查、E蛋白基因稳定性检查、免疫原性检查、猴体神经毒力检查、脑内致病力试验和皮下感染人脑试验
单次病毒收获液	病毒滴定、无菌检查和支原体检查
原液检定	病毒滴定、无菌检查、支原体检查和反转录酶活性检查
半成品	病毒滴定和无菌检查
成品	鉴别试验、外观、牛血清白蛋白残留量和抗生素残留量检查

知 识 地 图

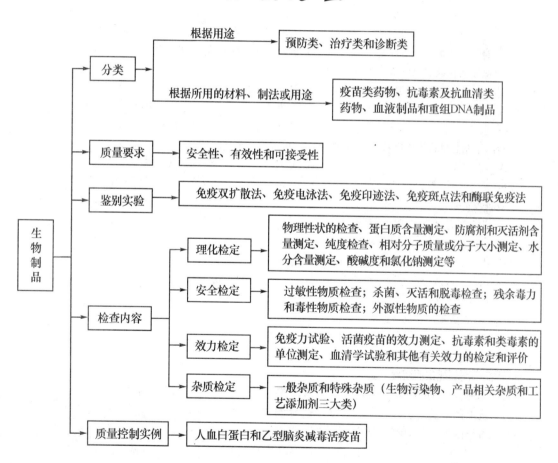

精选习题

一、选择题

A 型题

1. ChP2010 规定,测定乙型肝炎人免疫球蛋白蛋白质含量采用的方法为(　　)
   A. 凯氏定氮法　　　　　　　B. 酚试剂法　　　　　　　C. 双缩脲法
   D. 紫外-可见分光光度法　　　E. Lowry 法

2. 过敏性实验一般用的动物为(　　)
   A. 小鼠　　　　　　　　　　B. 豚鼠　　　　　　　　　C. 兔子
   D. 大鼠　　　　　　　　　　E. 狗

3. 皮下注射用卡介苗属于何种疫苗(　　)
   A. 双价疫苗　　　　　　　　B. 病毒类疫苗　　　　　　C. 联合疫苗
   D. 细菌类疫苗　　　　　　　E. 多价疫苗

4. 以下属于病毒类疫苗的是(　　)
   A. 乙型脑炎减毒活疫苗　　　　　B. 人用狂犬疫苗
   C. 脊髓灰质炎减毒活疫苗　　　　D. 麻腮风联合减毒活疫苗
   E. 吸附百白破联合疫苗

5. 下列不属于生物制品常加入的防腐剂和灭活剂的是(　　)
   A. 苯酚　　　　　　　　　　B. 乙醇　　　　　　　　　C. 甲醛
   D. 氯仿　　　　　　　　　　E. 汞

6. 对冻干制品进行真空度检查时,正常瓶内应出现的辉光是(　　)
   A. 红　　　　　　　　　　　B. 黄　　　　　　　　　　C. 绿
   D. 橙　　　　　　　　　　　E. 蓝紫

7. 双价疫苗是指(　　)
   A. 由两种血清型制成的一种疫苗
   B. 由两种病原体制成的一种疫苗
   C. 由两个同一种但不同型抗原制成的一种疫苗
   D. 由两个或两个以上同一种但不同型抗原制成的一种疫苗
   E. 由两种方法制成的一种疫苗

8. 由两种或两种以上疫苗原液按特定比例配合制成的具有多种免疫原性的疫苗称(　　)
   A. 联苗　　　　　　　　　　B. 多价苗　　　　　　　　C. 活疫苗
   D. 灭活疫苗　　　　　　　　E. 重组 DNA 疫苗

9. 成品中严禁使用的防腐剂是(　　)
   A. 苯酚　　　　　　　　　　B. 甲醛　　　　　　　　　C. 氯仿
   D. 抗生素　　　　　　　　　E. 汞制剂

10. 检查异性蛋白的试验是(　　)
    A. 异常毒性　　　　　　　　B. 无菌实验　　　　　　　C. 热源
    D. 降压物质　　　　　　　　E. 过敏试验

B 型题

A. 人用狂犬疫苗　　　　　　　　B. 腮腺炎减毒活疫苗
C. 吸附百白破联合疫苗　　　　　D. 双价肾综合征出血热灭活疫苗

E. 抗蝮蛇毒血清疫苗

11. 属于细菌类疫苗的是（　　）

12. 属于病毒类疫苗的是（　　）

13. 属于联合疫苗的是（　　）

14. 属于双价及多价疫苗的是（　　）

A. 免疫双扩散法　　　　　　　　B. 免疫电泳法　　　　　　C. 免疫印迹法

D. 免疫斑点法　　　　　　　　　E. 酶联免疫法

ChP2010 中以下生物制品鉴别试验采用的方法是

15. 伤寒 Vi 多糖疫苗（　　）

16. 重组人促红素注射液（　　）

17. 冻干乙型脑炎灭活疫苗（　　）

X 型题

18. 下列属于生物制品的是（　　）

　　A. 疫苗类药物　　　　　　　　B. 抗毒素及抗血清类药物　　C. 血液制品

　　D. 重组 DNA 制品　　　　　　　E. 抗生素

19. 蛋白质含量测定所使用的方法有（　　）

　　A. 凯氏定氮法　　　　　　　　B. 酚试剂法　　　　　　　C. 双缩脲法

　　D. Lowry 法　　　　　　　　　E. 紫外-可见分光光度法

20. 安全性检查的内容包括（　　）

　　A. 过敏性物质的检查　　　　　　B. 杀菌、灭活和脱毒检查

　　C. 生殖毒性物质的检查　　　　　D. 残余毒力和毒性物质的检查

　　E. 外源性污染的检查

21. 效力检定中,免疫力试验常用的方法有（　　）

　　A. 定量免疫定量攻击法　　　　　B. 变量免疫定量攻击法

　　C. 定量免疫变量攻击法　　　　　D. 变量免疫变量攻击法

　　E. 被动保护力测定

22. 成品在分装或冻干后,必须进行出厂前的安全检查,按药典三部或有关规定要求,需进行的试验包括（　　）

　　A. 无菌试验　　　　　　　　　B. 纯菌试验　　　　　　　C. 毒性试验

　　D. 热源试验　　　　　　　　　E. 安全试验

23. 安全检查的对象包括（　　）

　　A. 生产血液制品的血液　　　　B. 半成品　　　　　　　　C. 成品

　　D. 原液　　　　　　　　　　　E. 菌毒种

24. 生物制品在经过精致后,检查纯度通常采用的方法是（　　）

　　A. 免疫双扩散法　　　　　　　B. 电泳法　　　　　　　　C. 高效液相色谱法

　　D. 康卫皿扩散法　　　　　　　E. 荧光分光光度法

25. 外源性 DNA 残留量的检查方法是（　　）

　　A. DNA 探针杂交法　　　　　　B. 荧光染色法　　　　　　C. 高效液相色谱法

　　D. 康卫皿扩散法　　　　　　　E. 酶联免疫法

二、填空题

1. 凡用细菌或病毒本身免疫马或其他大动物所取得的免疫血清叫_____。

2. 生物制品的质量标准有别于其他商品,强调其特殊性,即_____、_____和_____。

3. ChP2010 规定抗毒素和抗血清制品鉴别试验采用_____。

4. 活疫苗(如麻疹疫苗)多以_____表示其效力。

5. 血清试验主要用来测定_____或_____。

6. 根据生物制品的生产工艺特点和产品稳定性,其特殊杂质可分为_____、_____和_____三大类。

三、中英文对译

1. Biological Products   2. antitoxin

3. vaccine   4. combined vaccine

5. 双价疫苗   6. 重组 DNA 疫苗

7. 多价疫苗   8. 血液制品

四、名词解释

1. 生物制品   2. 生物学测定

3. 联合疫苗   4. 双价疫苗及多价疫苗

5. 残余毒力

五、问答题

1. 简述在安全检查中,原料、半成品和成品之间的异同。

2. 简述定量免疫变量攻击法的原理。

参考答案

一、选择题

A 型题

1. A   2. B   3. D   4. C   5. B   6. E   7. C   8. A   9. D   10. E

B 型题

11. A   12. B   13. C   14. D   15. A   16. C   17. E

X 型题

18. ABCD   19. ABCDE   20. ABDE   21. ABCE   22. ABCDE   23. ABCDE   24. BC   25. AB

二、填空题

1. 抗菌或抗病毒血清

2. 安全性   有效性   可接受性

3. 酶联免疫法

4. 病毒滴度

5. 抗体水平   抗原活性

6. 生物污染物   产品相关杂质   工艺添加剂

三、中英文对译

1. 生物制品   2. 抗毒素

3. 疫苗   4. 联合疫苗

5. bivalent vaccine   6. recombinant DNA vaccine

7. multivalent vaccines   8. blood products

四、名词解释

1. 生物制品:是以微生物、细胞、动物或人源组织和体液等为原料,应用传统技术或现代生物技术制成,并用于人类疾病的预防、治疗和诊断的制品。

2. 生物学测定:是利用生物体来测定待检品的生物活性或效价的一种方法,通过在一定条件下比较待检品和相应标准品或对照品所产生的特定生物反应剂量间的差异,来测定待检品的效价。

3. 联合疫苗:由两种或两种以上疫苗原液按特定比例配合制成的具有多种免疫原性的疫苗。

4. 双价疫苗及多价疫苗:由两个或两个以上同一种但不同型(或群)抗原合并组成的含有双价或多价抗原成分的一种疫苗。

5. 残余毒力:是指生产这类制品的毒种本身是活的减毒(弱毒)株,允许有一定的轻微毒力存在,并能在接种动物机体后反映出来。

五、问答题

1. 答:原料:用于生产的菌、病毒种,投产前必须按药典或有关规定要求,进行毒力、特异性和培养特性等试验。检查其生物学特性是否存在异常。用于生产血液制品的血液,采集前必须对献血者进行严格的体检和血样化验,采集血后还应进行必要的复查,以防止将含有病原物质(如 HBV\HCV 和 HIV 等)的血液投入生产。

半成品:主要检查对活菌、活毒或毒素的处理是否完善,半成品是否有杂菌或有害物质的污染,所加灭火剂、防腐剂是否过量等。

成品:进行无菌试验、纯菌试验、毒性试验、热源试验和安全试验等检查。

2. 答:该方法又叫保护指数(免疫指数)测定法。动物经制品免疫后,共耐受毒种的攻击量相当于未免动物耐受量的倍数,成为保护指数。实验时,将动物分为对照组和免疫组,每组又分为若干试验组。免疫组动物先用同一剂量制品免疫,间隔一定时期后,与对照品同时以不同稀释度的毒菌或活毒攻击,然后观察两组动物的存活率。

(山西中医学院　原红霞)

第二十一章　药品质量控制中现代分析方法的进展

方法	原理	分类或组成	特性	应用
毛细管电泳（HPCE）	药物电泳速度和体系电渗流速度的矢量和	毛细管区带电泳（CZE 最基本分离模式）、胶束电动毛细管色谱（MEKC 分离机制以色谱为主） 毛细管凝胶电泳 毛细管等速电泳 毛细管等电聚焦电泳 毛细管电色谱（分离机制以色谱为主） 非水毛细管电泳 微芯片毛细管电泳	1. 分离模式多、高效、高速、微量、低消耗　分离模式中 CZE 和 MEKC 模式在药物分析中的应用最广 2. 缓冲液中加入各种添加剂可获得多种分离效果。如加入环糊精、衍生化环糊精、冠醚、血清蛋白、多糖、胆酸盐或某些抗生素等，可拆分手性化合物 3. 加入有机溶剂可改善某些组分的分离效果，甚至可在非水溶液中进行分析 4. CITP 和 CIEF 也可看做是在线富集方式	药物的鉴别、检查和含量测定 毛细管凝胶电泳：用于分析蛋白质、DNA 等生物大分子 微芯片毛细管电泳：基因序列分析；疾病生物标记物的分析
超高效液相色谱（UPLC）	基于 Van Deemter 理论，使用小于 $2\mu m$ 小颗粒填料技术	新型色谱填料及装填技术、超高压液相色谱泵、自动进样器、高速检测器、优化系统综合性能的设计	高分离度、高速度、高灵敏度、方法转换简便、易与质谱串联。缺点：考虑高压力的影响①溶剂的压缩性；②摩擦热效应；③安全因素	药物的鉴别、检查和含量测定
手性 HPLC	三点手性识别模式	柱前手性衍生化法（CDR）：常用的衍生化试剂有羧酸衍生物类、胺类、异硫氰酸酯、异氰酸酯类、萘衍生物类、光学活性氨基酸类及固相衍生化试剂等	优点：应用条件相对简易，采用普通 HPLC 的固定相和流动相即可，通过衍生化有利于增加检测（紫外或荧光）灵敏度 缺点：样品中相关化合物须预先分离、衍生化手性试剂的光学纯度要求高以及异构体对的衍生化反应速率不一	分离检测手性药物
		手性流动相拆分法（CMP）：配基交换型手性添加剂、环糊精类添加剂、手性离子对络合剂	优点：不必作柱前衍生化；对固定相也无特殊要求；样品的非对映异构化络合具有可逆性而且利于制备 缺点：可拆分的化合物范围有限；某些添加剂不够稳定而且往往会干扰检测	
		手性固定相拆分法（CSP）：Pirkle 型手性固定相、蛋白质类手性固定相、环糊精类、手性聚合物固定相（天然的多糖衍生物和合成的高分子化合物）	优点：能广泛适用于各类化合物的分析；制备分离方便，定量可靠性高 缺点：每种色谱柱适用的样品种类有限，价格贵，有时也需柱前衍生化	

（待续）

续表

方法	原理	分类或组成	特性	应用
GC-MS	GC 分离，MS 检测	定量方法：总离子流、选择性离子监测	集气相色谱法的高速、高分离效能、高灵敏度和质谱的高选择性于一体 可进行化合物谱库检索	对多组分混合物进行定性鉴定和分子结构的准确判断
LC-MS	LC 分离，MS 检测	电喷雾接口、热喷雾接口、离子喷雾接口、粒子束接口、解吸附技术	它集 HPLC 的高分离能力与 MS 的高灵敏度、极强的结构解析能力、高度的专属性和通用性、分析速度快于一体	药物中微量杂质、降解产物、体内药物和药物代谢研究
液相色谱-核磁共振（LC-NMR)	LC 分离，NMR 结构解析	连续流动操作模式、停流操作模式、峰存贮操作模式	结构解析能力强，灵敏度低，对流动相有特殊要求	药物杂质鉴定、药物体内外代谢产物的结构鉴定、天然产物化学筛选

知识地图

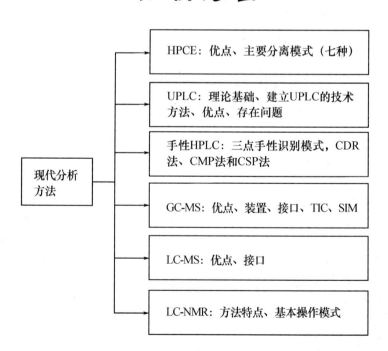

精 选 习 题

一、选择题

A 型题

1. 下列化合物不属于手性 HPLC 技术中手性流动相添加剂的是（　　）

    A. 异硫氰酸酯　　　　　　　B. 环糊精　　　　　　　　C. 光活性氨基酸

    D. 樟脑磺酸　　　　　　　　E. α_1-酸性糖蛋白

2. 下列化合物属于手性 HPLC 技术中手性流动相添加剂的是（　　）

    A. 异硫氰酸酯　　　　　　　B. 纤维素　　　　　　　　C. 光活性氨基酸

    D. 淀粉三苯基氨基甲醇酯　　E. 聚酰胺

3. 在毛细管电泳中常用于分离手性药物的是模式（　　）

    A. 毛细管等电聚焦电泳　　　　B. 毛细管电色谱

    C. 胶束电动毛细管色谱　　　　D. 毛细管凝胶电泳

    E. 毛细管等速电泳

4. 在毛细管电泳中常用于分离蛋白质和 DNA 的是模式（　　）

    A. 毛细管等电聚焦电泳　　　　B. 毛细管电色谱　　　　C. 非水毛细管电泳

    D. 毛细管凝胶电泳　　　　　　E. 毛细管区带电泳

5. UPLC 色谱柱填料的粒径一般为（　　）

    A. $10\mu m$　　　　　　　　　B. $5\mu m$　　　　　　　　C. $3\mu m$

    D. $1\sim2\mu m$　　　　　　　　E. 小于 $1\mu m$

6. 手性固定相拆分法的缩写是（　　）

    A. CDR　　　　　　　　　　B. CSP　　　　　　　　　C. GMP

    D. CMP　　　　　　　　　　E. GLP

B 型题

A. 样品离子和本底离子通过离子源的加速电压加速,射向质量分析器。在离子源内设置一个总离子检测极,收集总离子流的一部分,经放大并扣除本底离子流后,在记录纸上得到该样品的总离子流图

B. 选择性离子记录系用保留时间为横坐标,记录一个或若干个特征离子碎片的强度所构成的质量碎片图谱

C. 色谱分离时,当 UV 检测到色谱峰时,将流出物收集并暂时贮存到不同的毛细管回路内,由 NMR 谱仪逐一离线测定各流份

D. 当样品色谱峰最高点到达 NMR 液槽的中心位置时,停止流动,进行一维或二维 NMR 采样

E. 样品由 HPLC 常规检测器(UV 等)出口,用毛细管直接连接到专用 NMR 探头的液槽

以下各类 LC-NMR 联用技术的操作模式是

7. 连续流动操作模式（　　）

8. 停流操作模式（　　）

9. 峰存贮操作模式（　　）

    A. 色谱柱填料粒径均匀程度　　B. 色谱柱内径对分离的影响　　C. 传质阻力

    D. 填料种类对分离的影响　　　E. 径向扩散

在 UPLC 的 van Deemter 方程式 $H＝A(dp)＋B/u＋C(dp)^2u$ 中,A、B、C 各项代表的含义是

10. A 代表（　　）

11. B 代表(　　)

12. C 代表(　　)

    A. 带有供试品的流动相通过一个带有数千伏高压的针尖喷口喷出,生成带电液滴,经干燥气除去溶剂后,带电离子通过毛细管或者小孔直接进入质量分析器

    B. 待测物由细径管导入离子源,同时加热,溶剂在细径管中除去,待测物进入气相,再进入质量分析器

    C. 带有供试品的流动相通过一个带有数千伏高压的针尖喷口喷出,同时利用气体辅助进行喷雾,带电离子通过毛细管或者小孔直接进入质量分析器

    D. 将色谱流出物转化为气溶胶,在脱溶剂室中先脱去溶剂,得到的中性待测物分子导入离子源,使用电子轰击或者化学电离的方式将其离子化,获得质谱

    E. 流动相须加入微量难挥发液体。混合液体通过一根毛细管流到置于离子源中的金属靶上,经溶剂挥发后形成的液膜被高能原子或者离子轰击而离子化

13. 电喷雾接口(　　)

14. 热喷雾接口(　　)

15. 离子喷雾接口(　　)

16. 粒子束接口(　　)

17. 解吸附技术(　　)

X 型题

18. 手性流动相拆分法常用的手性添加剂有(　　)

    A. 配基交换型手性添加剂　　　B. 环糊精类添加剂　　　C. 手性离子对络合剂

    D. 手性聚合物　　　E. Pirkle 型添加剂

19. 手性固定拆分法常用的手性固定相有(　　)

    A. Pirkle 手性固定相　　　B. 蛋白质类手性固定相　　　C. 环糊精类固定相

    D. 手性聚合物固定相　　　E. 异氰酸酯类固定相

20. ChP2010 中 LC-MS 联用的接口技术有(　　)

    A. 电喷雾接口　　　B. 热喷雾接口　　　C. 离子喷雾接口

    D. 粒子束接口　　　E. 解吸附技术

21. UPLC 存在的问题有(　　)

    A. 压力较普通液相低　　　B. 溶剂的压缩性　　　C. 安全因素

    D. 分离效率差　　　E. 摩擦热效应

22. GC-MS 联用的接口类型有(　　)

    A. 解吸附技术　　　B. 直接导入型　　　C. 大气压化学离子化接口

    D. 分流型　　　E. 浓缩型

23. 下列毛细管电泳技术中可用检测器的是(　　)

    A. 紫外-可见分光检测器　　　B. 热导检测器　　　C. 荧光检测器

    D. 电化学检测器　　　E. 质谱检测器

24. LC-NMR 联用技术的操作模式有(　　)

    A. 连续流动操作模式　　　B. 停流操作模式　　　C. 峰存贮操作模式

    D. 总离子流　　　E. 选择性离子监测

25. 下列有关毛细管区带电泳原理表述正确的是(　　)

    A. 在多数情况下,电渗流比电泳流快

    B. 负离子的运动方向和电渗流相反,因此从正极方向流出

  C. 正离子的运动方向和电渗流一致,最先流出

  D. 中性粒子不带电,因此移动速度为"零"

  E. 双电层中的水合阳离子整体向负极方向移动,产生电渗流

26. 为建立 UPLC 体系,采用了哪些新技术( )

  A. 新型色谱填料及装填技术 B. 超高压液相色谱泵 C. 新型自动进样器

  D. 高速检测器 E. 优化系统综合性能的设计

27. 手性 HPLC 拆分药物方法包括( )

  A. 柱前手性衍生化法 B. 手性流动相拆分法 C. 手性固定相拆分法

  D. ABC 都是 E. ABC 都不是

28. UPLC 的优点有( )

  A. 高分离度 B. 高速度 C. 高灵敏度

  D. 方法转换简便 E. 易于质谱串联

二、填空题

1. _____是毛细管电泳中最基本、应用最广泛的一种分离模式,其主要适用于以离子状态存在的样品。

2. 毛细管电泳的原理是:在电解质溶液中,带电粒子在_____作用下,以不同速度向其所带电荷相反方向迁移,产生_____。CE 通常采用的是石英毛细管柱,一般情况下(pH>3)内表面带_____(正,负)电,和溶液接触时形成了一双电层。在高电压作用下,双电层中的水合阳离子整体地朝负极方向移动,产生_____。

3. CZE 既可以使用水相缓冲溶液,也可以使用有机相缓冲溶液进行分离。在有机溶剂中进行的 CZE 分离常被称为_____。目前,常用的有机溶剂主要有_____、_____、_____等。

4. 毛细管电色谱是融合 CE 和 HPLC 的分析技术,采用_____驱动、_____驱动或_____驱动的模式进行分离。

5. 毛细管电泳的分离模式中_____和_____模式在药物分析中的应用最广。_____和_____两种模式的分离机制以色谱为主,但对荷电溶质则兼有电泳作用。

6. 纤维素类手性固定相按其物理形态可分为_____型固定相、_____型固定相和_____型固定相三种类型。

三、中英文对译

1. 毛细管电泳 2. 毛细管区带电泳

3. 胶束电动毛细管色谱 4. 毛细管凝胶电泳

5. 毛细管等速电泳 6. 毛细管等电聚焦电泳

7. 毛细管电色谱 8. 超高效液相色谱

9. chiral derivatization reagent 10. chiral mobile phase

11. chiral stationary phase 12. gas chromatography mass spectrometry

13. total ion current 14. selected ion monitoring

15. High Performance Liquid Chromatography mass spectrometer

16. Liquid Chromatography nuclear magnetic resonance

四、简答题

1. 毛细管电泳的主要分离模式有哪些?

2. UPLC 的优点有哪些?

3. 手性流动相拆分法中,常用的手性添加剂有哪些?

4. 鉴定一种药物在人体内的代谢物结构,应选择什么样的方法? 说明选择理由。

5. 某活性中药成分有一个旋光异构体,要对这两个成分分别定量,可采用哪些方法?

参考答案

一、选择题

A 型题

1. A　2. C　3. C　4. D　5. D　6. B

B 型题

7. E　8. D　9. C　10. A　11. E　12. C　13. A　14. B　15. C　16. D　17. E

X 型题

18. ABC　19. ABCD　20. ABCDE　21. BCE　22. BDE　23. ACDE　24. ABC　25. ACE　24. ABC
26. ABCDE　27. ABCD　28. ABCDE

二、填空题

1. CZE

2. 电场　电泳流　负　电渗流

3. 非水毛细管电泳　甲醇　乙醇　正丙醇

4. 电渗流　压力　电渗流结合压力

5. CZE　MECC　MECC　CEC

6. 整体微球　涂敷　键合

三、中英文对译

1. capillary electrophoresis

2. capillary zone electrophoresis

3. micellar electrokinetic capillary chromatography

4. capillary gel electrophoresis

5. capillary isotachor-phoresis

6. capillary isoelectric focusing

7. capillary electrochromatography

8. ultra performance liquid chromatography

9. 手性衍生试剂

10. 手性流动相

11. 手性固定相

12. 气相色谱-质谱联用仪

13. 总离子流

14. 选择性离子监测

15. 高效液相色谱-质谱

16. 液相色谱-核磁共振联用

四、简答题

1. 答:主要分离模式有:毛细管区带电泳、非水毛细管电泳、胶束电动毛细管色谱、毛细管凝胶电泳、毛细管等速电泳、毛细管等电聚焦电泳、毛细管电色谱。

2. 答:高分离度、高速度、高灵敏度、方法转换简便和易与质谱串联。

3. 答:①配基交换型手性添加剂:光活性氨基酸(或其衍生物)与二价金属离子螯合。②环糊精类添加剂:β-环糊精、γ-环糊精和新型改性环糊精。③手性离子对络合剂:(＋)-10-樟脑磺酸、奎宁和奎尼丁。

4. 答:首选高效液相色谱-质谱(HPLC-MS,简称 LC-MS)联用技术。它集 HPLC 的高分离能力与 MS 的高灵敏度、极强的结构解析能力、高度的专属性和通用性、分析速度快于一体,已成为药品质量控制、体内药物和药物代谢研究中其他方法所不能取代的有效工具。与 GC-MS 联用技术相比较,HPLC 法可以分离的化合物范围大得多。LC-MS 联用分析前样品预处理简单,一般不要求水解,或者衍生化,可以直接用物药物及其代谢物的同时分离和鉴定。

串联质谱技术在药物代谢产物鉴定中可依据需要,选择不同的串联方式进行研究:用三重四级杆质谱

(QQQ)或四级杆串联飞行时间质谱仪(Q-TOF)采集母体药物的子离子 MS/MS 图谱并解释其中规律;预测代谢物可能产生的结构,并对母体药物的裂解规律进行总结,用 QQQ 或四极杆-线性离子阱(Q-LIT)中的母离子扫描和中性丢失技术对生物样品的代谢产物进行筛查;基于上述结果,尽可能用 QQQ 或 Q-LIT 观测到的代谢产物子离子的 MS/MS 图谱中的详细数据去推断代谢产物结构;借助于 Q-TRAP 的 MS^n 功能,一些化合物或碎片的鉴定问题可由数据解释;借助于 Q-TOF,有助于解决未被完全打碎的代谢物和一些子离子的精确分子量测定。最后,被鉴定的代谢产物必须用合成的对照品在 LC/MS 或 LC/MS^n 重新进样或 NMR 等其他方法所证实。

5. 答:对旋光异构体先分离,再分别用各自对照品,采用外标法定量。

分离方法有:

(1) HPLC 法:①选择合适的衍生试剂,采用柱前手性衍生化法;②选择合适的手性流动相添加剂,采用手性流动相拆分法;③选择合适的手性色谱柱。

(2) 胶束电动毛细管色谱,缓冲液中加入合适的手性添加剂。

（江苏大学药学院　戚雪勇）

模拟试卷一

一、名词解释(英文词汇请译成中文并解释)

1. General impurities
2. Constant weight
3. Oxygen flask combustion method
4. Accuracy
5. Procaine Hydrochloride
6. 空白试验
7. 生物制品
8. 质量标准

二、填空题

1. 现行版《中国药典》共分_____部。

2. 药物的杂质按其来源可分为_____和_____。

3. 分子结构中具有_____的药物,可发生重氮化-耦合反应。该反应第一步生成_____,第二步与_____耦合。

4. 青蒿素类常用药物有青蒿素、_____、_____等。

5. 四环素在碱性溶液中降解为_____,在酸性溶液中降解为_____,在弱酸性溶液中降解为_____。

6. 液相色谱的系统适用性试验要考查的四个参数为_____、_____、_____和_____。

三、单选题

1. GMP 系指( )
   A. 药品非临床研究质量管理规定　　B. 药品生产质量管理规定
   C. 药品经营质量管理规定　　　　　D. 药品临床试验质量管理规定
   E. 中药材生产质量管理规范

2. 药物贮藏条件中"常温"是指( )
   A. 25℃　　　　　　　　　B. 15℃　　　　　　　　　C. 10℃～25℃
   D. 0℃～25℃　　　　　　 E. 10℃～30℃

3. 药物的鉴别实验是证明( )
   A. 未知药物的真伪　　　　B. 已知药物的真伪　　　　C. 未知药物的优劣
   D. 已知药物的优劣　　　　E. 已知药物的品质

4. 若需将炽灼残渣留作重金属检查时,炽灼温度必须控制在( )
   A. 500℃～600℃　　　　　B. 700℃～800℃　　　　　C. 800℃～900℃
   D. 900℃～1000℃　　　　　E. 400℃～450℃

5. 古蔡法检查砷盐时,所形成的砷斑颜色为( )
   A. 黑色　　　　　　　　　B. 白色　　　　　　　　　C. 绿色
   D. 黄至棕色　　　　　　　E. 褐色

6. ICH 把有机溶剂依据毒性程度分为( )

A. 三类   B. 四类   C. 五类

D. 六类   E. 二类

7. 中国药典(2010 年版)中拟肾上腺素药物中酮体的检查方法是(　　　)

    A. 紫外分光光度法   B. TLC 法   C. HPLC 法

    D. 比浊法   E. 旋光度

8. 体内药物分析中用于测定药物代谢类型的样本是(　　　)

    A. 血浆   B. 尿样   C. 唾液

    D. 组织   E. 肾脏

9. 下列巴比妥类药物中,可与铜盐吡啶试剂生成绿色配合物的是(　　　)

    A. 苯巴比妥   B. 司可巴比妥   C. 异戊巴比妥

    D. 硫喷妥钠   E. 巴比妥

10. 两步滴定法测定阿司匹林片或阿司匹林肠溶片时,第一步滴定反应的作用是(　　　)

    A. 测定阿司匹林含量   B. 消除共存酸性物质的干扰

    C. 使阿司匹林反应完全   D. 便于观测终点

    E. 有利于第二步滴定

11. ChP2010 规定,测定乙型肝炎人免疫球蛋白蛋白质含量采用的方法为(　　　)

    A. 凯氏定氮法   B. 酚试剂法   C. 双缩脲法

    D. 紫外-可见分光光度法   E. Lowry 法

12. 以下哪种药物能与钯离子呈色(　　　)

    A. 阿托品   B. 硫酸奎宁   C. 奋乃静

    D. 地西泮   E. 磷酸氯喹

13. 硝苯地平用铈量法进行含量测定的 pH 条件是(　　　)

    A. 弱碱性   B. 强碱性   C. 中性

    D. 弱酸性   E. 强酸性

14. HPLC 测定含氮类药物时,常需加入扫尾剂,其作用是(　　　)

    A. 抑制或掩蔽固定相表面的游离硅醇基的活性

    B. 增加了被测物的脂溶性

    C. 形成动态离子对固定相

    D. 使固定相表面形成双电层

    E. 增加了被测物的水溶性

15. 关于抗氧剂的干扰,下列说法中不正确的是(　　　)

    A. 常用的抗氧剂有维生素 C、亚硫酸钠等

    B. 用氧化还原法测定注射剂含量时,抗氧剂干扰测定

    C. 常加入丙酮或甲醛消除亚硫酸钠等的干扰

    D. 也可采用加酸、加热,使抗氧剂分解

    E. 还可加入强还原剂,将亚硫酸盐还原而消除其干扰

16. 药物制剂的检查中(　　　)

    A. 杂质检查项目应与原料药的检查项目相同

    B. 杂质检查项目应与辅料的检查项目相同

    C. 杂质检查主要是检查制剂生产、贮存过程中引入或产生的杂质

    D. 既检查原料药的检查项目,也检查制剂生产、贮存过程中引入或产生的杂质

    E. 不再进行杂质检查

17. 用酸性染料比色法测定生物碱类药物时,有机溶剂萃取测定的是( )

    A. 离子对和指示剂的混合物　　　B. 生物碱盐　　　　　　C. 指示剂

    D. 离子对　　　　　　　　　　　E. 游离生物碱

18. 对于正相色谱测定维生素 A 含量,在系统适用性试验时,加碘试液的作用是( )

    A. 破坏部分维生素 A 醋酸酯转化成顺式异构体,进行分离度考察

    B. 衍生化试剂使维生素 A 有紫外吸收

    C. 改善峰形

    D. 使维生素 A 醋酸酯水解

    E. 改善分离度

19. 四氮唑比色法可用于下列哪个药物的含量测定( )

    A. 可的松　　　　　　　　　　　B. 睾丸素　　　　　　　C. 雌二醇

    D. 炔雌醇　　　　　　　　　　　E. 黄体酮

20. 抗生素中高分子聚合物杂质检查采取什么方法( )

    A. RP-HPLC　　　　　　　　　　B. NP-HPLC　　　　　　C. 葡聚糖凝胶色谱

    D. 离子对色谱　　　　　　　　　E. 离子抑制色谱法

四、简答题

1. 简述在阿司匹林直接滴定法中以中性乙醇为溶剂的原因。

2. 简述 TLC 供试品自身高低浓度对照法检查药物杂质的基本原理、适用对象、前提要求与优点。

3. 简述异烟肼比色法的反应原理、条件、应用范围以及测定中应注意的问题。

4. 简述三点校正法测定维生素 A 含量的依据以及波长选择原则。

5. 简述指纹图谱的定义和基本属性。

6. 选择药物含量测定方法的基本原则是什么?

五、计算题

1. 盐酸普鲁卡因注射液中对氨基苯甲酸(PABA)的检查:取本品,加乙醇制成 2.5mg/ml 的溶液,作为供试品,另取 PABA 对照品,加乙醇制成 $60\mu g/ml$ 的溶液,作为对照,取供试液 $10\mu l$,对照液 $5\mu l$。分别点于同一波层板上,展开,用对二甲氨基苯甲醛溶液显色,不得比对照液所显斑点更深,PABA 的限量是多少?

2. 精密称取维生素C供试品 0.2102g,用碘量法测定含量,消耗 0.1003mol/L 碘滴定液 23.13ml,按每 1ml 碘滴定液(0.1mol/L)相当于 8.806mg 的维生素C计算,求维生素C的百分含量。

3. 盐酸布桂秦片含量测定:取 20 片称重 0.3002g (标示量 30mg/片),研细,精密称取 0.0153g,置于 100ml 量瓶,加 0.1mol/L 盐酸溶解并稀释到刻度,精密量取滤液 2.0ml,置于 100ml 量瓶,0.1mol/L 盐酸稀释到刻度,照分光光度法,在 252nm 处测得的吸光度为 0.412 ,E1% ＝671。计算标示量%。

模拟试卷二

一、名词解释（英文词汇请译成中文并解释）

1. Limit of quantitation
2. Supercritical Fluid Extraction（SFE）
3. Limit of Impurity
4. Content Uniformity
5. Steroid Hormones
6. recombinant DNA vaccine
7. 中药指纹图谱
8. 有关物质

二、填空题

1. "精密称定"系指称取重量应准确至所取重量的＿＿＿＿；"称定"系指称取重量应准确至所取重量的＿＿＿＿；取用量为"约"若干时，系指取用量不得超过规定量的＿＿＿＿。

2. 抗生素微生物检定法中，药典规定＿＿＿＿和＿＿＿＿两个方法。

3. 检查药物中炽灼残渣时的温度为＿＿＿＿℃；如果残渣需做重金属检查，温度为＿＿＿＿℃。

4. 色谱系统适用性实验包括＿＿＿＿、＿＿＿＿、＿＿＿＿、＿＿＿＿。

5. 检查片剂的重量差异时，每片重量与＿＿＿＿相比较，不得有1片超过＿＿＿＿。

6. 阿司匹林中的特殊杂质是＿＿＿＿，ChP2010版药典规定采用＿＿＿＿方法进行该杂质的检查。

三、单选题

1. 人用药品注册技术要求国际协调会的英文缩写是（　　）
   A. FDA
   B. SFDA
   C. USP
   D. ICH
   E. WHO

2. 中国药典（2010年版）规定铁盐的检查方法为（　　）
   A. 硫氰酸盐法
   B. 巯基醋酸法
   C. 普鲁士蓝法
   D. 邻二氮菲法
   E. 伏尔哈德法

3. 目前最先进的药物杂质控制理念是（　　）
   A. 纯度控制
   B. 限度控制
   C. 杂质谱控制
   D. 特殊杂质控制
   E. 一般杂质和特殊杂质控制

4. 测定中药中砷的含量及不同价态时，最宜选择下列哪种方法（　　）
   A. ICP-MS
   B. 古蔡氏法
   C. GC法
   D. HPCE
   E. UPLC

5. 中国药典检查残留有机溶剂采用的方法是（　　）
   A. TLC
   B. GC
   C. HPLC
   D. 非水滴定法
   E. HPCE

6. 银量法测定巴比妥药物须在适当的碱性溶液中进行，该碱性溶液是（　　）
   A. 碳酸钠溶液
   B. 碳酸氢钠溶液
   C. 新配制的碳酸钠溶液
   D. 新配制的3%碳酸钠溶液

E. 氢氧化钠溶液

7. 氧瓶燃烧法所用的燃烧瓶应是( )

    A. 透明玻璃瓶
    B. 硬质塑料瓶
    C. 硬质玻璃锥形磨口瓶

    D. 厚壁玻璃锥形磨口瓶
    E. 硼酸盐玻璃瓶

8. 关于巴比妥类药物的鉴别反应,以下叙述正确的是( )

    A. 在适当的碱性条件下进行,生成难溶性的一银盐沉淀

    B. 在适当的碱性条件下进行,生成可溶性的二银盐沉淀

    C. 巴比妥类药物的紫外吸收光谱随电离级数不同而发生显著变化

    D. 1,5,5-三取代巴比妥类可发生二级电离

    E. 硫代巴比妥类在酸碱中均无紫外吸收

9. 青蒿素类药物的主要性质为下列哪个( )

    A. 还原性
    B. 酚羟基特性
    C. 旋光性

    D. 芳伯胺基特性
    E. 吸湿性

10. 异烟肼加氨制硝酸银试剂即发生气泡与黑色混浊,并在试管壁上形成银镜。这是由于其分子结构中有( )

    A. 酰肼基
    B. 吡啶基
    C. 叔胺基

    D. 酰胺基
    E. 芳伯胺基

11. 亚硝酸钠滴定法测定芳伯氨基药物含量时,加入适量的溴化钾的作用是( )

    A. 增加亚硝酸钠的稳定性
    B. 防止生成的重氮盐分解

    C. 加速重氮化反应的速度
    D. 防止亚硝酸的逸失

    E. 防止生成偶氮氨基化合物而影响测定结果

12. 在容量法测定药物含量时无需加指示剂的是( )

    A. 盐酸氯丙嗪
    B. 维生素 B_1
    C. 地西泮

    D. 尼可刹米
    E. 异烟肼

13. 庆大霉素 C 组分的检查方法是( )

    A. TLC 法
    B. 衍生化后的 UV 法

    C. 衍生化后的荧光法
    D. 衍生化后的 HPLC 法

    E. 差示分光光度法

14. TLC 法鉴别四环素类药物时,在固定相和流动相中加 EDTA 的目的是( )

    A. 调节展开系统的 pH
    B. 与四环素类药物络合,改善色谱行为

    C. 防止四环素类药物分解
    D. 克服因痕量金属离子存在而引起的拖尾现象

    E. 调节系统离子强度

15. 气相色谱法中测定有机物常用的检测器是( )

    A. 电子捕获检测器
    B. 紫外检测器
    C. 电化学检测器

    D. 氢焰离子化检测器
    E. 光电倍增管检测器

16. 取供试品的氯仿溶液,加 25% 的三氯化锑氯仿溶液,即显蓝色,渐变为紫红色。此反应用于鉴别下列哪种药物( )

    A. 维生素 A
    B. 维生素 B_1
    C. 维生素 C

    D. 维生素 D
    E. 维生素 E

17. 在芳酸及其脂类药物的酸碱滴定中,要求采用中性乙醇做溶剂,所谓"中性"是指( )

    A. pH＝7
    B. 对所用指示剂显中性

    C. 除去酸性杂质的乙醇
    D. 对甲基橙显中性

E. 相对被测物而言

18. 注射剂中的不溶性微粒的检查方法是（　　）

    A. 灯检法　　　　　　　　　B. 光散射法　　　　　　　　C. 光阻法

    D. 显微镜法　　　　　　　　E. 光折射法

19. 非水溶液滴定法直接测定硫酸奎宁含量时,反应的摩尔比为（　　）

    A. 1 : 1　　　　　　　　　　B. 1 : 2　　　　　　　　　　C. 1 : 3

    D. 1 : 4　　　　　　　　　　E. 4 : 1

20. ChP2005 复方磺胺甲噁唑片中甲氧苄啶含量的测定方法为（　　）

    A. TLC　　　　　　　　　　B. 双波长分光光度法　　　C. 离子对-HPLC

    D. 异烟肼法　　　　　　　　E. LC-MS

四、简答题

1. 简述常用的药物鉴别试验方法。

2. 盐酸普鲁卡因注射液为什么要检查对氨基苯甲酸？怎样检查？

3. 四氮唑比色法可以测定哪类药物的含量？简述其影响因素。

4. 简述生物碱的盐酸盐用高氯酸滴定时需注意的问题。如何处理？

5. 简述 UPLC 存在的问题。

6. 中国药典 2010 年版对氨基酚及有关物质的测定的色谱条件如下：

用辛烷基硅烷键合硅胶为填充剂；磷酸盐缓冲液（取磷酸氢二钠 8.95g,磷酸二氢钠 3.9g,加水溶解至 1000ml,加入 10% 四丁基氢氧化铵溶液 12ml）-甲醇(90 : 10)为流动相；检测波长为 245nm；柱温为 40℃；

简述该方法中四丁基氢氧化铵的作用及该色谱法的名称和原理。该色谱法有何缺点？

五、计算题

1. 检查某药物中的砷盐,取标准砷溶液 2ml（每 1ml 相当于 $1\mu g$ 的 As）制备标准砷斑,砷盐的限量为 0.0001%,应取供试品的量为多少？（3分）

2. 精密称定异戊巴比妥原粉 0.5012g,,加甲醇 40ml 使溶解,再加新制的 3% 无水碳酸钠溶液 15ml,照电位滴定法,用硝酸银滴定液（0.1002mol/L）滴定,消耗硝酸银滴定液（0.1002mol/L）21.72ml。已知每 1ml 硝酸银滴定液（0.1mol/L）相当于 22.63mg 的异戊巴比妥,计算该异戊巴比妥原粉的百分含量。

3. 盐酸氯丙嗪片（规格为 25mg/片）含量测定方法如下：取 10 片,去糖衣后,精密称定,重量为 0.5132g,研细,精密称取片粉得 0.0205g,置 100ml 量瓶中,加盐酸溶液(9→1000)70ml,溶解、稀释至刻度,滤过,精密取续滤液 5ml,置另一 100ml 量瓶中,用同一溶剂稀释至刻度,于 254nm 波长处测定吸收度为 0.450,按百分吸光系数 915,计算每片含量(mg)。

模拟试卷三

一、单项选择题

1. 药品质量管理规范不包括( )
   - A. GLP
   - B. GMP
   - C. GDP
   - D. GSP
   - E. GCP

2. 含锑药物的砷盐检查方法为( )
   - A. 古蔡法
   - B. 碘量法
   - C. 白田道夫法
   - D. Ag-DDC
   - E. 薄膜过滤法

3. 复方乙酰水杨酸片的含量测定(处方:乙酰水杨酸220g,非那西丁150g,咖啡因35g,制成1000片): 取本品20片,称其总重为9.0440g,研成细粉后,精密称取上述细粉适量,使其约相当于咖啡因50mg,用于咖啡因的含量测定,此处细粉的取样量应为( )
   - A. 0.6447g
   - B. 0.5602～0.7002g
   - C. 0.05g
   - D. 0.4513～0.9026g
   - E. 0.5814～0.7106g

4. 普鲁卡因注射液中检查的特殊杂质是( )
   - A. 水杨醛
   - B. 间氨基酚
   - C. 水杨酸
   - D. 对氨基苯甲酸
   - E. 铁粉

5. 吩噻嗪类药物的母核为共轭三环的 π 系统,一般在紫外区有几个吸收峰( )
   - A. 1
   - B. 2
   - C. 3
   - D. 4
   - E. 5

6. 异烟肼《中国药典》的鉴别方法是( )
   - A. 与硝酸银试液反应
   - B. 水解反应
   - C. 沉淀反应
   - D. 重氮化-偶合反应
   - E. 加碱反应

7. 维生素 B_1 的鉴别方法是( )
   - A. 三氯化铁反应
   - B. 硫色素反应
   - C. 柯柏反应
   - D. 与碱性酒石酸铜试液反应
   - E. Vitali 反应

8. 比色法测定药物含量时考察工作曲线的线性用哪一种方法( )
   - A. 最小二乘法
   - B. t 检验法
   - C. F 检验法
   - D. 正交试验法
   - E. Q 检验法

9. 下列哪个药物需要检查杂质酮体( )
   - A. 阿司匹林
   - B. 硝苯地平
   - C. 硫酸阿托品
   - D. 盐酸去氧肾上腺素
   - E. 炔诺酮

10. 用非水碱量法测定硫酸奎宁片含量时,硫酸奎宁与高氯酸的摩尔比为( )
    - A. 1:1
    - B. 1:2
    - C. 1:3
    - D. 1:4
    - E. 2:1

11. 中药指纹图谱的两个基本属性是( )
    - A. 技术先进、经济合理
    - B. 重现性、系统性
    - C. 整体性、模糊性
    - D. 重现性、系统性和特征性
    - E. 系统性、特征性

12. 下列化合物不属于手性 HPLC 技术中手性流动相添加剂的是(　　)

    A. 环糊精   B. 纤维素   C. 奎尼丁

    D. 奎宁   E. 光活性氨基酸

13. 易炭化物是指(　　)

    A. 药物中存在的有色物质

    B. 药物中存在的遇硫酸易炭化或氧化而呈色的有机物质

    C. 影响药物澄明度的无机物质

    D. 有机氧化物   E. 无机化合物

14. Vatali 反应是以下哪类药物的特征鉴别反应(　　)

    A. 巴比妥类药物   B. 托烷生物碱类药物   C. 二氢吡啶类药物

    D. 四环素类药物   E. 喹诺酮类药物

15. 下列描述错误的是(　　)

    A. 糖衣片与肠溶衣片应去除包衣后检查其片芯的重量差异

    B. 凡检查含量均匀度的制剂不再检查重量差异

    C. 凡检查溶出度的制剂不再检查崩解时限

    D. 释放度测定用的仪器和方法同溶出度测定法

    E. 复方制剂的分析不仅要考虑附加剂对测定的影响,同时还要考虑所含有效成分间的相互影响

二、多项选择题

1. 具有过氧桥的倍半萜内酯药物是(　　)

    A. 青蒿素   B. 双氢青蒿素   C. 蒿甲醚

    D. 青蒿琥酯   E. 维生素 E

2. 药品稳定性试验中影响因素试验包括(　　)

    A. 高温试验   B. 高湿度试验   C. 强光照射试验

    D. 加速试验   E. 破坏试验

3. 影响酸性染料比色法的因素有(　　)

    A. 水相最佳 pH 的选择   B. 酸性染料及其浓度

    C. 有机溶剂的选择   D. 水分的影响

    E. 酸性染料中的有色杂质

4. 喹诺酮类药物采用的鉴别反应或方法有(　　)

    A. 硫酸铜反应   B. 红外光谱法   C. 高效液相色谱法

    D. 丙二酸反应   E. 紫外分光光度法

5. 下列方法属于体内样品预处理方法的是(　　)

    A. 去除蛋白质法   B. 液-液萃取法   C. 固相萃取法

    D. 化学衍生化   E. 缀合物水解

6. IR 法常用的制样方法有(　　)

    A. 氯化钾压片法   B. 氯化钠压片法   C. 溴化钠压片法

    D. 溴化钾压片法   E. 碘化钾压片法

7. 可以鉴别药物晶型的方法有(　　)

    A. 红外光谱   B. 紫外光谱   C. HPLC

    D. MS   E. X-ray

8. 中药制剂的鉴别方法有

    A. 显微鉴别   B. 薄层色谱   C. 化学鉴别

    D. 指纹图谱   E. 红外图谱

9. 氧瓶燃烧法可用于下列分析的前处理(   )

    A. 含卤素有机药物的含量测定   B. 含硅有机药物的鉴别

    C. 含氟有机药物的鉴别   D. 药物中杂质硒的检查

    E. 含金属药物的含量测定

10. 我国药品质量控制模式的变迁经历了哪几个模式(   )

    A. 检验决定质量   B. 生产决定质量   C. 质量源于设计

    D. 过程决定质量   E. 原料决定质量

三、鉴别题

1. 鉴别醋酸泼尼松、黄体酮和炔诺酮。

2. 鉴别苯巴比妥、司可巴妥钠和硫喷妥纳。

四、简答题

1. 分析方法验证的内容有哪些?杂质检查项目中要验证哪些内容?

2. 影响因素试验的目的是什么?对样品数量和包装要求与加速试验、长期试验有何不同?

3. 简述苯甲酸钠双相滴定法的原理。

4. 简述链霉素的理化性质及其特征鉴别反应。

5. 简述药物制剂分析与原料药分析有何不同?

6. 简述三点校正法测定维生素 A 含量的依据以及波长选择的原则。

五、解析题

中国药典测定盐酸普鲁卡因原料药的含量方法如下:

取本品约 0.6g,精密称定,加水 40ml 与盐酸溶液(1→2)15ml,而后置电磁搅拌器上,搅拌使溶解,再加溴化钾 2g,插入铂-铂电极后,调节电压。将滴定管的尖端插入液面下约 2/3 处,用亚硝酸钠滴定液(0.1mol/L)迅速滴定,随滴随搅拌,至近终点时,将滴定管的尖端提出液面,用少量水淋洗尖端,洗液并入溶液中,继续缓缓滴定,至电流计指针突然偏转,并不再回复,即为滴定终点。每 1ml 硝酸钠滴定液(0.1mol/L)相当于 27.28mg 的 $C_{13}H_{20}N_2O_2 \cdot HCl$。

问:1. 100ml 盐酸溶液(1→2)如何配制?

2. 指示终点的方法是什么方法?

3. 加入溴化钾 2g 的作用是什么?

4. 若取样量为 0.5880g,亚硝酸钠滴定液的实际浓度为 0.1010 mol/L,消耗滴定液体积为 21.46ml,计算该原料药的百分含量?

模拟试卷四

一、选择题

(一) 单选题

1. 《药品临床试验管理规范》的英文缩写是（　　）
   A. GAP　　　　　　　　B. GCP　　　　　　　　C. GLP
   D. GMP　　　　　　　　E. GSP

2. 药物的纯度合格是指（　　）
   A. 含量合格　　　　　　B. 符合分析纯的要求　　C. 绝对不含杂质
   D. 药物杂质不超过限量要求　　E. 不含毒性杂质

3. 药物的鉴别试验中,常用的光谱鉴别方法为（　　）
   A. 原子吸收法　　　　　B. 核磁共振法　　　　　C. 紫外光谱法
   D. 质谱法　　　　　　　E. 荧光分析法

4. 铁盐检查中,为什么要加入过硫酸铵（　　）
   A. 防止 Fe^{3+} 水解　　　B. 使 $Fe^{2+} \rightarrow Fe^{3+}$　　　C. 使 $Fe^{3+} \rightarrow Fe^{2+}$
   D. 除去 Fe^{2+} 干扰　　　E. 除去 Fe^{3+} 干扰

5. 差示光度法测定药物含量时,测定的是（　　）
   A. 某一波长处,同一物质在两种不同条件介质中的 $\triangle A$
   B. 样品与空白试剂的 $\triangle A$
   C. 最大与最小吸光度的 $\triangle A$
   D. 两种成分的吸光度的比值
   E. 相邻两波长处的吸收度的 $\triangle A$

6. 对于苯甲酸钠的含量测定,中国药典采用双相滴定法,其所用的溶剂体系（　　）
   A. 水—乙醇　　　　　　B. 水—冰醋酸　　　　　C. 水—氯仿
   D. 水—乙醚　　　　　　E. 水—乙酸乙酯

7. 于 Na_2CO_3 溶液中加 $AgNO_3$ 试液,开始生成白色沉淀,经振摇即溶解,继续加 $AgNO_3$ 试液,生成的沉淀则不再溶解,该药物应是（　　）
   A. 咖啡因　　　　　　　B. 新霉素　　　　　　　C. 维生素 C
   D. 异戊巴比妥　　　　　E. 硝苯地平

8. 中国药典测定维生素 E 含量的方法为（　　）
   A. 气相色谱法　　　　　B. HPLC 法　　　　　　C. 碘量法
   D. 荧光分光光度法　　　E. 紫外分光光度法

9. 下列哪种药物可发生羟肟酸铁反应（　　）
   A. 青霉素　　　　　　　B. 庆大霉素　　　　　　C. 红霉素
   D. 链霉素　　　　　　　E. 四环素

10. 回收率属于药分方法效能指标中的（　　）
    A. 精密度　　　　　　　B. 准确度　　　　　　　C. 选择性
    D. 耐用性　　　　　　　E. 专属性

11. 注射剂不需检查的项目是（　　　）

    A. 澄明度　　　　　　　　　B. 热原或细菌内毒素　　　　C. 装量检查

    D. 溶出度　　　　　　　　　E. 无菌试验

12. 药典采用生物法测定效价的是（　　　）

    A. 甾体激素　　　　　　　　B. 巴比妥　　　　　　　　　C. 庆大霉素

    D. 吩噻嗪　　　　　　　　　E. VitA

13. 盐酸氯丙嗪和奋乃静均需检查溶液的颜色,此项目检查的杂质是（　　　）

    A. 因被氧化而产生的杂质　　B. 因被还原而产生的杂质　　C. 因聚合而产生的杂质

    D. 重金属　　　　　　　　　E. 铁盐

14. 用酸性染料比色法测定生物碱类药物,其中有机溶剂萃取测定的是（　　　）

    A. 离子对和指示剂的混合物　B. 生物碱盐　　　　　　　　C. 指示剂

    D. 离子对　　　　　　　　　E. 游离生物碱

15. 药物的鉴别实验是证明（　　　）

    A. 未知药物的真伪　　　　　B. 已知药物的真伪　　　　　C. 未知药物的优劣

    D. 已知药物的优劣　　　　　E. 已知药物的品质

16. 在药品质量标准中,药品的外观、臭、味等内容归属的项目为（　　　）

    A. 性状　　　　　　　　　　B. 鉴别　　　　　　　　　　C. 检查

    D. 含量测定　　　　　　　　E. 类别

17. 在高效液相色谱的测定方法中,公式 C_X(含量)$=C_R \times \dfrac{A_X}{A_R}$ 适用的方法是（　　　）

    A. 内标法　　　　　　　　　B. 外标法　　　　　　　　　C. 主成分自身对照法

    D. 标准加入法　　　　　　　E. 面积归一化法

18. 中国药典检查维生素 C 中的铁盐和铜盐采用的方法是（　　　）

    A. 沉淀滴定法　　　　　　　B. 比色法　　　　　　　　　C. 氧化还原滴定法

    D. 紫外分光光度法　　　　　E. 原子吸收分光光度法

19. 尼可刹米用氢氧化钠试液溶解后,加热,逸出的气体为（　　　）

    A. 醋酸　　　　　　　　　　B. 硫化氢　　　　　　　　　C. 氨

    D. 二乙胺　　　　　　　　　E. 二氧化碳

20. 磺胺甲噁唑片含量测定时使用的滴定液是（　　　）

    A. 硫酸铈滴定液　　　　　　B. 硝酸银滴定液　　　　　　C. 氢氧化钠滴定液

    D. 亚硝酸钠滴定液　　　　　E. 碘滴定液

(二) 多选题

1. 药品稳定性试验中影响因素试验包括（　　　）

    A. 高温试验　　　　　　　　B. 高湿度试验　　　　　　　C. 强光照射试验

    D. 加速试验　　　　　　　　E. 破坏试验

2. 中药制剂的鉴别方法有（　　　）

    A. 显微鉴别　　　　　　　　B. 薄层色谱　　　　　　　　C. 化学鉴别

    D. 指纹图谱　　　　　　　　E. 红外图谱

3. 药品标准中的检查项目是对药物的哪几个方面所进行的试验分析（　　　）

    A. 安全性　　　　　　　　　B. 有效性　　　　　　　　　C. 均一性

    D. 纯度　　　　　　　　　　E. 稳定性

4. 黄体酮的鉴别方法有（　　　）

  A. 与三氯化铁的反应   B. 与亚硝酸钠的反应   C. 与亚硝基铁氰化钠的反应

  D. 与异烟肼的反应   E. 红外分光光度法

 5. 关于维生素 C 注射液的含量测定，叙述正确的有

  A. 以中性乙醇作溶剂   B. 滴定前先加入丙酮   C. 用碘滴定液滴定

  D. 用淀粉作指示剂   E. 维生素 C 的含量应为标示量的 99.0%～101.0%

 6. 下列药物中,可利用重氮化-偶合反应进行鉴别的是( )

  A. 阿司匹林   B. 对乙酰氨基酚   C. 盐酸普鲁卡因

  D. 苯佐卡因   E. 盐酸利多卡因

 7. 肾上腺皮质激素类药物能与下列哪些试剂发生反应( )

  A. 氨制硝酸银   B. 碱性酒石酸铜   C. 氯化三苯基四氮唑

  D. 异烟肼   E. 亚硝基铁氰化钠

 8. 硫酸奎宁的鉴别试验有( )

  A. 在稀硫酸溶液中显蓝色荧光

  B. 在稀氢氧化钠溶液中显蓝色荧光

  C. 在微酸性水溶液中加溴试液和氨溶液即显翠绿色

  D. 加入硫酸铜试液和 20% 的氢氧化钠溶液,显蓝紫色

  E. 加入氯化钡试液,即生成白色沉淀;分离,沉淀在盐酸和硝酸中均不溶解

 9. 可用来区分链霉素和庆大霉素的反应有( )

  A. Ag-DDC 法   B. N-甲基葡萄糖胺反应   C. 麦芽酚反应

  D. 坂口反应   E. 羟肟酸铁反应

 10. IR 法常用的制样方法有( )

  A. 氯化钾压片法   B. 氯化钠压片法   C. 溴化钠压片法

  D. 溴化钾压片法   E. 碘化钾压片法

二、填空题

 1. 药典二部收载品种:化学药、_____、_____、_____以及_____。

 2. 盐酸普鲁卡因遇氢氧化钠试液,即生成_____,加热变为油状物;继续加热,产生的蒸汽能使湿润的红色石蕊试纸变为_____;加热至油状物消失后放冷,加盐酸酸化,即生成_____。

 3. 维生素 A 在饱和无水_____的无醇氯仿溶液中即显蓝色,渐变成紫红色。

 4. 一般要求药物鉴别试验的项目数是_____。

 5. 掩蔽剂_____或_____用于氧化还原法测定注射剂含量时掩蔽抗氧剂亚硫酸氢钠的干扰。

 6. 青蒿素类常用药物有青蒿素、_____、_____等。

 7. 吩噻嗪类药物可依据其不同的性质常采用_____、光谱法、_____和其他方法进行鉴别。

三、简答题

 1. 为何要检查硫酸庆大霉素 C 组分? 采用何种方法检查?

 2. 专家对于河南焦作健康元生物制品有限公司采购 1.45 亿元地沟油作为生产抗生素中间体 7-ACA (7-氨基头孢烷酸)原料之事持正反两方面的观点。请简述你个人观点。

 3. 简述凯氏定氮法的原理,以及其中硫酸钾和硫酸铜的作用。

 4. 四环素类抗生素为什么是两性化合物? 简述四环素类抗生素的不稳定性。

 5. 列出鉴别酰肼基团可利用的两个反应。

 6. 生物制品的质量要求有何特点?

四、计算题

1. 检查丙酸倍氯米松中的其他甾体:取供试品制成 3.0 mg/ml 的供试品溶液,另配制 0.06 mg/ml 的对照品溶液,各 5ul 分别点于同一薄层板上,经展开显色后观察,供试溶液所显杂质斑点不深于对照液所显斑点,其他甾体的含量限度为多少?

2. 苯巴比妥钠的含量测定:取苯巴比妥($C_{12}H_{12}N_2O_3$=232.24)对照品用适量溶剂配成每 1ml 含 $10\mu g$ 的对照品溶液。另取 50mg 苯巴比妥钠($C_{12}H_{11}N_2O_3Na$=254.22)供试品溶于水,加酸,用三氯甲烷提取蒸干后,残渣用适当溶剂配成 100ml 溶液,取 1ml 稀释至 50ml 作为供试品溶液。在 240nm 波长处测得对照品和供试品的吸收度分别为 0.431 和 0.392,计算苯巴比妥钠的百分含量。

五、设计题

以脱水杨为原料,合成治疗过敏性鼻炎、慢性荨麻疹及过敏性皮肤病的药物氯雷他定:

脱水杨　　　　　　　　　　　　　　氯雷他定

需制订氯雷他定原料药质量标准中药物含量测定方法,请简要说明方法及方法的结构基础。若进行特殊杂质检查,请设计检查方法,并说明检查时需注意什么问题。

模拟试卷五

一、选择题

(一) 单选题

1. 中国药典中制剂通则收载在( )
   - A. 凡例
   - B. 正文
   - C. 附录
   - D. 索引
   - E. 前言

2. 在《中国药典》凡例中,贮藏项下规定的"凉暗处"是指( )
   - A. 不超过 30℃
   - B. 不超过 20℃
   - C. 避光并不超过 30℃
   - D. 避光并不超过 20℃
   - E. 2℃～10℃

3. 测定某药物的比旋度时,若供试品溶液的浓度为 10.0mg/ml,样品管长度为 2dm,测得的旋光度值为＋2.02°,则比旋度为( )
   - A. ＋2.02°
   - B. ＋10.1°
   - C. ＋20.2°
   - D. ＋101°
   - E. ＋202°

4. 药物中重金属限量检查时,用于代表各种重金属的是( )
   - A. 铅
   - B. 汞
   - C. 铜
   - D. 铁
   - E. 铬

5. 指示性杂质是( )
   - A. 硫化物
   - B. 硫酸盐
   - C. 重金属
   - D. 砷盐
   - E. 铁盐

6. 测定药物片剂的溶出度或释放度时,对所用测定方法应要求( )
   - A. 精密度
   - B. 定量限
   - C. 耐用性
   - D. 回收率
   - E. 检测限

7. 左氧氟沙星中检测光学异构体所用的流动相为:硫酸铜-D-苯丙氨酸溶液-甲醇(82∶18),其中加入硫酸铜-D-苯丙氨酸试剂的目的是( )
   - A. 衍生化产生紫外吸收
   - B. 衍生化产生荧光
   - C. 离子对试剂改善分离
   - D. 衍生化分离手性对映体
   - E. 衍生化增强紫外吸收

8. 药物加速稳定性试验的温度、湿度条件为( )
   - A. 25℃±2℃;60%±10%
   - B. 40℃±2℃;75%±5%
   - C. 80℃±2℃;60%±5%
   - D. 25℃±2℃;70%±10%
   - E. 60℃±2℃;75%±5%

9. 盐酸丁卡因与亚硝酸钠作用形成的产物是( )
   - A. 重氮盐
   - B. N-亚硝基化合物
   - C. 亚硝基苯化合物
   - D. 偶氮染料
   - E. 偶氮氨基化合物

10. 可与 2,6-二氯靛酚试液反应的药物是( )
    - A. 维生素 A
    - B. 维生素 B₁
    - C. 维生素 C
    - D. 维生素 D
    - E. 维生素 B₆

11. 中国药典检查热原采用的方法是( )
    - A. 鲎试剂
    - B. 凝聚反应
    - C. 家兔法

    D. 接种法   E. 过敏反应

12. 维生素 A 含量用生物效价表示,其效价单位是(　　)

    A. IU   B. g   C. ml

    D. IU/g   E. IU/ml

13. 中药指纹图谱的两个基本属性是(　　)

    A. 技术先进、经济合理   B. 重现性和系统性   C. 整体性和模糊性

    D. 重现性、系统性和特征性   E. 系统性和特征性

14. 检查异性蛋白的试验是(　　)

    A. 异常毒性   B. 无菌实验   C. 热原

    D. 降压物质   E. 过敏试验

15. 在毛细管电泳中常用于分离手性药物的是模式(　　)

    A. 毛细管等电聚焦电泳   B. 毛细管电色谱   C. 胶束电动毛细管色谱

    D. 毛细管凝胶电泳   E. 毛细管等速电泳

(二) 配伍题

A. 氨基 ν_{NH_2} B. 苯环的 ν_{C-C} C. 羰基的 ν_{C-O}

D. 酯基的 ν_{C-O} E. 甲基的 ν_{C-H}

用红外光谱法鉴别盐酸普鲁卡因,以下吸收峰的归属是

1. $3315cm^{-1}$、$3200cm^{-1}$(　　)

2. $1692cm^{-1}$(　　)

3. $1604cm^{-1}$、$1520cm^{-1}$(　　)

4. $1271cm^{-1}$、$1170cm^{-1}$、$1115cm^{-1}$(　　)

A. 颗粒度和柱床填装的优良程度   B. 色谱柱内径对分离的影响   C. 传质

D. 填料种类对分离的影响   E. 轴向扩散

在 UPLC 的 van Deemter 方程式 $H=A(dp)+B/u+C(dp)^2u$ 中,A、B、C 各项代表的含义是

5. A 代表(　　)

6. B 代表(　　)

7. C 代表(　　)

A. 15 分钟   B. 30 分钟   C. 45 分钟

D. 1 小时   E. 1.5 小时

中国药典对片剂崩解时限的规定是

8. 普通片剂(　　)

9. 糖衣片(　　)

A. 比色法   B. 薄层色谱法   C. 比浊法

D. 紫外分光光度法   E. 旋光度法

以下药物中特殊杂质的检查方法是

10. 尼可刹米中有关物质的检查(　　)

11. 硫酸阿托品中莨菪碱的检查(　　)

12. 肾上腺素中酮体的检查(　　)

13. 硫酸奎宁中其他金鸡纳碱的检查(　　)

A. 盐酸四环素   B. 地西泮   C. 硝苯地平

D. 异烟肼   E. 硫酸庆大霉素

在《中国药典》中,使用以下含量测定方法的药物是

14. 溴酸钾法(　　　)

15. 铈量法(　　　)

（三）多选题

1. 下述验证内容属于精密度的有(　　　)
    A. 定量限　　　　　　　　　B. 重复性　　　　　　　　　C. 重现性
    D. 专属性　　　　　　　　　E. 中间精密度

2. 用紫外分光光度法测定吸光度时,进行空白校正的目的是(　　　)
    A. 消除药物中的杂质对测定结果的影响
    B. 消除溶剂和吸收池对测定结果的影响
    C. 消除温度对测定结果的影响
    D. 消除非单色光对测定结果的影响
    E. 消除仪器的波动对测定结果的影响

3. 适用于贵重药物和空气中易氧化药物干燥失重测定的方法是(　　　)
    A. 差示热分析法　　　　　　B. 热重分析法　　　　　　C. 差示扫描量热法
    D. X 射线粉末衍射法　　　　E. 电泳法

4. 供试品与硝酸共热,得黄色产物,放冷后加醇制氢氧化钾少许,即显深紫色。此反应可鉴别的药物
   是(　　　)
    A. 盐酸麻黄碱　　　　　　　B. 硫酸阿托品　　　　　　C. 盐酸吗啡
    D. 硫酸奎宁　　　　　　　　E. 硝酸士的宁

5. 中药的提取方法有(　　　)
    A. 萃取法　　　　　　　　　B. 冷浸法　　　　　　　　C. 水蒸气蒸馏法
    D. 超声提取法　　　　　　　E. 色谱法

6. 薄层色谱系统适用性试验的内容有(　　　)
    A. 检测灵敏度　　　　　　　B. 精密度　　　　　　　　C. 比移值
    D. 拖尾因子　　　　　　　　E. 分离效能

7. 喹啉类药物的主要化学性质有(　　　)
    A. 碱性　　　　　　　　　　B. 旋光性　　　　　　　　C. 荧光特性
    D. 紫外吸收特性　　　　　　E. 还原性

8. 盐酸美他环素"杂质的吸收"的检查项目主要是控制(　　　)
    A. 土霉素　　　　　　　　　B. 水分　　　　　　　　　C. 差向异构体
    D. 脱水美他环素　　　　　　E. 氯化物

9. 采用高氯酸滴定液滴定下述药物时,需在滴定前预先加入醋酸汞试液的是(　　　)
    A. 盐酸麻黄碱　　　　　　　B. 硫酸阿托品　　　　　　C. 盐酸吗啡
    D. 硝酸士的宁　　　　　　　E. 氯氮䓬

10. 2010 版药典具有哪些特色(　　　)
    A. 收载品种有大幅度增加
    B. 现代分析技术得到进一步扩大应用
    C. 药品的安全性保障得到进一步加强
    D. 药品标准内容更趋科学规范合理
    E. 对药品质量可控性、有效性的技术保障得到进一步提升

二、是非判断题

1. ChP2010 收载的盐酸克仑特罗原料药采用非水溶液滴定法测定含量。(　　　)

2. 肾上腺素中杂质肾上腺酮的检查原理是利用不同物质同一波长处的紫外吸收度的加和性。（　　）

3. 盐酸利多卡因在酸性溶液中与氯化钴试液反应,生成亮绿色的细小钴盐沉淀。（　　）

4. 孕激素的 A 环为苯环,C17 位有甲酮基,这些结构特征都可以供分析用。（　　）

5. 凡规定检查溶出度的制剂,不再检查崩解时限。（　　）

6. 二氢吡啶类药物多具有旋光性。（　　）

7. 非水溶液滴定法测定吩噻嗪类药物可以采用甲醇钠-甲醇作为溶剂。（　　）

8. 维生素C分子中的烯二醇基具有极强的还原性,易被氧化为二酮基而成为无生物活性的去氢抗坏血酸。（　　）

9. 色谱法定量分析时采用内标法的优点是消除和减轻拖尾因子。（　　）

10. 在弱酸性溶液中,由于手性C原子构型的改变,四环素和土霉素易发生差向异构化。（　　）

三、简答题

1. 简述生物样品中血样处理除蛋白的方法。

2. 片剂中的润滑剂硬脂酸镁会对哪些含量测定方法有干扰? 如何排除?

3. 如何看待某些药厂使用由废旧皮革提取的明胶制成的药用胶囊的问题?

4. 简述蒸发光散射检测器的原理和其优点。

5. 青霉素 V 钾中青霉素 V 聚合物的检查采用分子排阻色谱,简介此色谱的原理、色谱柱的填充剂和流动相。

四、论述题

2010 年版药典(二部)凡例中规定:"制剂的含量限度范围,系根据主药含量的多少、测定方法误差、生产过程不可避免偏差和贮存期间可能产生降解的可接受程度而制定的,生产中应按标示量100％投料。如已知某一成分在生产或贮存期间含量会降低,生产时可适当增加投料量,以保证在有效期内含量能符合规定"。试论述此项规定是否合理。

五、计算题

1. 检查呋塞米中氯化物:取呋塞米 2.0g,加水 100ml,充分振摇后,滤过;取滤液 25ml,依法检查,与标准氯化钠溶液($10\mu g/ml$)7.0ml 制成的对照液比较,不得更浓。试求呋塞米中氯化物的限量。

2. VitAD 胶丸中 VitA 的含量测定:精密称取本品(规格 10000VitAIU/丸)装量差异项下(平均装量 0.08262g/丸)的内容物 0.2399g 置250ml 量瓶中,用环己稀释至刻度,摇匀;精密量取 2.0ml,置另一 20ml 量瓶中,用环己烷稀释至刻度,摇匀。以环己烷为空白,测定最大吸收波长为328nm,并在下列波长处测得吸收度为 A_{300}:0.354;A_{316}:0.561;A_{328}:0.628;A_{340}:0.523;A_{360}:0.216。已知药典规定吸光度比值为 A_{300}/A_{328}:0.555;A_{316}/A_{328}:0.907;A_{328}/A_{328}:1.000;A_{340}/A_{328}:0.811;A_{360}/A_{328}:0.299。求本品中维生素 A 占表示量的百分含量?